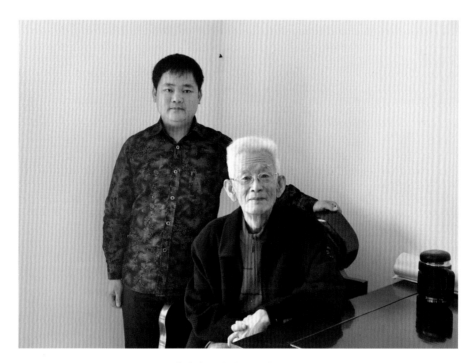

作者与恩师李可教授（1）

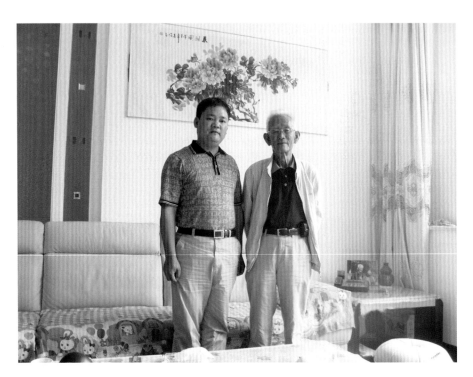

作者与恩师李可教授（2）

古中医学派三杰

GUZHONGYIXUEPAISANJIELUNSHANGHAN

论伤寒

编著 张宗祥

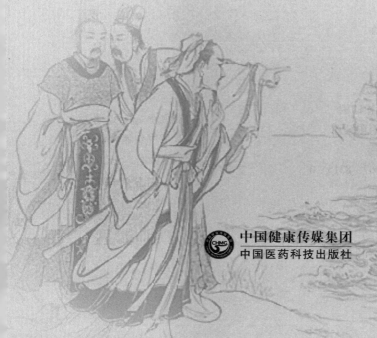

中国健康传媒集团
中国医药科技出版社

内 容 提 要

黄元御、郑钦安、彭子益是李可先生生前最推崇的古中医代表医家,本书在结构上以彭子益学习《伤寒论》的思路为准,配以黄元御和郑钦安对条文的理解认识,以及彭子益、黄元御对《伤寒论》各个方剂的理解和解释,分六经原文篇、传经篇、疑难篇、类伤寒病篇、彭子益读法总结、附录和方剂索引几大部分。使读者在学习掌握思路的同时,加深对《伤寒论》条文的理解。学习中医者都将《伤寒论》列为必修课,自古对该书的注解也层出不穷,希望本书能对《伤寒论》的学习提供一个全新的学习思路。

图书在版编目(CIP)数据

古中医学派三杰论伤寒/张宗祥编著.—北京:中国医药科技出版社,2016.4
ISBN 978 - 7 - 5067 - 8315 - 6

Ⅰ.①古… Ⅱ.①张… Ⅲ.①《伤寒论》- 注释 Ⅳ.①R222.22

中国版本图书馆 CIP 数据核字(2016)第 052230 号

美术编辑 陈君杞
版式设计 郭小平

出版 **中国健康传媒集团** | 中国医药科技出版社
地址 北京市海淀区文慧园北路甲 22 号
邮编 100082
电话 发行:010 - 62227427 邮购:010 - 62236938
网址 www.cmstp.com
规格 710×1000mm $^1/_{16}$
印张 20 $^1/_2$
字数 263 千字
版次 2016 年 4 月第 1 版
印次 2023 年 10 月第 3 次印刷
印刷 三河市百盛印装有限公司
经销 全国各地新华书店
书号 ISBN 978 - 7 - 5067 - 8315 - 6
定价 **48.00 元**

获取新书信息、投稿、为图书纠错,请扫码联系我们。

序 言

宗祥师弟乃李可老中医关门弟子，因心脏病求治于师父李老，效如桴鼓，内心大为震撼，自己病痛症状消失，西医检查亦恢复正常，便常带当地重病患者前往山西灵石找师父诊治，一次次被李老高超的医技所折服、苍生大医之医德所感动，遂下决心跟师学习中医。他的案头摆满了中医典籍，对于一个自学中医者来说，看懂《黄帝内经》《难经》《神农本草经》《伤寒杂病论》，谈何容易，看一遍、两遍……当家人早已进入梦乡，他仍在书房啃着《黄帝内经》，咀嚼着《伤寒杂病论》，不厌其烦地分析着李老开给病人的处方，并将病人服药后的症状详细记录、整理、分析。一年后偶然的机会，家里人生病，他试着处方，一剂即愈，渐渐地许多乡亲朋友有恙均找他开方治疗，所取得的疗效令他和患者大为吃惊。

师父李老本人逆境中自学中医，听闻宗祥对中医之热爱和常人不具备的悟性，大为赞赏，于2010年8月28日宗祥正式拜入师门。自此一年四季只要有空，宗祥师弟便怀着对李师学术的渴求之情，带着当地应时之蔬菜水果，往返于河南济源与山西灵石，其对中医之执着，对师父之忠孝，感天动地。因师父一直教导弟子们临证时应将郑钦安的"坎为水，坎中一丝真阳乃人身立命之本"与彭子益"中气为轴，轴运轮转，轴停轮止"的思想结合，虽不能尽愈诸疾，至少可以少犯错误。宗祥师弟铭记于心，并付三年心血，整理了这本《伤寒论》三家合注，除了彭子益与郑钦安，还增加了黄元御之注。

　　师父已仙逝，但只要弟子们做着他所做的事，他就永远活着，宗祥师弟用实际行动回报师恩，是所有弟子们学习的榜样。

　　今年8月师弟与我甘肃一行十三天，共同参加了"李可中医药学术流派传承与发展"系列活动，让我们看到了师父李可老中医的学术思想在甘肃全省已开花结果，其间正值师弟书稿修改完成，遂邀我写序，虽为师姐，才识浅薄，勉作序，一祝贺宗祥师弟，二希望此书能帮助到无数的中医学子们。

　　此书得以出版，也是师父之心愿。中医复兴，舍我其谁。谨志数语，是为序。

南方医院李可中医药学术流派国家传承基地

吕　英

2015年8月28日于广州

前言

　　《伤寒论》是我国第一部理法方药比较完善，理论联系实际的医学专著，历代医家都对其推崇备至。历代学医者都对其苦心研究，注解颇多，不胜枚举，其中精髓如钻石珍珠，粒粒光耀夺目。但其纹理多有不顺，学习起来颇为枯涩，无理路可循。

　　师父李可一生承仲景之学，对《伤寒论》的学习尤为重视，更是历尽千辛整理出了彭子益的《圆运动的古中医学续》，其中的"伤寒理路"篇，更是对《伤寒论》的学习提出了独到见解与学习方法，使人茅塞顿开。2011年10月在广州，和师父论及《伤寒论》的学习方法，师父着重提到了彭子益的学习思路，认为对《伤寒论》的论述以黄元御、郑钦安的解释更为合理，要求我找时间将他们三人的见解列在一起，以便为更多学习《伤寒论》的人提供另外一种学习思路。

　　黄元御重视先天脾胃，著《伤寒悬解》与《伤寒说意》对原文条文以五行生化原理做了解读，对《伤寒论》的编排次序做了较大的调整，他的观点与郑钦安重视先天坎中真火相得益彰，其运用十二经络升降原理解释条文的方法独树一帜，奠定了圆运动理论的雏形，为彭子益后来所著《伤寒论原文六经读法》奠定了基础。彭子益在对《伤寒论》的认识上认为："欲认识本气自病的《伤寒论》真相，必先求六气之表里，根据六气之表里，以寻求理路，再由理路认识真相。"指出："人身个体，表有荣卫，里有脏腑，而皆六气之所生"，并形象地将《伤寒论》比喻为橘子，"荣卫如橘子之表皮，三阳腑、三阴脏如橘子里瓣"。此喻一出，整部《伤寒论》之学习思路顿时清朗。彭子益明确提出了三阴统于太阴，三阳统于阳明的观点。其《伤寒论》排序思路通俗易懂，彭子益按"荣卫—脏病—腑病—经病"的思路，由浅入深从基本理论开始，逐步引导深入，言简意赅地对条文做出了点评，认为："只需用以前读《伤寒论》十分之一的脑力，便能整个彻底了解"。彭子益承黄元御观点，重意而轻言，所以他对条文的解释都是点到即止，让后学者根据自己的理解继续去深入学习。但彭子益承李时珍之"古之一两，今之一钱"的用药剂量需探讨。

黄元御和彭子益二人的圆运动理论是古中医蒙尘千年的一记惊雷，是仲景学术思想的真实再现。特别是彭子益的《圆运动的古中医学》，利用河图升降原理系统对中医理论作了详尽的阐述，恩师李可称此书为"百年中医史上的一座丰碑，将唤醒国魂与医魂"。

郑钦安为中医火神派之鼻祖，重视人体先天坎阳，其所著《伤寒恒论》，对原文的注解有自己的独到之处，他坦言"不可凭原文一二语以论药论方"。他根据自己多年的行医经验，发己所思，敢于对一些条文的准确性提出质疑，如原文 351、352 条"手足厥寒，脉细欲绝者，当归四逆汤主之。""若其人内有久寒者当归四逆加吴茱萸生姜汤主之"。郑氏直言"四肢厥，而脉细欲绝，阴盛阳衰之明验也，此际正宜大剂回阳，兹以当归四逆汤主之，决非确论，余不敢从"。又如原文 16："桂枝本为解肌，若其人脉浮紧，发热汗不出者，不可与也。常须识此，勿令误也。"郑钦安则认为此条不妥。其注解为："此条明言桂枝汤乃解太阳风伤卫之证，非治脉紧寒伤营者所宜，故曰'须当识此，勿令误'，是教人辨明营卫风寒用药界限也。原文不知何故称'桂枝本为解肌'，肌肉属阳明，非桂枝所宜，必是后人之误。应当削去'解肌'二字，而曰'桂枝汤非脉浮紧者所宜'，何等直切也。"另外郑钦安在阐释原条文时，根据个人经验针对条文所列症状，有的还提出了自己具体用药见解，如原文 12："太阳中风，阳浮而阴弱。阳浮者，热自发；阴弱者，汗自出。啬啬恶寒，淅淅恶风，翕翕发热，鼻鸣干呕者，桂枝汤主之。"郑钦安解释并提出了如下用药："阳浮阴弱"四字，诸家俱以寸浮尺弱为定论。余细绎斯言，浮脉主风，阳也，表也，表邪实而里必虚，则阴自弱。风邪已据阳分，蹂躏于中，阴不敢与之抗，俯首听令，血液随气机而外泄，故曰"阳浮者，热自发；阴弱者，汗自出"。啬啬、淅淅、翕翕，是形容病有难开、难阖、难解之状；至"鼻鸣干呕"四字，系属阳明，当于桂枝汤内加干葛、半夏，方为合法。郑氏《伤寒恒论》编撰次序有所调整，但只是在原太阳篇中将桂枝、麻黄两法有关条文归类并加以阐释，其他基本是延续了原来《伤寒论》的次序，在学习思路上并没有提出明确的思路与方法，将其著述内容一并列举，则是取其对条文的独特理解与阐释。

总结三个人有着共同特点：一为三人都有着极深的医学造诣，性格都桀骜不驯，各自的医学理论特点鲜明，彭子益重视中气的旋转升降，黄元御重视后天脾胃的顾护，郑钦安则重视坎中真阳的维护。二为三人均对王叔和所搜集整理的《伤寒论》次序提出质疑，并依据自己多年实践经验对《伤寒论》做了一个重新排序注解。其中黄元御注重利用五行生克原理从一个崭新的角度来阐释，其论述颇为详细；彭子益秉承黄元御圆运动理论，注重《伤寒论》的学习方法与学习思路，对原文的注解言简意赅，点到即止；郑钦安则重视对原条文进行深化和利用自己常年的临床经验来解读。三为三人在对病因病机的认识上基本趋同，都敢于对千年来中医界存在的弊病进行抨击指正，使古中医重新显露出了本来面貌，特别是黄元御和彭子益的圆运动理论更是使人得以真正认识中医之本质。

《伤寒论》几千年来注家多达百人以上，但注家越多，后人越是迷茫，无所适从，再加上《伤寒论》条文之枯涩，后人学习热情虽很高，但总有点不得捷径。闲暇学习《伤寒论》多家对比，觉得彭子益的排序理路学习起来最为轻松，确如彭子益所说"只需用以前读《伤寒论》十分之一的脑力，便能整个彻底了解"。以彭子益伤寒理路为基础，将三位大家的理论加以全面整合，对照学习，我有如捧茶而立，静听三位长者娓娓道来。因此，本书的编撰是以彭子益的《伤寒论原文六经读法》为蓝本，综合黄元御的理解，并参考郑钦安对原文的解释并列编排以便对照学习，以期同道在尽快掌握原文精髓上有一个新的突破。

本书对原条文按序号排列，对原条文的解释汇集彭子益、黄元御、郑钦安三家，因郑钦安对于《伤寒论》中涉及处方没有解释，所以方解只取黄元御和彭子益的解释。

本书在条文后注明了原书的条文排列序号，黄元御和郑钦安的条文注释后面都给出了原书的篇章和条文序号，有的条文郑钦安没有收录和注释，编者自行做了注释，不当之处还请同道批评指教。

编者

2015 年 6 月

读张仲景《伤寒论》序有感

论曰：余每览越人入虢之诊，望齐侯之色，未尝不慨然叹其才秀也。怪当今居世之士，曾不留神医药，精究方术，上以疗君亲之疾，下以救贫贱之厄，中以保身长全，以养其生。但竞逐荣势，企踵权豪，孜孜汲汲，惟名利是务，崇饰其末，忽弃其本，华其外而悴其内。皮之不存，毛将安附焉？卒然遭邪风之气，婴非常之疾，患及祸至，而方震栗；降志屈节，钦望巫祝，告穷归天，束手受败。赍百年之寿命，持至贵之重器，委付凡医，恣其所措。咄嗟呜呼！厥身已毙，神明消灭，变为异物，幽潜重泉，徒为啼泣。痛夫！举世昏迷，莫能觉悟，不惜其命，若是轻生，彼何荣势之云哉？而进不能爱人知人，退不能爱身知己，遇灾值祸，身居厄地，蒙蒙昧昧，蠢若游魂。哀乎！趋世之士，驰竞浮华，不固根本，忘躯徇物，危若冰谷，至于是也！

感言：张仲景赞叹越人之才，而数千年之后，我们阅读《伤寒论》，也同样慨然赞叹张仲景之才秀啊。原序是《伤寒论》的中心思想，是全书的宗旨和纲领，仔细领会原序的意义，才能明白《伤寒论》真正要讲的重点和方法。如对原序不解，学习《伤寒论》则会不得要领，漫无头绪，如大海行舟，茫茫无边。

张仲景在第一节用一个"怪"字对"当今居士之士""惟名利是务"的丑恶现象给予了抨击怒骂，毫不客气地指出，人们的身体健康出现问题大多是咎由自取；但也指出自越人之后庸医当世，由于医术太低而误人无数，被杀之人也不知究竟，"举世昏迷，莫能觉悟"，大家都在追逐名利，舍身取物，人身的根本都动摇了，生命都处在危险境地了，却还不知真情。

余宗族素多，向余二百。建安纪年以来，犹未十稔，其死亡者，三分有二，伤寒十居其七。感往昔之沦丧，伤横夭之莫救，乃勤求古训，博采众方，撰用《素问》《九卷》《八十一难》《阴阳大论》《胎胪药录》，并平脉辨证，为《伤寒杂病论》合十六卷，虽未能尽愈诸病，庶可以见病知源，若能寻余所集，思过半矣。

感言：张仲景在本节的所说的家族是一个社会的缩影，由于多年的战乱和疾病，致使人口数量急剧下降，战乱非医者不可左右，但明医却可以救人无数。因此，张仲景"感往昔之沦丧，伤横夭之莫救"而"勤求古训，博采众方，撰用《素问》《九卷》《八十一难》《阴阳大论》《胎胪药录》，并平脉辨证，为《伤寒杂病论》合十六卷，"这里张仲景很自信地告诉大家"虽未能尽愈诸病，庶可以见病知源；若能寻余所集，思过半矣。"就是说只要大家能好好地理解我这本书的意思，大多数的疾病就可以治好了。

这里提出的见病知源，就给伤寒论的"论"字做了解释，直接说明了张仲景的伤寒论主要论的是医理，医理通了，碰到书上没有载入的疾病，也可以见病知源，知道如何去治疗了。

夫天布五行，以运万类，人禀五常，以有五脏，经络府俞，阴阳会通，玄冥幽微，变化难极，自非才高识妙，岂能探其理致哉？上古有神农、黄帝、岐伯、伯高、雷公、少俞、少师、仲文，中世有长桑、扁鹊，汉有公乘阳庆及仓公，下此以往，未之闻也。观今之医，不念思求经旨，以演其所知，各承家技，始终顺旧。省疾问病，务在口给，相对斯须，便处汤药，按寸不及尺，握手不及足，人迎、跌阳，三部不参，动数发息，不满五十，短期未知决诊，九候曾无仿佛，明堂阙庭，尽不见察，所谓窥管而已。夫欲视死别生，实为难矣！

感言：医理如何去学习，张仲景指出人与自然的关系，"夫天布五行，以运万类，人禀五常，以有五脏，经络府俞，阴阳会通，玄冥幽微，变化难极，自非才高识妙，岂能探其理致哉"变化难极，是学习伤寒论方法的理解难点，张仲景在这里说明了他所论的伤寒病是一个动态变化的疾病，而非一个固定不变的病，所有的方子是随着疾病的变化而变化。整本书列 113 个方子在六经篇中，而太阳篇独占 74 方，整个太阳篇就是一个疾病在外邪感染逐步加重或者被医者误治而逐步入里传变的一个动态过程，也是对见病知源的举例说明；告诉大家学完《伤寒论》后，不管碰到什么疾病都要动态地去分析疾病的转归与愈后，而不可以去执死方来治病。这是学习《伤寒论》的基础和方法，也是活学《伤寒论》的重要原则。到此大家也就不难明白一些所谓伤寒大家，《伤寒论》条文背得滚瓜烂熟，《伤寒论》方子讲得头头是道，但看病开出的方子却远远背离《伤寒论》原意，治病靠运气了。

张仲景随后痛斥了"当今之医，不念思求经旨，以演其所知"的庸医根源，并在下一段告诉他们要如何去做。

孔子云：生而知之者上。学则亚之。多闻博识，知之次也。余宿尚方术，请事斯语。

感言：在这里张仲景毫不客气地告诉当今庸医，"余宿尚方术"，请事斯语，就是告诉大家：我就是专门研究医理医法的，你们不认真学习，就要像学生侍奉老师一样，老老实实地按我书里的话去做就对了。张仲景这个话看似自信狂傲，但确实是因当今现状的无奈而发。

编者
2015 年 6 月

读黄元御《伤寒说意》序有感

　　言者，所以在意也。《素问》雷公曰：臣治疏愚，说意而已。仲景《伤寒》，其言奥赜，其意昭明，解言则难，说意则易，其意了然，其言无用矣。

　　筌所以在鱼，得鱼者必忘其筌。蹄所以在兔，得兔者必忘其蹄。言所以在意，得意者必忘其言。言有质文而意无质文，言有利钝而意无利钝，言人人殊，意人人同，是故意贵乎得而言贵乎忘。

　　昔胜书之见周公，无言而退，温伯之见孔子，不言而出。胜书、温伯，善语于无言，周公、孔子，善听于无声，何者？得其意也。其意诚得，其言不传，虽谓其言至今传焉可也。相如、子云，古之长于立言者，而封禅之义未亡，《太玄》之旨不著，相如之言显，子云之言隐也。使《伤寒》之书出于相如，则大传矣，出于子云，则永亡矣。仲景拙于立言而巧于立意，《伤寒》之亡，以其言也，《伤寒》之传，以其意也。仆传《伤寒》，说意而已。

　　戊辰之岁，成《伤寒悬解》。庚午年春，旅寓济南，草《伤寒说意》数篇。辛未六月，客处江都，续成全书。甲戌正月，久宦京华，不得志，复加删定，仲景之意得矣。仆之得意，不可言也。世之最难长者，得意之事，玉楸子往往于失志之中，有得意之乐。若使得志，则必失意，若使得意，则必失志。圣人无全功，造化无全能，与其得志而失意，不如得意而失志。二者不可兼，宁舍彼而取此。此中得失，不足为外人道也，此中忧乐，未易为俗人言也。

甲戌正月东莱都昌黄元御撰

感言： 黄元御认为古人的语言与现今有所不同，如果用现在的语言去解说古代的语言，其准确程度难以达到，甚至可能出现误解，但是要明白古人所讲的文本意思却比较容易，也正如古人所说的可意会而不可言传啊。用现在自己的理解和现在的语言去理解古人的意思就可以了，不要以现在语言去质疑古人的语言用词，指出了言有质文而意无质文，言有利钝而意无利钝，言人人殊，意人人同，是故意贵乎得而言贵乎忘。

黄元御的这个观点对我们学习经典是一个极大的启示，学习经典不靠死记硬背，在于以意通幽，理解圣人的意思，用自己的语言去解读经典，每个学者都有自己的思维和理解角度，特别是对古文的理解也不尽相同，不可一概而论，但经典所要表达的意思却是永恒不变的，如何更好地学习理解经典是每一个学者要考虑的问题，《素问》《灵枢》《伤寒论》《金匮要略》《神农本草经》等诸多经典，如要靠背诵来理解，穷我们一生精力恐难达成，黄元御"解言则难，说意则易"的观点值得我们学习。

几千年来，历代医家都对《伤寒论》以自己的理解做了注解，大部分都处于自我陶醉，以言解意，越解越乱，张仲景解圣人之意而知"天布五行，以运万类，人禀五常，以有五脏，经络府俞，阴阳会通，玄冥幽微，变化难极，自非才高识妙，岂能探其理致哉"，黄元御聆仲景之音，悟圆运动理论雏形，彭子益认真倾听到了黄元御的声音，特别是《四圣心源》成为彭子益圆运动理论形成的重要理论基础，传承了仲景之说，而师父李可更是承彭子益之意，是古中医学和圆运动理论的真正实践者，我辈更是要明了先贤之意，做古中医学的坚定传承者和实践者。

黄元御用自己的观点去理解古人经典，用一生的精力注解了大部分经典，其著作多达十三本之多，提出了著名的圆运动理论，以自己深厚的文学修养和对经典独到的见解而独树一帜，是圆运动理论的奠基人，他明解了经典之意，著《伤寒说意》和《伤寒悬解》，已解后人困惑，故录之以承后人。

编者
2015 年 6 月

读郑钦安《伤寒恒论》序有感

《伤寒》一书，相传千余年，俱云仲景原文，名贤迭出，注家亦多，不胜枚举。余阅原文，颇有领悟。兹将原文逐条一一剖析，不敢与前贤并驾，但就鄙见所及，逐条发明，虽不敢云高出手眼，此亦救世之本心，聊以补名贤之不逮，亦大快事也，高明谅之，是为序。

此书即遵舒驰远先生分列上、中、下篇，挨次发明，而他书则前后原文不一。总之论其原文，发明圣意，即前后错乱，而原文终在也。学者亦不必论短、论长则得矣。

太阳篇条内有称中风字句，当是太阳受风，而中字不当，何也？中者如矢之中靶，人何能当？况书有称中经中风中脏之别，而条内所称中风，全不似中风面目，学者察之。

大清光绪二十年孟冬月上浣临邛郑寿全钦安序

感言：郑钦安紧紧掌握《伤寒论》之精髓，于临证中广泛运用其方药于各种病症之治疗，卓有成效。著《医理真传》《医法圆通》《伤寒恒论》三书，互相发明，浑然一体，不可分割，全是临证经验的总结，贯穿以阴阳为总纲，万病不出六经宗旨，不出一元真气的学术思想。

"余阅原文，颇有领悟。兹将原文逐条一一剖析，不敢与前贤并驾，但就鄙见所及，逐条发明，虽不敢云高出手眼，此亦救世之本心，聊以补名贤之不逮。"通观全书，不因袭陈说，能独抒己见，对原文疑似之处，加以纠正，而无曲解臆断之嫌。其最大特点是将条文紧密扣合临床实际，切实说理，将理论与临床密切结合起来，指导辨证、治疗。如太阳中篇 13 条："咽喉干燥者，不可发汗。"郑钦安说："凡咽喉干燥之人，津液已伤，岂可再行发汗以重夺其液乎？有因下元坎中真气衰微，不能启真水上升而致者，法宜扶阳；有因邪火灼其津液而致者，法宜清润；有因寒水逆于中，阻其胃中升腾之气而致者，法宜行水……"他分析了各种不同情况，并示人在临证中细心察之。又说"若此等证皆非发汗所宜。"这样从临证实际情况来论证，对治病多所启迪，于古医学家中未多见也。又如少阴后篇 13 条："少阴病，四逆，其人或咳、或悸、或小便不利、或泄利下重者，四逆散主之。"郑氏认为："按少阴病而至四逆，阳微阴盛也，其中或咳、或悸者，水气上干也；小便不利者，阳不化阴也；腹痛下重，阴寒之极也。法宜大剂回阳为是，而此以四逆散主之，吾甚不解。"足见郑氏不限于前人所说，敢独抒己见，对原文疑误之处进行辨证，并提出治法，更补仲景之所未及。

郑钦安相比黄元御和彭子益，更是一个实践者，很多论述与《桂林古本伤寒论》的条文有很多合拍之处，他的很多理法方药思路值得我们认真思考学习。

编者

2015 年 6 月

彭子益《伤寒论六经原文读法篇》序

　　初不料我中医方药祖本的《伤寒论》的本身真相，自古到今，未曾明白示人以整个的认识也。自来注《伤寒论》者，无不曰风中肌腠，寒伤皮毛。如不发汗将风寒发散出来，这风寒就会由太阳传入阳明而成阳明病，传入少阳而成少阳病；或风不中肌腠，寒不伤皮毛，风寒直中三阴之脏，而成三阴脏病。南北同风，古今一致。在事实上彻底研究起来，乃风寒伤人之后，人身本气自病，并非风寒入了人身为病。病成于人身的本气，而起因于风寒所伤耳。《伤寒论》本身真相原来如此，与注家所注根本上完全不合，可怪也！

　　有识之士则归咎于王叔和编订《伤寒论》次序错乱，所以后人无法认识《伤寒论》的真相。《伤寒论》被王叔和编次后，原文次序究竟如何，不可得而知。所可得知者，六篇之名词，名词曰：太阳篇、阳明篇、少阳篇、太阴篇、少阴篇、厥阴篇。六篇之名词，六气之名词也。人身个体，表有荣卫，里有脏腑，而皆六气之所生。欲认识本气自病的《伤寒论》真相，必先求六气之表里，根据六气之表里，以寻求理路，再由理路以认识真相，其庶几乎？此篇读法，非敢更改自来读本之次序也，由次序以认识伤寒本气自病的真相耳。

中华民国二十八年己卯冬子益重编于成都四川国医专科学校

目录

六经原文篇

传经篇

疑难篇

类伤寒篇

彭子益读法总结

六经原文篇

《伤寒论六经原文读法篇》读法总纲

《伤寒论》一百一十三方，三百九十七法。欲知原文逐章之意义，须先知本论六经整个之组织。整个《伤寒论》六经之组织，事实上如内容六瓣之一橘，荣卫如表皮，三阳腑、三阴脏如里瓣。初病在表皮，汗出则病解，在表不解，里瓣乃病。

荣卫表病，用汗法解之。脏腑里病，脏病用温法解之，腑病用下法解之。荣卫脏腑之间，又有少阳经病。步阳经病，不可汗，不可温，不可下，用和法解之。病证虽多，无非表里与经；方法虽多，无非汗、温、下、和。了解原则，自能了解分则。

人身乃阴阳交合圆运动的气化构成之体。阴寒阳热，乃其本性，表则荣阳卫阴，里则腑阳脏阴。中气充足之人，阴阳交合，调融不分，无所谓寒，无所谓热。中气不足，表的荣卫之气分离，荣则现出阳的本性而病热，卫则现出阴的本性而病寒；里的脏腑之气分离，腑则现出阳的本性而病热，脏则现出阴的本性而病寒。少阳之经，在荣卫、脏腑、表里之间，赋有阴阳二气之性质，病则寒往热来，热往寒来。此原则也。阴阳分离，寒热偏现，因又变化发生各项症状。此分则也。故《伤寒论》的病证与治法，在原则上无非寒热的本体而已，在分则上无非寒热的变化而已。

六经的"经"字，应作"家"字解。家有内宅，有外墙。里的脏腑如内宅，表的营卫如外墙。内宅是各个的，外墙是公共的。公共者，各个的公共也。无病之人，三阳三阴是圆运动的，阴中有阳，阳中有阴，是调和不分的。虽是各个，实则整个。得病之人，表气公共的外墙被风寒打开，里气的内宅遂分离成了各个。分离的轻，病轻；分离的重，病重；全分离，则有阳无阴，或有阴无阳；中气消灭，而人死。少阳经之"经"字，则指经络的经气而言也。

本篇分上篇、中篇、下篇。上篇以明荣卫病、脏腑病与少阳经病之本体，中篇以尽其蕴，下篇以通其变。所谓本体者，荣卫主表，用汗法之病；脏腑主里，脏用温法、腑用下法之病；少阳经主半表半里，用和解法之病是也。凡原文之属于荣卫脏腑与少阳经本体各病各章，列为上篇。凡原文之属于本体而事实较复各章，列为中篇。凡原文之由本体发生种种变化各章，列为下篇。如学彩色绘画之法，先认识五种未经掺和之本色，然后可求知掺和之各样杂色。认识上篇，然后能认识中篇，认识上篇、中篇，然后能认识下篇。历来注《伤寒论》之家，都如茧缚之艰晦，此篇读法，有如鸟瞰之明白。只需用以前读《伤寒论》十分之一的脑力，便能整个彻底了解。如欲读此篇，须先读原理篇、处方篇方能了解后可求知掺和之各样杂色。

上篇读法

荣卫病上篇，论荣卫表病本体，又于表病未解时与表病已解后，提出脏腑里病。荣卫病上篇，整个《伤寒论》之雏形也。脏病上篇，论脏病阴寒，乃其本体。凡外感风寒，必荣卫先病，脏腑后病。荣卫不解，里气郁动。脏阴偏盛之人，乃阳退而病脏寒。与荣卫不解，里气郁动，腑阳偏盛之人，乃阴退而病腑热，是相对的理路，并无三阴直中，三阳传经之事。不过腑阳偏盛，亦须荣卫已病数日，腑病乃成，世遂误认为传经。脏阴偏盛，荣卫一病，里阳遂退，脏病即成。病成较速，世遂误认为直中，遂将荣卫主表，脏腑主里，表病不解，里气乃动之天然的正路闹错。此处一错，全部伤寒论之路路俱错。

此篇脏病列于腑病之前者，因脏病、腑病，只在各人家素日阴阳偏盛的关系，并无腑病为传经，脏病为直中之事。风寒偏伤荣卫之后，荣卫病成，荣卫本体自病也。荣卫不解，脏腑病成，亦脏腑本体自病也。由荣卫入脏腑，入脏入腑，既无一定，则列脏病在前，或列腑病在前，均无不可。荣卫乃脏腑之表，脏腑乃荣卫之里，荣卫脏腑，本是一个，所以表病不解，里病必作。

腑病上篇，膀胱腑病列于胃腑病之后者，腑病以胃为主体也。凡下证皆胃家负责，如不先认识胃腑应下之实证，而遽言膀胱腑病之下证，轻重不分，易致乱也。

少阳经病列于脏腑病之后者，先知荣卫之表，再知脏腑之里，然后能知少阳之经在半表半里也。经病之"经"字，为少阳病之本体。阳明虽有经病，统在荣卫汗法之列。经病不可汗，故惟少阳有经病。

《伤寒论》难了解，纠缠太多也。原文词意纠缠，叔和编次纠缠，注家不凭事实，只凭理想纠缠。此篇先立原则，后立分则，纠缠既清，系统明白，所以一读即能整个了解。上篇者，原则也。

编者注：上篇共涉及《伤寒论》原条文五十五条，原书处方二十五首。

荣卫病

荣卫病提纲

1. 太阳之为病，脉浮，头项强痛而恶寒。（原文1）

彭子益：凡发热先恶寒，凡原文称太阳病，皆荣卫病。

黄元御：太阳在表，故脉浮。其经行身之背，起于睛明（在目内眦，足太阳经之穴名），自头下行而走足，病则经气上郁，壅塞不降，故强痛也。风寒闭其营卫，气郁不能透泄，则外见恶寒。寒者，太阳之令气也。（太阳一）

郑钦安：太阳本气主寒水，太阳统周身皮肤、毛窍、营卫、百脉、经络，为一身纲领。毛窍乃太阳寒水气化出路，一切外邪之来，必由毛窍而始入内。"出入"两字，乃邪正机关，万病绳墨。脉浮者，指邪初入也；头项强痛者，指邪犯太阳地面经络也；恶寒者，指太阳本气受病也。"恶寒"二字，乃太阳提纲，认证眼目，知得"恶寒"二字，无论一年四季为病，只要见得病人现有头项、腰背强痛，恶寒发热，即按太阳法治之，毋得拘于时令而有失经旨也。（太阳上一）

论荣病

2. 太阳病，发热，汗出，恶风，脉缓者，名为中风。（原文2）

彭子益：缓有虚象。"中"字作"伤"字解，言卫气为风所伤也。风性疏泄伤卫，卫伤则荣病。

黄元御：太阳之经，有营卫之分，营行脉中，卫行脉外。风寒客之，各有所伤，风则伤卫，寒则伤营。卫伤则闭其营血，故发热，营伤则闭其卫气，故恶寒。营为寒闭则无汗，卫为风鼓则有汗，以卫气初闭，营郁犹得外泄也。汗出卫泄，是以表虚而恶风。寒性凝涩，伤寒则皮毛闭塞，故脉紧，风性动荡，伤风则经气发泄，故脉缓。（太阳四）

郑钦安：太阳既为风邪所伤，风为阳邪，卫为阳道，两阳相搏，怫郁而热生，故见发热；风邪扰动，血液不藏，随气机而发泄于外，故见自汗；"脉缓"二字，指此刻正未大伤，尚得有此和缓之状，是亦病之轻浅说法也。（太阳上六）

3. 太阳病，头痛，发热，汗出，恶风者，桂枝汤主之。（原文13）

彭子益：此发热亦先恶寒。

黄元御：风为阳邪，卫为阳气，风邪中人，则阳分受之，故伤卫气。卫秉肺气，其性收敛，风鼓卫气，失其收敛之职，是以汗出。风愈泄而卫愈敛，则内遏营血，郁蒸而为热。是卫气被伤而营血受病也，故伤在卫气而治在营血。桂枝汤，甘草、大枣，补脾精以滋肝血，生姜调脏腑而宣经络，芍药清营中之热，桂枝达营中之郁也。汗者，营卫之所蒸泄，孔窍一开，而营郁外达，则中风愈矣。（太阳五）

郑钦安：此即太阳风伤卫证之候，桂枝的方，兹不赘。（太阳上十二）

4. 太阳中风，阳浮而阴弱。阳浮者，热自发；阴弱者，汗自出。啬啬恶寒，淅淅恶风，翕翕发热，鼻鸣干呕者，桂枝汤主之。（原文12）

彭子益：寸脉为阳，尺脉为阴。浮弱，热汗，鼻鸣干呕，皆荣气郁而疏泄之事。疏泄伤阴。

黄元御：寸为阳，尺为阴，营候于尺，卫候于寸，风泄卫气，故寸脉浮，邪不及营，故尺脉弱。风愈泄而气愈闭，故营郁而发热。气愈闭而风愈泄，故营疏而汗出。啬啬、淅淅者，皮毛振栗之意。翕翕，盛也，犹言阵阵不止也。肺主皮毛，开窍于鼻，皮毛被感，肺气壅遏，旁无透窍，故上循鼻孔，而鼻窍窄狭，泄之不及，故冲激作响，而为鼻鸣。卫气闭塞，郁其胃气，浊阴不降，故生干呕。桂枝泻其营郁，则诸证愈矣。（太阳六）

郑钦安："阳浮阴弱"四字，诸家俱以寸浮尺弱为定论。余细绎斯言，浮脉主风，阳也，表也，表邪实而里必虚，则阴自弱。风邪已据阳分，蹂躏于中，阴不敢与之抗，俯首听令，血液随气机而外泄，故曰"阳浮者，热自发；阴弱者，汗自出"。啬啬、淅淅、翕翕，是形容病有难开、难阖、难解之状；至"鼻鸣干呕"四字，系属阳明，当于桂枝汤内加干葛、半夏，方为合法。（太阳上七）

方1 桂枝汤方（荣气本病方）

桂枝三两（去皮）　芍药三两　甘草二两（炙）　生姜三两（切）　大枣十二枚（擘）

上五味，㕮咀三味。以水七升，微火煮取三升，去滓，适寒温，服一升。服已须臾，啜热稀粥一升余，以助药力。温覆令一时许，遍身染染微似有汗者益佳，不可令如水流漓，病必不除。若一服汗出病瘥，停后服，不必尽剂。若不汗，更取依前法，又不汗，后服小促其间，半日许，令三取尽。若病重者，一日一夜服，周时观之，服一剂尽，病证犹在者，更作服。若不汗出，乃服至二、三剂。禁生冷、粘滑、肉面、五辛、酒酪、臭恶等物。（引自《伤寒论》，下同。）

【方解】黄元御：卫秉金气，其性清肃，清肃则窍闭，闭则无汗。风以泄之，卫气不敛，则汗出。卫以收敛为性，风愈泄而卫愈闭，闭而不开，故郁遏营血，而为内热。风性疏泄，孔窍不秘，是以恶风。风性浮散，是以脉缓。卫司于肺，肺窍于鼻，卫郁不能外达，逆行鼻窍，则见鼻鸣。卫统于阳明，卫气裹束，阳明不降，则生干呕。桂枝汤，桂枝行经脉之郁，芍药泻营血之热，甘草培中，大枣补其脾精，生姜泻其肺气，此中风之法也。

彭子益：荣气疏泄则汗出，胆经不降相火上逆则发热，鼻鸣干呕荣卫分离则头痛项强。发热汗出，津液必伤，表阳必虚。荣卫分离，中气必虚。芍药降胆经、降相火、敛荣气之疏泄，炙草补中，姜枣补中生津，桂枝调荣卫实表阳也。风伤卫气，卫气减少，荣气加多，故荣气与卫气分离而荣现疏泄之病。缓脉乃疏泄向外之象。

5. 桂枝本为解肌，若其人脉浮紧，发热汗不出者，不可与也。常须识此，勿令误也。（原文16后段）

彭子益：热在肌，故曰解肌。桂枝汤，收敛之剂，脉紧无汗，收敛之病，故不可与。

黄元御：桂枝本解肌表，以散风邪，若其人脉浮而紧，发热，汗不出者，是寒伤营血，营伤则束其卫气，是当去芍药之泻营血，而用麻黄以泻卫气，桂枝不可与也。与之表寒不解，反益经热，是谓之误。风家用桂枝，所以不助经热者，以其皮毛无寒，孔窍不闭，无须麻黄发表，但以芍药之酸寒泻其营血，桂枝之辛温通其经络，血热自能外达。若伤寒服之，卫郁莫泄，经热愈增，是助邪也。（太阳十八）

郑钦安：此条明言桂枝汤乃解太阳风伤卫之证，非治脉紧寒伤营者所宜，故曰"常须识此，勿令误"，是教人辨明营卫风寒用药界限也。原文不知何故称"桂枝本为解肌"，肌肉属阳明，非桂枝所宜，必是后人之误。应当削去"解肌"二字，而曰"桂枝汤非脉浮紧者所宜"，何等直切也。（太阳上八）

论卫病

6. 太阳病，或已发热，或未发热，必恶寒，体痛，呕逆，脉阴阳俱紧者，名为伤寒。（原文3）

彭子益：紧乃闭敛之象，缓乃疏泄之象，是相对的。寒性收敛伤荣，荣伤则卫病。

黄元御：阳郁则发热。阴气外束则恶寒。寒闭皮毛，经气不得通达，则壅迫而为痛。经络郁闭，卫气遏逼，浊阴上逆，则为呕逆。经脉束迫，

不得发越，则尺寸俱紧。（太阳十九）

郑钦安：已发热者，邪已怫郁于内也；未发热者，邪入而为遏郁也。据脉象，阴阳俱紧曰伤寒，论体痛，则属少阴，呕逆则属寒饮，似与此条内不切。以余细维，现有发热、恶寒、身痛、脉浮紧者，乃为太阳伤寒之候。若无头痛、身痛、发热、恶寒。而独见身痛，呕逆，脉象见紧，乃为寒入少阴之征。盖太阳底面，即是少阴，以此判断其或已发热，或未发热二语，庶几恰切。（太阳中一）

7. 太阳病，头痛发热，身疼腰痛，骨节疼痛，恶寒无汗而喘者，麻黄汤主之。（原文35）

彭子益：荣降于胆，胆逆则呕。卫降于肺，肺逆则喘。卫病闭敛，故头项强痛之外，又加腰痛，骨痛。

黄元御：寒为阴邪，营为阴气，寒邪中人，则阴分受之，故伤营血。血秉肝气，其性疏泄，闭寒营阴，失其疏泄之权，是以无汗。寒愈闭而营愈泄，则外束卫气，闭藏而为寒。是营血被伤而卫气受病者也，故伤在营血而治在卫气。麻黄汤，甘草保其中气，桂枝发其营郁，麻黄泻其卫气，杏仁利其肺气，降逆而止喘也。孔窍一开，而卫郁外达，则伤寒愈矣。

卫气为阳，外行皮毛，营血为阴，内行经络。肺藏气而主卫，肝藏血而司营，肺金收敛，肝木疏泄，阴阳自然之性也。肝性疏泄，而营血之内守者，肺气敛之也，肺气收敛，而卫阳之外发者，肝气泄之也，收敛则无汗，疏泄则有汗。风伤卫气，卫病而非营病也，然卫被风敛，则内闭营阴，营气不通，是以发热，故以桂枝泄经热而达营郁。气病而用血药者，以气伤而累血也。寒伤营血，营病而非卫病也，然营为寒束，则外闭卫阳，卫阳不宣，是以恶寒，故以麻黄泻表寒而达卫郁。血病而用气药者，以血伤而累气也。桂枝泻其肝血，麻黄泻其肺气，营卫分属于肺肝。而统司于太阳，故太阳风寒之初治，首以桂枝、麻黄二方，为定法也。（太阳二十）

郑钦安：寒伤太阳之里，里寒太甚，闭束气机，上逆而喘，此理之

常，主以麻黄汤开其腠理，俾邪外出，表里通畅，一切证型，立即化为乌有，学者切勿以喘而认为肺病也，须知。（太阳中二）

方2 麻黄汤方（卫气本病方）

麻黄三两（去节）　桂枝二两（去皮）　甘草一两（炙）　杏仁七十个（去皮尖）

上四味，以水九升，先煮麻黄，减二升，去上沫；内诸药；煮取二升半，去滓，温服八合。覆取微似汗，不须啜粥。余如桂枝法将息。

【方解】黄元御：营秉木气，其性温散，温散则窍开，开则有汗。寒以敛之，营血不达，则无汗。营以发达为性，寒愈敛而营愈发，发而不透，故裹束卫气，而生表寒。寒气闭藏，卫阳郁陷，是以恶寒。寒性闭涩，是以脉紧。经气迫束，则见体痛。胃主降浊，阳明不降，浊气上涌，则生呕逆。卫司于肺，肺气阻逆，故作喘促。麻黄汤，麻黄泻卫气之郁，杏仁降肺气之逆，桂枝通经，甘草培土，此伤寒之法也。

彭子益：卫气收敛，则无汗恶寒，体痛腰痛骨节疼痛。肺气不降，则呕逆而喘。荣卫分离，中气必虚。卫气不开，表阳必虚。麻黄泻卫气之收敛，杏仁降肺气之逆，炙草补中气，桂枝调荣卫达表阳也。收敛之病，气机滞塞，故不用枣，既不用枣，亦不用姜矣。寒伤荣气，荣气减少，卫气加多，故卫气与荣气分离而卫气收敛之病。紧脉乃收敛向内之象。

总结荣卫病之证治

8. 太阳病，外证未解，脉浮弱者，当以汗解，宜桂枝汤。（原文42）

彭子益：言有表证，总宜汗解。弱脉津液伤，故宜桂枝汤。

黄元御：太阳病，失于解表，经热不泄，则自表达里。然里证虽成，而外证不能自解，凡脉见浮弱者，犹当汗解，宜桂枝汤也。外解后，审有里证，乃可议下耳。（太阳十一）

郑钦安：此条既外证未解，可以再汗，但脉浮弱，其正必虚，故不能

助药力以祛邪外出，余意当于桂枝汤内，或加饴糖，或加附子，方为妥当。（太阳上十三）

9. 脉浮者，病在表，可发汗，宜麻黄汤。脉浮而数者，可发汗，宜麻黄汤。（原文51、52）

彭子益：脉数有紧象，故宜麻黄汤。

黄元御：浮为在表，表被风寒，则宜汗。浮数即浮紧之变文，紧则必不迟缓，亦可言数，是伤寒之脉，当以麻黄发汗也。（太阳二十一）

郑钦安：按脉浮、脉数，虽云可发汗，然有用桂枝汤者，有用麻黄汤者。在营在卫，原有区分，不得以浮、数二字，而断为麻黄汤的证也。学者务与有汗、无汗、畏风恶寒处追求，便得用方之实据也。（太阳中七）

10. 欲自解者，必当先烦，烦乃有汗而解。何以知之，脉浮，故知汗出解也。（原文116后段）

彭子益：自解者，不服药而解。阳郁后通，先烦而解。

黄元御：按清·徐受衡按，宛邻本脱此一条，今补于此，文在太阳篇也。黄氏注，不可考，大抵亦同上条注。（太阳十四）

郑钦安：凡病欲解，胸中自有一段气机鼓动，"先烦"二字即是鼓动机关，此间有自汗而解、战汗而解、狂汗而解、鼻血而解，从何得知？得知于脉浮耳。设脉不浮应，又不得汗，其烦即为内伏之候，又不得以"欲自解"言也。（太阳上五）

论荣卫双病

11. 太阳病，得之八九日，如疟状，发热恶寒，热多寒少，其人不呕，清便欲自可，一日二三度发，脉浮缓者，为欲愈也。脉微而恶寒者，此阴阳俱虚，不可更发汗，更下，更吐也。面色反有热色者，未欲解也，以其人不得小汗出，身必痒，宜桂枝麻

黄各半汤。（原文23）

彭子益：清便，大便，小便。"欲"字作"能"字解。恶寒乃卫闭，卫闭向内，面色不当发热，今发热，故曰反。荣气疏泄向外，故面有热色。

黄元御：如疟状者，营阴卫阳之相争，阳郁于内则发热，阴郁于外则恶寒。盖风寒双感，营卫俱伤，寒伤营则营欲泄，风伤卫则卫欲闭，营欲泄而不能泄，则敛束卫气而为寒，卫欲闭而不能闭，则遏闭营血而为热。及其卫衰而营血外发，又束卫气，营衰而卫气内敛，又遏营血。此先中于风而后伤于寒，营泄卫闭，彼此交争，故寒热往来，形状如疟也。

太阳病，得之八九日之久，证如疟状，发热恶寒，发热多而恶寒少，此风多于寒，卫伤颇重而营伤颇轻。如其寒热不能频作，是桂二麻一之证也。若其人上不呕，下不泄，则中气未伤，寒热一日二三度发，则正气颇旺，频与邪争，脉微和缓，则邪气渐退，是为欲愈，无用治也。若其脉微弱面又恶寒者，此卫阳营阴之俱虚，盖营虚则脉微，卫虚则恶寒（后章：此无阳也，即解此句），虚故不可更以他药发汗、吐、下也。如其发热脉浮，是后章桂枝越婢之证也。若外不恶寒，而面上反有热色者，是阳气蒸发，欲从外解，而表寒郁迫，未欲解也。使得小汗略出，则阳气通达，面无热色矣。以其正气颇虚，不得小汗，阳郁皮腠，莫之能通，是其身必当发痒。解之，以桂枝麻黄各半汤。（太阳二十八）

郑钦安：此条既称八九日，未有不用发散祛邪之方，据所言如疟状，如疟者，似疟而非真疟之谓也。虽现热多寒少，而其人不呕，清便自可，以清便二字核之，与脉之微缓核之，则内无的确之风热，明是发解太过，必是阳虚似疟无疑，法宜扶阳温固为是。又曰脉微而恶寒者，为阴阳俱虚，不可更发汗、吐、下也。明明此非青龙汤、麻桂各半汤的候也。若其人面皮反有赤色，"赤色"二字，更宜着眼，恐是戴阳，苟非戴阳，果现脉浮紧，未得小汗，而致身痒疼者，方可与麻桂各半汤，学者虽于一症之中，前后参究，方可与论伤寒，读伤寒也。（太阳下六）

方3　桂枝麻黄各半汤方（荣卫双病方）

桂枝一两十六铢（去皮）　芍药　生姜（切）　甘草（炙）　麻黄（去节）各一两　大枣四枚（擘）　杏仁二十四枚（汤浸，去皮尖及两仁者）

上七味，以水五升，先煮麻黄一二沸，去上沫；内诸药，煮取一升八合，去滓，温服六合。本云：桂枝汤三合，麻黄汤三合，并为六合。顿服。将息如上法。

【方解】黄元御：伤寒营闭卫郁，则生表寒，中风卫闭营郁，则生里热，风寒双感，营卫俱伤，则寒热往来，形状如疟。盖寒伤营则营欲泄，泄则不透，故敛束卫气而为寒，风伤卫则卫欲闭，闭而不开，故遏逼营血而为热。营郁热发，及其卫衰而营血外乘，又束卫气而寒来，卫郁寒生，及其营衰而卫气外乘，又遏营血而热来，此先中于风而后伤于寒，营卫交争，迭为胜负之故也。若其人便调不呕，寒热频发，日二三度，脉微缓者，是正气颇旺，不久将发，病为欲愈，无用治也。若脉浮而紧，面热身痒，是阳为阴郁，欲发而未能也。仲景脉法：寸口脉浮而紧，浮则为风，紧则为寒，风则伤卫，寒则伤营，营卫俱伤，骨节烦疼，当发其汗。宜桂枝麻黄各半汤，双泻营卫也。若其寒热不频，日仅再作，是其正气之虚，不能频发，而风多寒少，卫郁不盛，宜桂枝二麻黄一汤，重泻其营而轻泻其卫也。如其发热作渴，脉浮而洪大者，是兼有里热，宜桂枝二越婢一汤，稍清其内热也。

彭子益：脉虚，不缓不紧，却微恶寒微发热而身痒。身痒为荣卫俱虚，欲自解而未能。麻黄汤与桂枝汤减轻分量双解荣卫也。

12. 服桂枝汤，大汗出，脉洪大者，与桂枝汤，如前法。若形如疟，一日再发者，汗出必解，宜桂枝二麻黄一汤。（原文25）

彭子益：洪大之脉，外盛内虚，故仍用桂枝汤之法。如疟再发，卫闭气虚，故用桂二麻一之法。桂枝汤之法，收外盛之气以回手柄之法也。

黄元御：如服桂枝汤，大汗出而表未解，而脉又洪大（洪大即脉浮之变文），是表有寒而里有热，此亦桂枝越婢证，可与桂枝汤，如前法而加越婢也。若前证之形如疟状，而无洪大之脉，寒热日仅再发，不能二三度者，是正气虚，不能频与邪争也。其风邪多而寒邪少，宜桂枝二麻黄一汤，重泻营血，而轻泻卫气，乃为合法也。

此章是首章一日二三度发者一条治法，以其不能二三度发，是为未欲愈也。

前章脉微、脉弱、脉浮、脉微弱、脉洪大，总对弦紧言。微弱即不弦紧，洪大即浮意，勿泥。（太阳三十一）

郑钦安：此条既服桂枝汤，大汗出，而病岂有不解之理乎？既已大汗而脉见洪大，若再用桂枝汤，能不虑其亡阳乎？条中"大"字，定有错误，想是服桂枝汤而汗不出，故可以用桂枝汤，方为合理。至形如疟状，是表里之寒热尚未尽解，故仍以桂枝二麻黄一汤主之，俾邪外出无遗，故决之曰：汗出必解，方为合式。（太阳下八）

方4　桂枝二麻黄一汤方（荣卫双病气虚方）

桂枝一两十七铢（去皮）　芍药一两六铢　麻黄十六铢（去节）　生姜一两六铢（切）　杏仁十六个（去皮尖）　甘草一两二铢（炙）　大枣五枚（擘）

上七味，以水五升，先煮麻黄一二沸，去上沫，内诸药，煮取二升，去滓，温服一升，日再服。本云：桂枝汤二份，麻黄汤一份，合为二升，分再用。今合为一方。将息如前法。

【方解】黄元御：于桂枝麻黄各半汤中已有说明。

彭子益：寒热如疟，日仅再发。此卫气之虚。双解荣卫，减轻麻黄，轻泄卫闭也。

13. 太阳病，发热恶寒，热多寒少，脉微弱者，此无阳也，不可发汗，宜桂枝二越婢一汤。（原文27）

彭子益：荣卫双病，燥伤肺液。"阳"字指寸脉言。无阳，谓寸脉弱也。

黄元御：前证发热恶寒，热多寒少，形作伤寒，而其脉不弦紧而微弱者，以血藏于肝而内苔君火，实以阴质而抱阳气，血虚脉弱，是无阳也。其恶寒虽少，不可不解，发热既多，不可不清，但不可更以他药发汗，宜桂枝二越婢一汤，重泻营血，轻泻卫气，而兼清内热，则表里全瘳矣。

此无阳也，即前章阴阳俱虚意。此不可更汗，发明前章不可更发汗、更下、更吐句义，言寻常汗、吐、下法，俱不可更用，当另有汗法，桂枝越婢是也（此章包上发热脉浮意）。二章是首章脉微恶寒一条治法。（太阳三十）

郑钦安：此条言发热恶寒者，邪犯太阳之表也，热多寒少者，风邪之盛而寒邪之轻也，以越婢汤治之，取桂枝以伸太阳之气，祛卫分之风，用石膏以清卫分之热，用麻黄生姜以散寒，所为的确之方。但条中言无阳不可发汗，既曰无阳，岂有热重寒轻之理？岂有再用石膏、桂、麻之理？定有错误。（太阳下七）

方5　桂枝二越婢一汤方（荣卫双病津虚方）

桂枝（去皮）　芍药　麻黄　甘草（炙）各十八铢　大枣四枚（擘）　生姜一两二铢（切）　石膏二十四铢（碎，绵裹）

上七味，以水五升，煮麻黄一二沸，去上沫；内诸药，煮取二升，去滓，温服一升。本云：当裁为越婢汤、桂枝汤合之，饮一升。今合为一方，桂枝汤二份，越婢汤一份。

【方解】黄元御：于桂枝麻黄各半汤中已有说明。

彭子益：形作伤寒，作渴，而寸脉弱，此津液虚而生燥也。双解荣卫，减轻泄卫之麻黄，加石膏以清燥也。麻黄、石膏能发越痹者。"越婢"二字想系"越痹"二字之误。

14. **形作伤寒，其脉不弦紧而弱，弱者必渴，被火必谵语。弱者必发热脉浮，解之当汗出愈。**（原文113）

彭子益：此章"弱者必渴"句，申明上章越婢汤兼清燥之义。

黄元御：前章发热恶寒，发热多而恶寒少，是形作伤寒也。伤寒脉当弦紧，乃脉微而恶寒（微即弱之变文），其脉不弦紧而弱，必缘血虚，血虚脉弱者，必渴。若被火熏，愈烁其血，不止渴也，必作谵语。脉弱是以发热偏多，脉法：诸弱发热是也。发热是营气之虚，而恶寒是卫气亦虚也，故上章谓之阴阳俱虚。然虚而外见恶寒，非无表证，有表证，脉必浮。如其发热而脉浮，则阴阳虽俱虚，而解之之法，究当令其汗出而愈。但发汗另有善方，不可以他药发表耳，桂枝二越婢一汤，则善美而无弊矣。（太阳二十九）

编者注：词条郑钦安未收录。本条为脉弱而渴类伤寒的证治及误火的变证治疗。见到恶寒、发热、头痛的表证，渴根据脉象的变化，推测疾病的寒热，若脉弦紧属伤寒，若脉不弦紧而渴，属于里热，阴津不足，故必见口渴。若误用火法必谵语。阴津不足而伴见脉浮者，解之当汗出而愈。吴鞠通曰：温病亦善发汗，发汗则宜辛凉。

论荣卫病中见脏寒之病

15. 伤寒，表不解，心下有水气，干呕，发热而咳，或渴，或噎，或利，或小便不利，少腹满，或喘者，小青龙汤主之。（原文40）

彭子益：表病未解，而脏气之湿寒已动，解表兼治湿寒。

黄元御：伤寒表证不解，而水停心下，阻肺胃降路，胃气上逆，而生于呕，肺气上逆，而生咳嗽，或火升金燥而为渴，或气阻肺胀而为喘，或浊气上嗳而为噎，或清气下泄而为利，或小便不利而少腹满急。凡此皆水气瘀格之故，宜小青龙汤，甘草培其中气，麻、桂发其营卫，芍药清其风木，半夏降逆而止呕，五味、细辛、干姜降逆而止咳也。（太阳三十四）

郑钦安：伤寒既称"表不解，心下有水气"，以致一切病情，缘由寒水逆中，阻滞气机，理应发汗行水，水邪一去，则气机流通，诸症立失。学者切不可执病执方，执一己之见，总要窥透病机，当何下手，治之为是。若原文之青龙汤，重在发汗行水，而诸症立失，可知非见咳治咳，见呕治呕也。（太阳下十八）

方6 小青龙汤方（荣卫双病兼里气湿寒方）

麻黄（去节）　芍药　细辛　干姜　甘草（炙）　桂枝（去皮）各三两　五味子半升　半夏（洗）半升

上八味，以水一升，先煮麻黄，减二升，去上沫，内诸药，取三升，去滓，温服一升。若渴者，去半夏，加栝楼根三两；若微利者，去麻黄，加荛花（如一鸡子，熬令赤色）；若噎者，去麻黄，加附子一枚（炮），若小便不利、少腹满者，去麻黄，加茯苓四两；若喘者，去麻黄，加杏仁半升（去皮尖）。

【方解】黄元御：太阳表证不解，阳虚之人，积水郁动，或热渴饮冷，新水不消，乘表邪外束，泛滥逆行，客居心下，阻阴阳交济之路，致令胃气上逆，而为呕噫，肺气上逆，而为咳喘，胆火上逆，而为燥渴，土湿木贼，而为泄利，土湿木郁，而少腹胀满，小便不利。里水外寒，缠绵不解，是为异日内传三阴之根。小青龙汤，麻、桂，发汗以泻积水，半夏降逆而止呕噫，姜、辛、五味，下气而平咳喘也。

彭子益：荣卫不解而心下有水气，以致胆经不降而干呕发热。相火不降而作渴欲饮水，水入仍吐。胃气不降而作噫。水入肠胃而作利。小便不利少腹满。肺气不降而作喘。水气上冲而作咳。皆平日中下阳虚，寒水上凌阳位之病。此寒水乃中下皆寒而来之水。麻桂双解荣卫之郁，炙草补中气，细辛干姜五味半夏温降寒湿水气，干姜温脾阳，以杜其入脏。小青龙之咳，喉间作痒，清水中加稀痰。小青龙汤加减法，详世行本《伤寒论》。

16. 伤寒，心下有水气，咳而微喘，发热不渴，服汤已渴者，此寒去欲解也，小青龙汤主之。（原文41）

彭子益：此章"不渴"二字，申明上章小青龙汤用温法之义。

黄元御：服汤已而渴者，表寒已解，里水亦去，津液乍耗，是以作渴。渴者，是表解寒去，积水化汗而外泻也。

大青龙证是表阳之盛，内有火气，小青龙证是里阳之虚，内有水气。阴阳一偏，逢郁即发，大小青龙外解风寒而内泻水火，感证之必不可少者也。（太阳三十六）

郑钦安：按心下有水气，阻其呼吸之气，上触而咳，以致微喘，发热不渴，服汤已渴者，水气去，而中宫升腾之机，仍旧转输，故知其欲解也。以小青龙汤主之，是随机而导之意也。（太阳下十九）

论荣卫病中兼见腑燥之病

1. 太阳中风，脉浮紧，发热恶寒，身疼痛，不汗出而烦躁者，大青龙汤主之。若脉微弱，汗出恶风者，不可服之。服之则厥逆，筋惕肉瞤，此为逆也，以真武汤救之。（原文38）

彭子益：首句是设问辞，非中风也。表病未解，而腑气之燥热已动，解表兼治燥热。

黄元御：营性发扬而寒性固涩，伤寒营欲发而寒闭之，故脉紧而无汗。卫性敛闭而风性疏泄，中风卫欲闭而风泄之，故脉缓而有汗。太阳中风，脉紧身痛，寒热无汗，脉证悉同伤寒，此卫阳素旺，气闭而血不能泄也。卫气遏闭，营郁热甚，故见烦躁。大青龙汤，甘草、大枣，补其脾精，生姜、杏仁，降其肺气，麻、桂，泻其营卫之郁闭，石膏清神气之烦躁也。盖气欲闭而血欲泄，血强而气不能闭，则营泄而汗出，气强而血不能泄，则营闭而无汗。营热内郁，外无泄路，是以脉紧身痛，寒热无汗，而生烦躁。异日之白虎、承气诸证，皆此经热之内传者也，早以青龙发之，则内热不生矣。

若脉微弱而汗出恶风者，中风之脉证如旧，而阳虚阴旺，不可服此。服之汗出亡阳，则四肢厥逆，筋惕肉瞤，为害非轻矣。盖四肢秉气于脾胃，阳亡土败，四肢失温，所以逆冷。筋司于肝，肝木生于肾水击长于脾土，水寒土湿，木郁风动，故筋脉振惕而皮肉瞤动。真武汤，苓、术燥土而泻湿，附子温经而驱寒，芍药清肝而熄风也。（太阳三十二）

编者注：郑钦安原文无此条，有唐步阐根据《伤寒论》原文38条作了补充并作如下解释：太阳中风，脉浮紧，发热恶寒，身疼痛，无汗，此麻黄汤证也。烦躁一证，即是此节大眼目。当知此烦躁，系风邪遏闭于胸中，与少阴亡阳之烦躁，阳明热郁之烦躁不同。盖太阳主皮毛，肺亦主皮毛，此风邪不得外泄于皮毛，所以内搏于肺也。治以大青龙汤，于辛温发汗之中，而加以重镇之石膏，其意在内以平风清热，外以发表助津液也。若脉微弱，汗出恶风者，虽内有烦躁之证，亦不可用大青龙汤之峻剂，若误服之，必亡阳，而使阴阳之气，不相顺接，而先现厥逆，以致筋惕肉瞤。筋惕者，筋战栗而如恐惧之象，肉眶者，肉跳动而有不安之形，欲救其误，非真武汤不可。

方7　大青龙汤方（荣卫双病见里气燥热方）

麻黄六两（去节）　桂枝二两（去皮）　甘草二两（炙）　杏仁四十枚（去皮尖）　生姜三两（切）大枣十枚（擘）　石膏如鸡子大（碎）

上七味，以水九升，先煮麻黄，减二升，去上沫，内诸药，煮取三升，去滓，温服一升，取微似汗。汗出多者，温粉粉之。一服汗者，停后服。若复服，汗多亡阳，遂虚，恶风、烦躁、不得眠也。

【方解】黄元御： 中风，脉浮缓而有汗，伤寒，脉浮紧而无汗，若中风脉紧身疼，发热恶寒，无汗而烦躁者，是卫气闭敛，风不能泄，营热郁遏，莫由外达，故证似伤寒，而加以烦躁。经热不解，内传于胸，则见燥渴。宜大青龙汤，麻黄泻其卫郁，石膏清其肺热，经热清散，燥渴自止。然青龙发汗，最善亡阳，必无少阴证者，而后可用。

若脉微而弱，汗出恶风者，是肾阴盛而卫阳虚，风能疏泄而卫不闭敛，慎勿服此。服之汗多阳亡，遂入少阴之脏，则四肢服逆，筋惕肉眶。此为逆治，宜以真武汤救之。盖四肢秉气于脾胃，汗泻中焦温气，阳亡土败，寒水上凌，四肢失秉，故手足厥逆。水寒土湿，木郁风动，经脉撼摇，故筋肉动惕。真武汤燥土泻湿，温寒水而滋风木也。

彭子益： 如非中风，而是脉紧恶寒无汗之伤寒。平日胃气燥热之人，卫气闭于外，烦燥生于内，甚至燥极伤津，身重乍有轻时。麻黄杏仁以泄卫，桂枝以和荣，石膏以清燥，炙草姜枣以补中。因脉紧故不用芍药之敛也。石膏清胃燥以杜其入腑。杜其入腑云者，杜其腑热之成也。误服石膏亡阳，须以真武汤救之。

18. 伤寒，脉浮缓，身不疼，但重，乍有轻时，无少阴证者，大青龙汤主之。（原文39）

彭子益： 此缓字有实象。桂枝汤证之缓，乃虚象也。燥伤津液故身重，津液复通，故身重乍有轻时。

黄元御： 伤寒，脉浮紧，身疼痛，缘表被寒束，而经气壅塞也。此脉浮缓而身不痛，但觉体重而已，然亦乍有轻时，是非外寒之微，而实里热之盛，再于他处征之，别无少阴证者，宜大青龙，外发表寒而内清里热也。

风脉浮缓，浮紧者，必传入阳明，以营郁而生里热，卫闭而不能泄也。寒脉浮紧，浮缓者，必传入阳明，以卫郁而生里热，营泄而不能外闭也（阳明腑热，则气蒸汗泄，寒不能闭）。中风多传阳明，若其脉微弱，无阳明证，而将入少阴，则又用真武，伤寒多传少阴，若其脉浮缓，无少阴证，而将入阳明，又用青龙。风寒对举，参伍尽变，立法精矣。

伤寒，阳明、太阴脉俱浮缓（《阳明篇》：脉浮而缓，手足自温者，是谓系在太阴，至七八日，大便硬者，为阳明病也），大青龙之浮缓，则阳明之缓，非太阴之缓也。《脉法》：寸口脉微而缓，缓者胃气实，实则谷消而水化也。《灵枢·津液五别》：中热则胃中消谷，肠胃充廓，故胃缓。胃缓是以脉缓，缓者，胃气之脉也。或改此条作小青龙证，不通之极！《脉法》：紧则为寒，小青龙证内外皆寒，其脉必紧，安有浮缓之理！（太阳三十三）

郑钦安：大青龙汤，乃风寒两伤营卫，烦躁发热之主方。此言脉浮缓，并无身疼发热，而曰"身重乍有轻时"，论身重乃少阴之征，而曰乍有轻时，却又非少阴的候，此为大青龙汤，实不恰切，学者宜细心求之。（太阳下二）

论荣卫病解而脏气之湿动

19. 中风发热，六七日不解而烦，有表里证。渴欲饮水，水入则吐者，名曰水逆，五苓散主之，多服暖水，汗出愈。（原文74）

彭子益：热为表证，渴为里证，此热乃阳为水格，非表病也。

黄元御：中风发热六七日，经尽不解，而且烦渴思饮，外而发热，是有表证，内而作渴，是有里证。内渴欲饮水，而水入则吐者，是有里水瘀停也，此名水逆。由旧水在中，而又得新水，以水济水，正其所恶，两水莫容，自当逆上也。五苓散，桂枝行经而发表，白术燥土而生津，二苓、泽泻行水而泻湿也。多服暖水，蒸泻皮毛，使宿水亦从汗散，表里皆愈矣。（太阳四十一）

郑钦安：此条既称"六七日不解而烦，有表里证"，应有表里证形足征，方为确论。况病形所见，全是太阳腑证，观于用五苓散方，是独重在太阳腑分一面，并未道及表证一面，原文何得称有表里证也？里证即太阳腑证也，即言外邪入腑，何等直切。况此刻病现饮水入口即吐，是因太阳之气化不宣，中宫之转输失职，气机升多降少，以致上逆而吐，用五苓散多服，俾太阳之气化行，水道通，气机下降，自然逆者不逆，而吐者不吐也。学者宜细绎之。（太阳上十九）

方8 五苓散方（荣卫病罢里湿方）

猪苓十八铢（去皮）　泽泻一两六铢　白术十八铢　株茯苓十八铢　桂枝半两（去皮）

上五味，捣为散，以白饮和服方寸匕，日三服。多饮暖水，汗出愈。如法将息。

【方解】黄元御：太阳经病不解，或阳虚之人，宿水郁动，或热渴饮冷，新水不消，水邪阻隔，相火不降，烦渴思饮，而以水投水，莫能容受，入口则吐，名为水逆，是为表里不解。宜五苓散，桂枝外通其经，白术、苓、泽，内泻其水也。

膀胱者，津液之府，水道藏焉，气化则能出。盖水入于胃，脾阳蒸动，化为雾气，以归于肺，肺气清降，化为雨露，而归膀胱，所谓气化也。而水之化气，气之化水，全缘土燥，土湿不能蒸水化气，注积脏腑，一遇表邪外束，泛滥逆行，是名水逆。五苓燥土泻水，通经发汗，多饮暖水助之，使积水化气，泄于汗孔，表里双解。此后水饮气升露降，而归水府，不至呕吐矣。若伤寒汗出而渴者，亦用此方。以汗后阳泄湿动，相火逆升，而刑肺金，故作渴燥也。

若汗出而不渴者，湿气稍轻，茯苓甘草汤主之。

凡太阳中风，理应发表者，若以冷水噀灌，致令汗孔闭塞，烦热弥增，卫气欲发，郁于孔窍，不能透泄，因而皮肤粟起。其相火上逆，意欲饮水，而内无燥热，其实不渴。是缘表邪之外束而水气之内作也，轻者，用文蛤散，重者，必用五苓泻水。如水湿上泛，寒实结胸，内无热证，宜用三物小陷胸汤，破其凝结。重者，小陷胸汤不能奏效，二白散亦可服也。

彭子益： 无恶寒发热项强之荣卫证，而发热心烦，渴欲饮水，水入仍吐与心悸，皆水湿隔阻相火不降之故。术苓泽泻猪苓以泄水湿，桂枝助肝经之疏泄以行水。湿去火降，故吐止、热止、悸止也。

20. 太阳病，小便利者，以饮水多，必心下悸；小便少者，必苦里急也。（原文127）

彭子益： 水格则心气不降，故悸。

黄元御： 申明上章（按：太阳三十四小青龙证）小便不利少腹满之义。小便利者，津液渗泄，则必发燥渴。渴而饮水多者，土湿木郁，必心下动悸。水郁不能泄水，而小便少者，水积少腹，必苦腹里满急也。（太阳三十五）

郑钦安： 饮水多而小便亦多，此理之常。但既称小便多，水以下行，又何致上逆凌心而为悸乎？必是小便少而水道不畅，上逆以凌心而为悸，与理方恰。小便不畅，里必苦急，势所必然。原文以饮水多，致心下悸，理亦不瘥，仍不若小便之多少处求之，更为恰切。或曰：太阳行身之背，水气何得凌心？余以为凌心者，诚以太阳之气由下而至胸腹也。（太阳上四十一）

21. 伤寒，汗出而渴者，五苓散主之。不渴者，茯苓甘草汤主之。（原文73）

彭子益： 渴而汗出为里湿盛，不渴而汗出为表阳虚。

黄元御： 伤寒汗后，阳虚湿动，君相二火浮升，故作燥渴。其渴者，湿邪较甚，故用五苓。不渴者，湿邪较轻，茯苓甘草汤，苓、桂、姜、甘，泻水而疏木，和中而培土，防其湿动而生水瘀也。（太阳四十二）

郑钦安： 汗出而渴，是太阳寒水从毛窍而出，不能滋润肠胃，故见口渴，以五苓散主之，乃使太阳寒水之气，不从外出，而仍从内出，则汗渴便止。然有不渴者，是津液未大伤，胃中尚可支持，虽见汗出，以茯苓甘草汤主之，亦是化气行水之妙。此条据余所见，当时汗出而渴，小便不利者，以五苓散主之；汗出不渴，小便不利者，以茯苓甘草汤主之。加此四字，后学更易于明白了然。另，汗出而渴，在阳明有白虎汤之方；汗出而不渴，在少阴有亡阳之概，学者宜之。（太阳中十）

方9　茯苓甘草汤方（荣卫病罢里湿表虚方）

茯苓二两　桂枝二两（去皮）　甘草一两（炙）生姜三两（切）

上四味，以水四升，煮取二升，去滓，分温三服

【方解】彭子益：汗出不渴，表阳虚也。汗出而渴，表虚兼里湿盛也。汗出不渴，虽属表虚，亦有里湿，茯苓泄湿，生姜炙草温中，桂枝实表以止汗出也。燥渴为阳实，湿渴为阳虚。湿阻相火不能下降，相火灼金，故渴。

注：黄元御将五苓散、茯苓甘草汤、文蛤散、二白散、三物小陷胸汤一起注解，可参考之。

论荣卫病解而腑气之躁动

22. 伤寒，脉滑而厥者，里有热也，白虎汤主之。（原文350）

彭子益：燥热灼津，津液沸腾，则脉滑。内热格阻阴气于外，则外厥。此滑脉重按有力。厥者，肢冷畏寒也。

黄元御：四肢厥逆，而脉见迟涩，是为里寒，厥而脉滑，是里有热也。盖燥热内郁，侵夺阴位，阴气浮散，外居肢节，故肢冷而脉滑。白虎汤，石膏清金而退热，知母润燥而泻火，甘草、粳米补中而化气，生津而解渴也。

胃阳素盛之人，阴虚火旺，一被感伤，经热内蒸，津液消烁，则成阳明下证。而胃火未盛，肺津先伤，是以一见渴证，先以白虎凉金泻热，滋水涤烦。膈热肃清，则不至入胃，而致烦热亡阴之害矣。

白虎证，即将来之大承气证，而里热未实，从前之大青龙证，而表寒

已解者也。表寒已解，故不用麻黄，里热未实，故不用硝、黄。（太阳三十七）

郑钦安：滑脉主痰，滑而厥，诚湿痰闭束气机，不能达于四肢也。此以为里有热，而用白虎汤，果何所见也？当其时，口燥舌干欤？气粗口渴饮冷欤？不然，何所见而必用此方，学者不可执一，总要四面搜求里热实据，庶不致误。（厥阴中四）

23. 伤寒，脉浮滑，此表有热里有寒也，白虎汤主之（原文176）

彭子益：表热里寒，无用白虎之理，当是表寒里热，乃传抄之误也。

黄元御：此申明上章来显之义。脉滑者，里有热也，厥者，表有寒也。此不言厥者，诊脉浮滑，已知是表寒外束，里热内郁，不必问其肢节之厥热矣。若里热外发，则脉变实缓，不复浮滑也。浮滑者，阳气郁格之象也。此之表寒，乃阴气之外浮，非寒邪之外淫，不然，表寒未解，无用白虎之理。（太阳三十八）

郑钦安：《脉象篇》云：浮主风邪，滑主痰湿。此条只据二脉，即以白虎汤主之，实属不当。况又未见有白虎证形，指为里热表寒，即果属表寒里热，理应解表清里，何独重里热一面，而遗解表一面乎？疑有误。（太阳下二十一）

方10 白虎汤方（荣卫病罢里气燥方）

知母六两　石膏一斤（碎）　甘草二两（炙）　粳米六合
上四味，以水一斗，煮米熟汤成，去滓，温服一升，日三服。

【方解】黄元御：太阳经病，而兼内热，是大青龙证。经病已解，内热未清，肺津消耗，续成燥渴，宜白虎汤，知母、石膏，清其肺金，甘草、粳米，培其脾土。

盖辛金化气于湿土，戊土化气于燥金，太阴旺则辛金化气而为湿，阳明旺则戊土化气而为燥，燥胜其湿，则辛金亦化而为燥，湿胜其燥，则庚金亦化而为湿。阳明承气汤证，是庚金主令而戊土化气，两腑俱燥者。如此则己土亦且化燥，辛金必不化湿，辛金一燥，定生燥渴。然则太阳白虎证，即阳明承气证之初气也，此宜白虎早清金燥，莫使燥气传腑，致用承气。若气虚者，宜白虎加人参汤，保其中气，恐其寒中而阳败也。

彭子益： 伤寒而外有大热。相火外出，里气必寒。里热实则热聚于内，不浮于外，故外无大热。肢厥有阳证阴证之分，阴证里虚，阳虚于内，不能达外，故肢厥，其厥有如冰冷；阳证里阳实，阳聚于内，不能达外，故肢厥，其厥不如冰冷，不温而已。阴证脉微细而沉，阳证脉滑而实，或沉而实。阳明燥热，故滑而实也。石膏知母清阳明经之燥，粳米炙草生津液而补中气也。

24. 伤寒，无大热，口燥渴，心烦，背微恶寒者，白虎加人参汤主之。（原文169）

彭子益： 无大热，无表证之发热也。燥渴心烦，里热之征。背恶寒与厥，皆里热格阻外阴之象。

黄元御： 表解，故无大热。背微恶寒，即前章表有寒也。阳乘阴位，而生里热，则阴乘阳位，而生表寒。远则客于肢节，近则浮于脊背，脊背肢节，皆阳位也。（太阳四十）

郑钦安： 寒邪本由太阳而起，至背恶寒，亦可云表未解，何得即以白虎汤主之？条中既称无大热，虽有燥渴心烦，未必即是白虎汤证。法中原有热极邪伏，背心见冷，而用此方，但学者于此症，务要留心讨究，相其舌之干燥与不燥，气之蒸手不蒸手，口渴之微盛，二便之利与不利，则得矣。（太阳下二十三）

方11　白虎加人参汤方

知母六两　石膏一斤（碎，绵裹）　甘草（炙）二两　粳米六合　人参三两
上五味，以水一斗，煮米熟汤成，去滓，温服一升，日二服。

【方解】彭子益： 白虎证，渴能饮水。虽能饮水而口仍燥，此燥热伤津之所致。非补气不能生津，于白虎汤内，加参以补气，由气生津也。荣卫表病未曾出汗而成

五苓白虎证者，服五苓白虎，必汗出而解。里气和则表气和也。湿渴饮水仍吐出，燥渴饮水不吐出。

黄元御： 参考白虎汤方解。

25. 伤寒，脉浮，发热无汗，其表不解，不可与白虎汤。渴欲饮水，无表证者，白虎加人参汤主之。（原文170）

彭子益： 有表热则里阳虚，故不可用白虎以败里阳，重申上章之义也。

黄元御： 脉浮，发热，无汗，是表未解也，此合用大青龙双解表里，不可与白虎汤但清其里。若渴欲饮水，而无表证者，是汗出而热退也。汗后阳泄，宜防知、膏伐阳，白虎而加人参，清金益气，生津化水，汗后解渴之神方也。（太阳三十九）

郑钦安： 发热无汗，本应解表，原非白虎所宜，至于大渴饮冷，阳明证具，则以人参白虎施之，的确不易法也。（太阳下二十二）

26. 病人身大热，反欲得近衣者，热在皮肤，寒在骨髓也；病人身大寒，反不欲近衣者，寒在皮肤，热在骨髓也。（原文11）

彭子益： 此诊断内热之一法，不可拘执。

黄元御： 申明上章（太阳2）寒热之义。

阴盛则内寒外热，内寒，故欲近衣。阳盛则内热外寒，内热，故不欲近衣。以其欲、不欲，而内外之寒热见焉，经所谓临病人问所便也。（《素问》语）

上章发热恶寒、无热恶寒者，言其外也。风伤卫者多内热，寒伤营者多外寒，恐人略内而详外，故发此章。（太阳3）

编者注：此条郑钦安未作注解。《素问阴阳应象大论》指出"阳胜则热，阴胜则寒。重寒则热，重热则寒"。阳盛，则表现为发热；阴胜则表现为恶寒。寒到极点，会出现热象；热到极点，会出现寒象。仲景根据《内经》理论，结合自己的临床实践，提出根据病人的喜恶，辨别寒热真假的方法，对于临床寒热真假的诊断具有十分重要的意义。

太阴脾脏病

太阴病提纲

27. 太阴之为病，腹满而吐，食不下，自利益甚，时腹自痛。若下之，必胸下结硬。（原文273）

彭子益： 凡称太阴病，皆太阴脾脏病，乃里病，非经病。少阴厥阴准此。此一章，论太阴病之提纲。阴脏病寒，本体原来阴寒故也。少阴厥阴准此。

黄元御： 太阴以湿土主令，故太阴脾脏不病则已，病则是湿。土之所以克水者，以其燥也，湿则反被水侮。少阴寒水之气传之于土，是以其脏有寒。湿者，太阴之主气，寒者，少阴之客气也。而太阴之病寒湿者，总因阳明之虚。脾为湿土，胃为燥土，阳明之阳盛，则湿为燥夺而化热，太阴之阴盛，则燥为湿夺而生寒。而阴阳虚实之权，在乎中气，中气旺则脾家实，太阴从化于阳明，中气衰则胃气逆，阳明从化于太阴。阳明下篇诸证，皆阳明入太阴之病也。

未入太阴，阴气外侵，犹俟渐夺，故太阴之病象颇多，半寓于阳明之内。已入太阴，阴邪内传，势不久驻，故太阴之病条甚少，全见于少厥之中。盖脾阳亏虚，则水侮而木贼，少厥之阴邪，勃起而内应，于是未去太阴，已传少、厥。自此少、厥告急，而太阴之病，俱附于少、厥之篇矣。

大凡少、厥之死病，皆由脾阳之颓败，少厥之生证，悉因脾阳之来复，太阴一脏，是存亡生死之关。仲景四逆之垂法，大黄、芍药之示戒，不可不详思而熟味也。

太阴湿土，气本上行，《素问》：脾气散精，上归于肺，是脏气之上行也，足之三阴，自足走胸，是经气之上行也。病则湿盛气滞，陷而不升，脾陷则胃逆而不降矣。盖燥为阳而湿为阴，阳本于天而亲上，阴本乎地而亲下，故阳明燥土，病则气逆，太阴湿土，病则气陷，自然之性也。

太阴提纲，腹满而吐，食不下者，太阴之累及阳明而气逆也，自利益甚，时腹痛者，太阴之伤于厥阴而气陷也。脾陷而不升，胃逆而不降，病见于上下，而根在乎中宫，以中宫枢轴之不运也。若下之，枢轴败折，陷者益陷而逆者益逆。逆之至，则胸下结硬，而不止于腹满，陷之极，不过于自利之益甚，无以加矣。故但言其逆而不言其陷，非省文也，无庸言也。

太阴，脾之经也。脾主升清，胃主降浊，清升浊降，腹中冲和，是以不满。脾病则清阳不升，脾病累胃，胃病则浊阴不降，中气凝滞，故腹满也。吐者，胃气之上逆，逆而不纳，故食不下也。利者，脾气之下陷，清阳不升，寒生于下，水谷不消，故自利益甚也。湿寒郁塞，木气不舒，侵克脾土，故时腹自痛也。若下之，土愈败而胃愈逆，甲木壅碍，不得下行，痞郁胃口，故胸下结硬。即病发于阴，而反下之，因作痞也。

程氏曰：太阴湿土，其脏有寒，则病自是寒，岂有传经为热之理！使阳入阴，能化阴为阳，则水入火，亦能变水为火，必无之事也。吐利痛满，纯是阴邪用事。下之阴邪入于阳位，究与结胸之邪高下稍异，彼因阳从上陷而阻留，此缘阴从下逆而不归，寒热大别。

三阴篇皆言脏病，非经病也。经病而不入于脏，伤寒不过六日，中风不过七日，无不汗解之理。三阴经病，总统于太阳一经，四日太阴，未可曰太阴之为病，亦不必痛满吐利，脏寒而用四逆，五日少阴，未可曰少阴之为病，亦不必厥冷吐利，水盛而用真武，六日厥阴，未可曰厥阴之为病，亦不必蛔厥吐利，风动而用乌梅，不拘何经，其在六日之内者，悉宜麻、桂发表，无异法也。至于自经而入脏，然后太阴有痛满吐利之证，而用四逆，少阴有厥冷吐利之证，而用真武，厥阴有蛔厥吐利之证，而用乌梅，以其一脏之为病如此，用药不得不如此也，而桂枝、麻黄之法，不可用矣。

昔人传经为热，直中为寒之说，固属庸妄之胡谈，程氏乃以脏病为经病，且谓伤寒不传经，亦悖谬不通。义详少阳传经中。（太阴一）

郑钦安：按腹满而吐，有因饮食停滞而吐者，有因邪热结聚上壅而吐者，有因寒邪闭结上逆而吐者，不可不辨。但邪之所聚，上逆则为吐，下迫则为泻，故有腹痛之征。理应相机施治，若误下之则正气大伤，必有结鞕之患，不可不慎也。（太阴一）

太阴病治则

28. 自利不渴者，属太阴，以其脏有寒也，宜服四逆辈。（原文277）

彭子益：不渴二字，为阴寒用热药之据。

黄元御：三阳之利，津亡里燥，多见渴证，自利而不渴者，此属太阴，以其脏有寒故也。是当温之，宜四逆辈也。（太阴六）

郑钦安：自利之人，每多口渴，以其气机下降，津液不得上潮。此则不渴，以太阴主湿，湿甚故自利，故不渴，称为脏寒，法固当温里，应大剂温中，而原文所主四逆辈。但四逆乃少阴之主方，而非太阴之主方，此中固属大有关键，而圆通之机，即四逆亦大可用也。学者亦不可泥于法，而为法所囿也。（太阴四）

方12 四逆汤方（太阴脾脏本病方）

甘草二两（炙）　干姜一两半　附子一枚（生用，去皮，破八片）

上三味，以水三升，煮取一升二合，去滓，分温再服。强人可大附子一枚，干姜三两。

【方解】黄元御：太阴病，自太阳传来，其脉浮者，表证未解，可以发汗，宜桂枝汤。方在太阳。若发热头痛，身体疼痛，是太阳表证未解，法宜桂枝。乃脉反见沉，便是太阴脏病，当温其里。宜四逆汤，甘草培土，干姜、附子，温中而缓下也。

凡下利清谷，则病已入里，不可发汗，汗之阳亡土败，湿旺木郁，必生胀满也。下利胀满，有里证者，不可发表，身体疼痛，有表证者，亦当温里。非表病可以不解也，若身体疼痛，而下利胀满，表里皆病，当先温其里，后攻其表，温里宜四逆汤，攻表宜桂枝汤也。

阳明泄利，津液失亡，多病燥渴，若自利而不渴者，则属太阴脏病，以其脏有寒故也。法当温之，宜四逆辈。水泛土湿，少阴之寒，传于太阴，故脾脏有寒也

彭子益：此太阴脾脏之本气病也。太阴脾脏土气湿寒之人，表气的荣卫分离，里气的脾脏即郁而现本气之病。干姜炙草温补中气，温寒除湿以复土气之升降，附子温水回阳，以培土气之根。凡用四逆汤皆阴寒阳亡之病也。

少阴肾脏病

少阴病之提纲

29. 少阴之为病，脉微细，但欲寐也。（原文 281）

彭子益：少阴肾脏，水火二气，阴脏病寒，则寒水灭火。寒而无火，故但欲寐而不能寐。无火故脉来微细也。

黄元御：少阴以癸水而化气于君火，无病之时，丁火下降而交水，癸水上升而交火，水火互根，阴阳交济，二气合为一气，故火不上热而水不下寒。及其一病，丁火上炎而为热，癸水下润而为寒，遂成冰炭矣。

少阴病，但见其下寒而不显其上热者，以水能胜火而火不胜水，病则水胜而火负，一定之理也。水之所以不胜火者，全赖乎土，水虽有胜火之权，而中州之土，堤其阴邪，则寒水不至泛滥，而君火不至渐亡。

盖土旺则水邪不作，少阴不病也。中气一败，堤防崩溃，寒水无制，侵凌君火，上之则飞灰不燃，下之则坚冰不解。虽有四逆、真武之法，第恐阳神已去，阴魄徒存，挽之末路，桑榆难追。故少阴之死证，总因土气之败也。

其恶寒蜷卧者，少阴之本病。其厥逆吐利者，水土之合病。以水邪侮土，脾胃虚寒，不能温养四肢，则手足逆冷，胃寒而气逆则吐，脾寒而气陷则利。脾胃之寒，肾气之所移也，仲景于少阴之病，而曰少阴负趺阳者，为顺也，少阴之窍妙，具此一语，无余蕴矣。

少阴虽从君火化气，病则还其本原，寒水司权，有阴无阳。寒主蛰藏，藏气当令，而无微阳以鼓之，是以脉微细而善寐。阳明之病，脉实大而不得卧者，少阴之负趺阳也，少阴之病，脉微细而但欲寐者，肤阳之负少阴也。盖土旺则不眠，水旺则善寐，自然之性如此。少阴提纲揭此一语，而少阴之性情体状传真如画，则夫扶趺阳而泻少阴，自为第一要义。于此而稍事滋润，将使之千古不寤矣。少阴醒梦之关，不可不急讲也。

少阴，肾之经也。阴盛于水，独阴无阳，故脉微细。阳动而阴静，静则善眠，故曰欲寐。《脉法》浮为在表，沉为在里，数为在腑，迟为在脏，少阴尺脉微细，必兼沉也。（少阴一）

郑钦安：按此乃少阴提纲也。脉微细者，阳不足而阴有余也。阳主开故寤，阴主阖故寐。寤则从阳，寐则从阴，故知邪入少阴也。（少阴上一）

论少阴病之外证

30. 少阴病，得之一二日，口中和，其背恶寒者，当灸之，附子汤主之。（原文304）

彭子益：腑阳病热口中苦，脏阴病寒口中和。"和"字乃不苦之意。肾主骨，肾寒故背寒。

黄元御：一二日中，背恶寒者，督脉之阳衰，太阳寒水之旺。当灸之以温外寒，附子汤以温内寒也。后章口燥咽干者，急下之，此曰口中和，则纯是湿寒，而非燥热，互观自明。（少阴七）

郑钦安：背恶寒，口中和，证似太阳，而非少阴，何也？太阳行身之背，恶寒乃太阳提纲，此以为少阴者，太阳底面即是少阴，少阴寒甚，溢于太阳地面，故恶寒而见于背，是亦里病及表之验也，故灸之，主以附子汤，皆是助阳祛阴之意也。（少阴上三）

方13　附子汤方（少阴肾脏本病方）

附子二枚（炮，去皮，破八片）　茯苓三两　人参二两　白术四两　芍药三两上五味，以水八升，煮取三升，去滓，温服一升，日三服。

【方解】**黄元御：**少阴病，脉微细沉数，此里气之实，不可发汗。凡一见脉沉，当急温之，宜四逆汤也。方在太阴。

若脉既沉矣，再兼身体疼，骨节痛，手足寒冷者，是水胜而土负，宜附子汤，参、甘，补中而培土，苓、附，泻湿而温寒，芍药清风木而敛相火也。若病得二三日，口中清和，无土胜水负口燥咽干之证，而其背恶寒者，是寒水之旺，以太阳、少阴，同行脊背，亦宜附子汤，补火土而泻水也。

少阴以癸水而化君火，病则不化君火而化寒水，火盛则生土而克水，水盛则灭火而侮土。阳明病者，燥土克水，宜用承气，太阴病者，寒水侮土，宜用真武，以水之流湿，其性然也。故少阴负而阳明胜，则为顺，少阴胜而太阴负，则为逆。土旺于四季，少阴之手足逆冷者，水胜土负，脾胃寒湿，不能行气于四肢也。

彭子益：此少阴肾脏之本气病也。少阴肾脏病则水寒灭火，火灭土败，阳气微少。尺脉微细，但欲寐而不能寐，背微恶寒，骨痛脉沉，皆阳气微少，阴寒之象。水寒土败，则木枯克土。平日肾脏虚寒，阳气不足之人，表气的荣卫分离，里气的肾脏即郁，而现本气之病。附子回阳补火，白术茯苓补土，人参补中气，芍药安风木，解骨痛。附子最动木气。

31. 少阴病，身体疼，手足寒，骨节痛，脉沉者，附子汤主之。（原文305）

彭子益：少阴脏病，则阴盛阳衰，水寒灭火，故主附子。

黄元御：少阴水旺，阴凝气滞，故骨节疼痛。土败水侮，四肢失温，故手足寒冷。水寒木陷，生气欲绝，故脉沉细。附子汤，附子温癸水之寒，芍药清乙木之风，参、术、茯苓，培土而泻水也。（少阴六）

郑钦安：按脉沉者，邪在里也，其人身体骨节寒痛，是脉与病合也，主以附子汤，亦温经祛寒之意也。（少阴上十一）

厥阴肝脏病

厥阴病提纲

32. 厥阴之为病，消渴，气上撞心，心中疼热，饥而不欲食，食则吐蛔，下之利不止。（原文326）

彭子益：厥阴阴脏，本体阴寒，阴寒盛于下，故虚热现于上耳。

黄元御：厥阴以风木主令，苔于癸水，而孕丁火，协子气则上热，秉母气则下寒。子胜则热，母胜则厥，热为人关，厥为鬼门。胜负往来之间，中气存亡，于此攸判。热胜则火旺而土生，厥胜则水旺而土死，人鬼之分，由是定矣。

然土之所恃者，火也，土虚则君火不能胜水，土之所克者，水也，火衰而寒水遂得侮土。少阴之病，跌阳操其胜势，而多负于寒水，厥阴之病，跌阳处其败地，而水木合邪，凌侮弱土，焉有不负之理乎。是以厥逆吐利之条，较之少阴更甚，是皆跌阳之败也。

其利多于吐者，缘五行之相克，各从其类。胆胃皆阳也，阳主下降，以胆木而克胃土，气逆而不降，故少阳、阳明之病，则呕多而利少，肝脾皆阴也，阴主上升，以肝木而克脾土，气陷而不升，故厥阴、太阴之病，则呕少而利多。土主受盛，而木主疏泄，胃本不呕，有胆木以克之，则上呕，脾本不利，有肝木以泻之，则下利，呕利者，虽脾胃之病，而实肝胆之邪也。

顾厥阴阴极之脏，阴极则阳生，挟母气之寒以贼土者，厥阴也，孕子气之热以生土者，亦厥阴也。水木侵凌，土崩阳败，忽而一线荧光，温存中气，中气一苏，煦濡长养，渐而阳和四布，上下升沉，手足温生，呕利皆止。出寒谷而登春台，亦厥阴之功也。厥阴之于跌阳，或为罪魁，或为功首，以其阴阳胜负之无常也。《素问·本病论》：治五脏者，半死半生也，其厥阴之谓与！

厥阴脏气，自下上行，病则怒气郁升，心受其害，于是冲心疼热之证作，胃被其贼，于是吐蛔不食之病生。升令不遂，风木遏陷，于是脾蒙其虐，而泄利不止。其消渴疼热者，上热也，是阳复发热之根，下利不止者，下寒也，是阴盛发厥之本。只此数证，而厥阴之病皆备矣。

厥阴、少阳之经，同布于胁肋，少阳之病在经，故有胸胁之证，厥阴之病在脏，故有吐利之邪。吐为胃病，设吐之则胃气更伤，当吐逆而莫禁，利为脾病，故下之则脾气更败，乃洞泄而不止也。

厥阴，肝之经也。厥阴之经，以风木而孕君火，肝藏血，心藏液，病则风动火郁，血液伤耗，而合邪刑金，肺津枯燥，于是消渴生焉。肝心子母之脏，气本相通，病则木气不舒，郁勃冲击，故气上冲心，心中疼热也。木郁克土，脾陷则胃逆，故饥而不欲食也。庚桑子：木郁则为蠹，蛔者，木气所化，木盛土虚，胃中寒冷，不能安蛔，食不下消，胃气愈逆，是以吐蛔。下伤脾气，土陷木遏，郁而生风，疏泄不藏，故下利不止。（厥阴一）

郑钦安：此乃厥阴寒热错杂之候也。消渴者，热伤津液也；撞心者，热邪上干也；饥不欲食，食则吐蛔者，里有寒也，吐蛔者，寒甚，则虫不安而外出也；下之利不止者，既属虚寒，何得以降之、利之乎？明是教人不可妄下也。（厥阴上一）

引脏厥以证蛔厥

33. 伤寒，脉微而厥，至七八日肤冷，其人躁无暂安时者，此为脏厥，非为蛔厥也。蛔厥者，其人当吐蛔，今病者静，而复时烦者，此为脏寒，蛔上入其膈，故烦，须臾复止，得食而呕，又烦者，蛔闻食臭出，其人当自吐蛔。蛔厥者，乌梅丸主之。又主久痢。（原文338）

彭子益：蛔乃木气中之阳气所成，厥阴本体，阳微而动。与太阴少阴不同处，引脏厥以证蛔厥。

黄元御：伤寒，脉微而见厥逆，七八日，皮肤寒冷，其人躁扰，无暂安时者，此为脏厥。脏厥者，脏寒发厥，阳根欲脱，故生躁乱，非为蛔厥也。蛔厥者，内有蛔虫而厥，其人必当吐蛔。蛔虫在内，令病者有时静，而复有时烦也。所以然者，此因脏寒不能安蛔，蛔虫避寒就温，上入其膈，故烦。蛔虫得温而安，须臾复止。及其得食，胃寒不能消纳，气逆作呕，冲动蛔虫，蛔虫扰乱不安，是以又烦。蛔闻食气而上，随胃气之呕逆而出，故其人当自吐蛔。吐蛔而发厥，是为蛔厥。乌梅丸，乌梅、姜、辛，杀蛔止呕而降气冲，人参、桂、归，补中疏木而润风燥，椒、附，暖水而温下寒，连、柏，泻火而清上热也。（厥阴二）

郑钦安：按既称脉微而厥，胃冷为之脏寒，即按脏寒法治之，何必另为咨议？又曰蛔厥，蛔乃厥阴风木所化，胃冷虫必不安，胃热虫亦不安，胃不得食，虫亦不安，如此推求，便得治虫之法也。条内并未有热象足征，不得谓之寒热错杂。其主久痢，是亦寒泄之谓，乌梅丸，皆非正论。（厥阴上十一）

方14　附子汤方（厥阴肝脏本病方）

乌梅三百枚　细辛六两　干姜十两　黄连十六两　附子六两（炮，去皮）当归四两　蜀椒四两（出汗）　桂枝六两（去皮）　人参六两　黄柏六两

上十味，异捣筛，合治之，以苦酒渍乌梅一宿，去核，蒸之五斗米下，饭熟捣成泥，和药令相得；内臼中，与蜜杵二千下，丸如梧桐子大。先食饮服十丸，日三服，稍加至二十丸。禁生冷、滑物、臭食等。

【方解】黄元御：厥阴风木，生于肾水，而苔君火。水阴而火阳，阴胜则下寒，阳胜则上热。风动火郁，津液消亡，则生消渴。木性生发，水寒土湿，生意抑遏，郁怒冲击，则心中疼痛。木贼土败，脾陷则胃逆，故饥不欲食。食下胀满不消，胃气愈逆，是以吐蛔。下之阳亡脾败，乙木陷泄，则下利不止也。

厥阴阴盛之极，则手足厥逆。厥而吐蛔，是谓蛔厥。伤寒脉缓而厥，至七八日，皮肤寒冷，其人躁扰无暂安之时者，此为脏厥，非蛔厥也。蛔厥者，其人当吐蛔虫。今病者有时安静，有时烦乱，此为脏寒，不能安蛔，蛔虫避寒就温，上入胸

膈，故生烦乱。蛔虫得温而安，须臾烦止。及其得食，胃寒不消，气逆作呕；冲动蛔虫，蛔虫不安，是以又烦，顷则随吐而出，故当自吐蛔。蛔厥者，宜乌梅丸，乌梅、桂枝，敛肝而疏木，干姜、细辛，温胃而降逆，人参补中而培土，当归滋木而清风，椒、附，暖其寒水，连、柏，泻其相火也。

彭子益：此厥阴肝脏之本气病也。肝脏病则下寒上热，中虚风动。上热者，因下寒木失温养，化风上冲，风冲化热，热伤津液，故消渴心中热痛而饥。下寒蛔不能居，寻胃间热处而上，故病吐蛔。蛔动即是阳动，故烦。人身火在水下，上清下温则治。火出水外，上热下寒则病。上热下寒，中土必败。木气化风，木气必伤。乌梅补木气，生津液，敛风气，附子蜀椒温下寒，黄连黄柏清上热，干姜人参温补中气，桂枝当归温养木气。而达肝阳，细辛温降冲气也。

论下利属木气之下陷

34. 伤寒四五日，腹中痛，若转气下趋少腹者，此欲自利也。（原文358）

彭子益：转气下趋少腹，肝木下陷，木气疏泄，故利。

黄元御：四五日，将传厥阴，土湿木遏，肝气不达。侵克脾土，故腹中作痛。若雷鸣气转，下趋少腹者，此湿寒下旺，肝脾俱陷，风木贼土，疏泄失藏，故欲自利也。（厥阴二十）

郑钦安：按少阴腹痛者，寒也。其气下趋为欲自利，此刻尚未下也，急宜温之，庶可无害。（厥阴中八）

厥阴本体病之危险各证

35. 下利清谷，里寒外热，汗出而厥者，通脉四逆汤主之。（原文370）

彭子益：外热汗出，阳气外散，下利见之，故用大温。厥有阴证之厥、阳证之厥，以其他外证阴阳分之。

黄元御：下利清谷，里寒外热，手足厥逆，脉微欲绝，身反不恶寒，其人面赤色，是少阴通脉四逆证，缘其阳弱而气郁也。少阴阴盛阳微，故面见赤色，阳郁皮腠，而不得出汗。厥阴阴极阳生，内苔火气，故热盛而汗出。虽见汗出，而阳气犹郁。以其脏气寒凝，故其经络郁遏不畅，亦宜通脉四逆也。（厥阴二十四）

郑钦安：下利清谷，里寒外热，汗出而厥，此阴盛逼阳于外之候，主以通脉四逆，诚不易之法也。（厥阴中十一）

方15　通脉四逆汤方

甘草二两（炙）　附子大者一枚（生用，去皮，破八片）　干姜三两（强人可四两）

上三味，以水三升，煮取一升二合，去滓，分温再服。其脉即出者愈。面色赤者，加葱九茎；腹中痛者，去葱，加芍药二两；呕者，加生姜二两；咽痛者，去芍药，加桔梗一两；利止、脉不出者，去桔梗，加人参二两。病皆与方相应者，乃服之。

【方解】黄元御：姜、甘温中补土，附子暖水回阳。服之其脉即出者，寒湿内消，经阳外达，其病必愈也。

彭子益：下利汗出，四肢厥冷，阳将亡也。其脉必微而欲绝，中寒之至。用四逆汤以回阳，重加干姜大温中气。此方名通脉者，脉生于中气也。曰外热者，汗出而阳亡于外也。此方即四逆汤加重干姜分两。凡阴寒脉微欲绝，皆宜用之。

36. 大汗出，热不去，内拘急，四肢疼，又下利厥逆而恶寒者，四逆汤主之。（原文353）

彭子益：凡用四逆汤，皆阴寒阳微之险证也。

黄元御：伤寒，表寒闭其内热，大汗既出，热应解矣，若大汗出而热不去，此阳亡而不归也。里阴盛则内拘急，表阳虚则四肢疼，又下利厥逆而恶寒者，火土双败，宜主四逆。（厥阴二十三）

郑钦安：汗出热不去，非外感之热也，乃元阳外出之热也。汗过甚，血液亏，不能营养筋脉，故内拘急，而四肢疼，况又下利而厥，此刻阳虚已

极，大有欲脱之机，非大剂四逆，何能挽回？（厥阴中一）

37．大汗，若大下利而厥冷者，四逆汤主之。（原文354）

彭子益：此阳气将脱之象也。

黄元御：大汗大下，败其中气，下利而厥冷者，阳亡火败，宜四逆双补火土，以回阳气。（厥阴二十二）

郑钦安：按大汗、大下利而厥冷，皆阴阳两脱之候，理应大剂四逆回阳，千古定论。（厥阴中二）

论厥阴轻证

38．手足厥寒，脉细欲绝者，当归四逆汤主之。若其人内有久寒者，宜当归四逆加吴茱萸生姜汤主之。（原文351、352）

彭子益：血虚而寒故肢厥脉细，较前数证为顺也。

黄元御：肝司营血，流经络而注肢节，厥阴之温气亏败，营血寒涩，不能暖肢节而充经络，故手足厥寒，脉细欲绝。当归四逆汤，甘草、大枣，补脾精以荣肝，当归、芍药，养营血而复脉，桂、辛、通草，温行经络之寒涩也。若其人内有陈久积寒者，则厥逆脉细之原，不在经络而在脏腑，当归四逆加吴茱萸生姜汤，吴茱萸、生姜，温寒凝而行阴滞也。（厥阴十五）

郑钦安：四肢厥而脉细微欲绝，阴盛阳虚之明验也。此际正宜大剂回阳，兹以当归四逆汤主之，决非确论，余不敢从。（厥阴上二十一）

方16　当归四逆汤方

当归三两　桂枝三两（去皮）　芍药三两　细辛三两　甘草二两（炙）　通草二两　大枣二十五枚（擘，一法十二枚）

上七味，以水八升。煮取三升，去滓，温服一升，日三服。

方17　当归四逆加吴茱萸生姜汤方

当归三两　芍药三两　甘草二两（炙）　通草二两　大枣二十五枚（擘）

桂枝三两（去皮）　细辛　三两　生姜半斤（切）　吴茱萸二升

上九味，以水六升、清酒六升和，煮取五升，去滓，温分五服（一方，水酒各四升）。

【方解】黄元御： 伤寒脉促，手足厥逆者，血寒经郁，宜灸之，以通经而暖血也。若手足厥冷而脉细欲绝者，营血寒涩而经络凝滞也。宜当归四逆汤，甘草、大枣，补其脾精，当归、芍药，滋其营血，桂、辛、通草，行其经络也。若其人内有久寒者，则病不止于经络，而根实由于脏腑，宜当归四逆加吴茱萸生姜汤，温凝寒而行滞气也。

若手足厥冷，心下烦满，饥不能食，而脉乍紧者，此败浊结在胸中。以阳衰土湿，胃气上逆，肺津堙郁，而化痰涎。浊气壅塞，上脘不开，故心下烦满，饥不能食。当吐其败浊，宜瓜蒂散也。

若手足厥冷，胸膈不结，而少腹胀满，按之疼痛者，此积冷之邪，结在膀胱关元也。

若伤寒五六日，上不结胸，而下亦腹濡，此内无冷结，乃脉虚而复厥逆者。此经血亡失，温气消灭，下之温气无余，则人死矣。

彭子益： 不下利，不汗出，仅四肢厥冷脉细，无内寒阳亡的关系，只是血脉不充，木气不润，中虚而经气不达耳。当归桂枝芍药温血调木，炙草大枣补中，细辛通草通经也。若手足厥冷，脉细欲绝，而平日旧有久寒者，于当归四逆汤加吴茱萸生姜以温内寒也。

阳明胃腑病

阳明胃腑病提纲

39. 阳明之为病，胃家实也。（原文180）

彭子益： 一部《伤寒论》，惟阳明胃腑有可下实证。

黄元御： 阳明以戊土而化气于燥金，阳明者胃之经，胃者阳明之腑。阳明病，有经、有腑，经主传输而腑主受盛。病在太阳之经，若胃阳非旺，则二日阳明，三日少阳，六日经尽汗解，不入阳明之腑。此总统于太阳一经，不论二三四日，俱系桂枝、麻黄之证。虽二日阳明之时，亦不得谓之阳明病，以其明日则传少阳，后日则传太阴，非阳明中土，无所复传之证也。若胃阳素盛，经邪内传，此方谓之阳明病。盖正阳当令，则太少无权，而三阴退避，自此而永留胃腑，终始不迁，所谓阳明中土，无所复传也。

方其腑热未实，经病不罢，是为葛根汤证。及其胃热郁蒸，汗出表解，潮热痛满，但用承气攻下，别无余事。使非下早里虚，万无意外之变，感病之百不一失，甚可庆慰者也。

然而物忌盛满，亢则害生，于此迁延失下，久而阴为阳并，精液消亡，土焦水涸，亦归于死。仲景所以示早攻之戒，而又垂急下之条，早攻则阳去而入阴，缓下则阴尽而阳亢，迟速均失也。是故承气之法，妙在缓急恰宜之交，使夫病去而人存，是在良工焉。

胃为燥土，燥则生热，病在三阳，不论何经之感，郁其内热，胃病即作，以胃家之阳实也。顾阴易盛而阳易亏，故胃有实热而非无虚冷。实热则阳神用事，并阴而归阳，虚冷则阴邪司权，出阳而入阴，非一致也。然名为阳明，以其两阳合明而盛极也，居阳实之名而有阳虚之实，则阳明不成为阳明，徒负虚声矣。是以胃家之实，可曰阳明之为病，至于胃中之虚，是名为阳明而实为太阴，尚可曰阳明之为病乎？仲景于阳明之为病，冷热虚实，两立而俱存之。而提纲则曰胃家实也，其崇阳黜阴之意，具见于文字之外矣。

胃者，阳明之腑，阳明之为病，全缘胃家之阳实。阳实则病至阳明，腑热郁发，病邪归胃，而不复他传，非他经之不病也。三阳之阳，莫盛于阳明，阳明之邪独旺，不得属之他经也。胃家之实，而病归胃腑，终始不迁，故曰阳明之为病。若胃阳非实，则今日在阳明之经，明日已传少阳之经，后日已传太阴之经，未可专名一经，曰阳明之为病也。（阳明一）

郑钦安：阳明乃多气多血之府，邪至阳明燥地，与胃合成一家，其邪易实，故病见邪盛者极多，故曰胃家实。（阳明中一）

论阳明胃腑病成之渐

40. 伤寒三日，阳明脉大。（原文186）

彭子益： 大者，实大也。大脉有虚实之分。三日详传经篇。

黄元御： 伤寒一日太阳，二日阳明，三日少阳。阳明之脉大，少阳之脉弦细，若三日正传少阳之时，不见少阳弦细之脉，而见阳明之大脉，知其传于阳明之腑矣。（阳明二）

郑钦安： 一日太阳，二日阳明，三日少阳，乃传经之次第。今三日而见脉大，可知其邪未传少阳，而仍在阳明也，何以知之，浮为太阳，大为阳明，弦为少阳故也。（阳明中二）

41. 太阳病三日，发汗不解，蒸蒸发热者，属胃也，调胃承气汤主之。（原文248）

彭子益： 证仅蒸蒸发热，乃胃家实之渐也。

黄元御： 太阳病，二日阳明，三日少阳，此但传经络而不入脏腑，发汗则解矣。乃当三日少阳之期，发汗不解，而反蒸蒸发热者，此不在经而在胃也。宜早以调胃承气调之，免后此之用大承气。此大承气之初证也。（阳明二十）

郑钦安： 三日乃少阳主气之期。今太阳发汗而不解，是邪入阳明，而未传经也。观其蒸蒸发热者，阳明内热之征，可以无疑矣。故以调胃承气汤治之，其病自愈。（阳明中五）

三承气汤方

方18　调胃承气汤方

大黄四两（去皮，清酒洗）　甘草二两（炙）　芒硝半升

上三味，以水三升，煮取一升，去滓，内芒硝，更上火微煮令沸，少少温服之。

方19 小承气汤方

大黄四两（酒洗）　厚朴二两（炙，去皮）　枳实三枚（大者，炙）

上三味，以水四升，煮取一升二合，去滓，分温二服。初服当更衣，不尔者尽饮之，若更衣者勿服之。

方20 大承气汤方

大黄四两（酒洗）　厚朴半斤（炙，去皮）　枳实五枚（炙）　芒硝三合

上四味，以水一斗，先煮二物，取五升，去滓；内大黄，更煮取二升，去滓。内芒硝，更上微火一两沸，分温再服。得下，余勿服。

【方解】黄元御： 阳明病，自经传腑之始，发表宜彻，汗出不彻，则经热郁蒸，自表传里。阳气怫郁，不得汗泄，身热面赤，烦躁短气，疼痛不知处所，乍在腹中，乍在四肢，此必入胃腑。若以表药发之，汗出热退，犹可不成腑证，迟则传腑而成承气汤证，较之在经，顺逆攸分矣。缘其里阳素盛，而皮毛不开，经热莫泄，则腑热续发。表里感应，自然之理也。

究其由来，或失于发表，或发表而汗出不彻，或发汗利水，津亡土燥，皆能致此。其自太阳来者，寒水之衰也，谓之太阳阳明。自少阳来者，相火之旺也，谓之少阳阳明。自阳明本经来者，谓之正阳阳明，全缘燥金之盛也。

其始腑热未盛，犹见恶寒，及其腑热已盛，则恶寒自罢。内热蒸发，汗出表退，风寒悉去，全是一团燥火内燔。俟其手足汗流，脐腹满痛，日晡潮热，烦躁谵语，喘满不卧，则大便已硬，当服下药。轻者用调胃承气汤，早和胃气，不令燥结，其次用小承气汤，重者用大承气汤，下其结粪，以泻胃热也。

彭子益： 恶寒发热之荣卫表病，已经三日，已经发汗，却汗发不透彻，而发热更加，蒸蒸然手足出汗，脉现实大之象。此平日胃热阳实之人，荣卫的表病不解，脏腑的里气偏郁，腑热自现本气之病。若由蒸蒸发热，肠胃津液灼干，肠胃有了燥屎，便成潮热谵语、腹满痛拒按之大承气汤下证。如成下证，则病重矣。必须于胃热未曾全实，但蒸蒸汗出发热之时，用调胃承气汤。大黄芒硝平胃热，炙草养中气也。曰调胃者，调和胃气，不取攻下，使热退不成下证也。

如当调胃承气汤证时，不予调胃清热，则胃热愈实，便成燥屎、腹痛拒按、潮

热谵语等等之大承气汤证。当用大承气汤之攻下燥屎法。大黄芒硝攻下热实，枳实厚朴开通滞气也。大黄性寒芒硝性热，枳实性寒厚朴性热，寒热混合，则成圆的运动。以圆运动的原则为下法，此大承气汤之微旨。

如应用大承气汤攻燥屎，但不知屎已燥否，可用小承气汤试探。已有燥屎，服汤后必放屁。如不放屁，是无燥屎。无有可攻之物，则不可用大承气汤。小承气汤即大承气汤去芒硝之滑泻，减轻厚朴之辛通也。

论阳明胃腑下证之实据

42. 二阳并病，太阳证罢，但发潮热，反不能食者，胃中必有燥屎五六枚也，宜大承气汤下之。若能食者，但硬耳。（原文220、215后段）

彭子益： 燥屎乃胃家实之物，故下燥屎，病乃能愈。荣卫与阳明胃腑都病称二阳并病。但硬言不燥也。

黄元御： 燥屎结塞，浊气上冲，则不能食（阳明三十六）。

郑钦安： 此条指太阳传至阳明，而寒邪已化为热，所见潮热、谵语、大便艰、汗出，全是阳明，故称太阳证罢，下之可愈，便是用药的法窍处也。（伤寒并病二）

编者注：词条与原文有所不符，须考证。

43. 病人不大便五六日，绕脐痛，烦躁，发作有时者。此有燥屎，故使不大便也。（原文239）

彭子益： 胃中食物，被燥气炼干，故称燥屎。

黄元御： 胃气郁遏，无下泄之窍，故绕脐作痛。（阳明三十八）

郑钦安： 大便五六日不便，绕脐而痛，非有热结，必系燥屎阻滞气机，不得流通畅，故有此等病形也。（阳明中九）

44. 大下后，六七日不大便，烦不解，腹满痛者，此有燥屎

也。所以然者，本有宿食故也，宜大承气汤。（原文241）

彭子益：宿食为燥气炼干成燥屎。

黄元御：本有宿食未消，被胃火炼成燥屎，阻碍肠胃之窍。胃气以下行为顺，下窍不通，胃气壅遏，不得降泄，逆为上行，故生烦躁而满痛也。（阳明三十九）

郑钦安：既经下后，应当通畅，复见六七日不大便，反烦不解，腹满，定是下时而邪未泄尽，复又闭塞耳。果系泄尽，又云有复闭塞之理乎？此条称有屎宿积，亦是正论。（阳明中十）

45. 病人小便不利，大便乍难乍易，时有微热，喘冒不得卧者，有燥屎也，宜大承气汤。（原文242）

彭子益：小便不利，喘气不卧，皆是燥热伤津。阳明下证，需小便利，燥热伤津，故不利也。

黄元御：土燥水枯，则小便不利。气有通塞，则大便乍难乍易。胃热内燔，则肌表时有微热。胃气郁遏，则喘阻昏冒，不得寝卧。此有燥屎堵塞之故也。《素问·腹中论》：不得卧而息有音者，是阳明之逆也。足三阳者下行，今逆而上行，故息有音也。阳明者，胃脉也，胃者，六腑之海，其脉亦下行，阳明逆，不得从其道，故不得卧也。（阳明三十七）

郑钦安：此条总缘燥矢不行，隔塞于中，而各经气机不得舒畅，气阻于前阴，则小便不利，气阻于胆，则夜不能眠，气逆于肺，则喘证生，气阻于卫，则微热作，大便之乍难乍易者，皆气机之时开时阖所致也。急以大承气汤治之，去其燥矢，燥矢一去，气机立通，则诸证自释矣。（阳明中十一）

慎重用下法之依据

46. 阳明病，潮热，大便微硬者，可与大承气汤，不硬者，不可与之。若不大便六七日，恐有燥屎，欲知之法，少与小承气汤，汤入腹中，转矢气者，此有燥屎，乃可攻之。若不转矢气者，此但初头硬，后必溏，不可攻之，攻之必胀满不能食也。欲饮水者，与水则哕，其后发热者，必大便复硬而少也，以小承气汤和之。不转矢气者，慎不可攻也。（原文209）

彭子益：必兼潮热之便硬，乃可用大承气汤下之。矢，古屁字，转矢气者，放屁也。

黄元御：燥屎阻碍，滞气之郁遏者多，小承气泻其壅滞，隧道略通，故转矢秽气，此当以大承气攻之。若不转矢气，则胃无燥屎，攻之败其中气，必胀满不能食也。与水则哕，亦不能饮，虽其后阳回发热，大便坚矣，而粪必少也。以其不能食，故亦止可以小承气汤和之，不可攻也。（阳明二十九）

郑钦安：硬与不硬，指邪热之轻重，而定可攻与不可攻之意也。转矢气与不转矢气，乃决有燥屎无燥屎之真伪也。若攻之胀满不食，法宜温中，又非承气可了也。（阳明中十二）

太阳膀胱腑病

47. 太阳病不解，热结膀胱，其人如狂，血自下，下者愈。其外不解者，尚未可攻，当先解其外。外解已，但少腹急结者，乃可攻之，宜桃核承气汤。（原文106）

彭子益：膀胱阳腑，阳腑病热，血下热去，所以自愈。太阳病，荣卫病也。热结膀胱，太阳阳腑自病也。

黄元御：太阳病，表证不解，经热内蒸，而结于膀胱。膀胱者，太阳之腑，水腑不清，膀胱素有湿热，一因表郁，腑热内发，故表热随经而深结也。热结则其人如狂，缘膀胱热结，必入血室，血者心所生，苔君火而孕阳神，血热则心神扰乱，是以狂作也。若使瘀血自下，则热随血泄，不治而愈。不下，则宜攻之。如其外证不解者，尚未可攻，攻之恐表阳内陷，当先解外证。外证已除，但余小腹急结者，乃可攻之，宜桃核承气汤，桂枝、桃仁通经而破血，大黄、芒硝下瘀而泻湿，甘草保其中气也。（太阳四十四）

郑钦安：太阳蓄血，其人如狂，理应化气从小便以逐瘀，此既已趋大肠，血自下，故断其必自愈。但外邪未解者不可攻，恐攻而邪下陷也。外邪既已解，而独见少腹急结者，是瘀尚未尽也，故可以逐瘀攻下之法施之，方不致误。鄙意以桃仁承气汤乃阳明下血之方，而用之于太阳，似非正法，理当分别处究，血从大便则宜，血从小便则谬，学者宜细心求之，庶不误人。（太阳上三十八）

方21 桃核承气汤方

桃仁五十个（去皮尖）　大黄四两　桂枝二两（去皮）　甘草二两（炙）
芒硝二两

上五味，以水七升，煮取二升半，去滓，内芒硝，更上火微沸，下火，先食温服五合，日三服，当微利。

【方解】黄元御：太阳表寒不解，经热内传，结于膀胱。膀胱者，太阳之腑，经腑合邪，热结血分，则其人如狂，以心主血而藏神，血热则神乱也。其结血自下者愈，结血不下，必须攻之。若经证未解，不可攻也，攻之恐卫气内陷，当先解其表，表解后，但觉少腹急结者，乃可攻之。宜桃核承气汤，破其结血。

彭子益：十二脏腑之经，公共组织行于躯体，称曰荣卫。荣卫脏腑，虽有表里之分，仍一整个。荣卫为脏腑之表，脏腑为荣卫之里也。故荣卫之气不和，脏腑之气即郁，三阴脏病之干姜附子证，与阳明腑病之大黄枳实证，皆表气不和，里气偏郁之病。膀胱腑病亦然。表病不解，膀胱阳腑气郁而病热，其人如狂。如自己下血，热随血去，病即自愈。如不下血，少腹有血，急结作痛，当用大黄芒硝攻其热，桃仁攻其血，桂枝以和表，炙草以补中气。先解表乃可用此方。

48. 太阳病，身黄，脉沉结，少腹硬，小便不利者，为无血也。小便自利，其人如狂者，血证谛也，抵当汤主之。（原文125）

彭子益：荣卫病时而脉沉、发狂、少腹硬，膀胱热也。

黄元御：身黄，脉沉结，少腹硬，是皆血瘀之脉证。血司于肝，血结木郁，贼伤己土，则发黄色，缘木主五色，入土为黄故也。然使小便不利，则三者乃膀胱湿热之瘀，是茵陈五苓证，非血证也，小便自利，其人如狂，血证已谛，故宜抵当。（太阳四十六）

郑钦安：此条只以小便之利与不利，判血之有无也。其人少腹满而小便不利者，是蓄尿而非蓄血也；若少腹满而小便利，其人如狂者，蓄血之验也。苟其人不狂，小便利而腹满，别无所苦，则又当以寒结热结下焦处之，分别施治，庶可言活人也。（太阳上四十）

49. 伤寒有热，少腹满，应小便不利，今反利者，为有血也，当下之，不可余药，宜抵当丸。（原文126）

彭子益：热不实，小便不利，必热实，小便乃利。

黄元御：身有热而少腹满，多是木郁阳陷，疏泄不行，应当小便不利，今反利者，是有血瘀，当下。然满而未硬，下不必急，减抵当之分两，变汤为丸，缓攻可也。（太阳四十七）

郑钦安：据喻嘉言先生云：伤寒蓄血，较中风蓄血，更为凝滞，故变汤为丸，而连渣服之，所以求功于必胜也。（太阳中五十二）

方22　抵当汤方

水蛭（熬）　虻虫各三十个（去翅足，熬）　桃仁二十个（去皮尖）　大黄三两（酒洗）

上四味，以水五升，煮取三升，去滓，温服一升。不下，更服。

方23　抵当丸方

水蛭二十个（熬）　虻虫二十个（去翅足，熬）　桃仁二十五个（去皮尖）大黄三两

上四味，捣分四丸，以水一升煮一丸，取七合服之。日卒时当下血，若不下

者，更服。

【方解】黄元御：如日久病重，身黄而脉沉结，其人发狂者，此热在下焦，少腹必当硬满。其血海结燥，桃核承气不胜其任，非抵当汤不能开。须验其小便，小便不利者，是膀胱湿热，非血证也，若小便自利，则血证无疑。宜抵当汤、丸，相其缓急治之，少腹石硬者，用汤，满而不硬者，当用丸药缓攻也。

彭子益：如荣卫病而身黄，脉沉，少腹硬，小便利，人如狂，亦膀胱腑热。亦当用抵当汤，大黄攻其热，水蛭虻虫桃仁攻其血也。少腹满而尿利，为有瘀血，宜丸药缓下。

50. 太阳病六七日，表证犹存，脉微而沉，反不结胸，其人发狂者，以热在下焦，少腹当硬满，小便自利者，下血乃愈。所以然者，以太阳随经，瘀热在里故也，抵当汤主之。（原文124）

彭子益：荣卫之中，有太阳之经，腑热则经热入里。以上四章，论太阳膀胱腑病，则名实相符之太阳病也。太阳腑病，只有四章。

黄元御：六七日，经尽之期，表证犹存。脉微而沉，已无表脉。寸脉浮，关脉沉，当病结胸，乃反不结胸，而其人发狂者，以热不在上焦而在下焦也。热结下焦，其少腹当硬满。若是小便自利，是热结血分，下血乃愈。以太阳表邪，随经内入，瘀热在里，宜抵当汤，水蛭、虻虫、桃仁、大黄，破瘀而泻热也。（太阳四十五）

郑钦安：此条所现，实属瘀热在腑，理应以行血之品，从腑分以逐之，方于经旨不错，此以抵当汤治之，较前颇重一格，取一派食血之品以治之，俾瘀血去而腑分清，其病自愈。此方可为女科干血痨对症之方也。但此方施于果系腑分有瘀血则宜，蓄血则谬；干血则宜，血枯则谬。总在医家细心求之，否则方不可轻试也。（太阳上三十九）

少阳胆经病

少阳经病提纲

51. 少阳之为病，口苦，咽干，目眩也。（原文263）

黄元御：少阳以甲木而化气于相火，经在二阳、三阴之间，阴阳交争，则见寒热。久而阳胜阴败，但热而无寒，则入阳明，阴胜阳败，但寒而无热，则入太阴。小柴胡清解半表而杜阳明之路，温补半里而闭太阴之门，使其阴阳不至偏胜，表邪解于本经，是谓和解。

少阳之经，自头走足，下行则相火蛰藏而温腰膝，上逆则相火燔腾而焚胸膈。相火升炎，津血易耗，是以少阳之病，独传阳明者多。大柴胡汤，治少阳之经而兼阳明之腑者。以此温针、汗、下，亡津耗血之法，俱少阳之所切忌，恐其阴伤而入阳明也。然太阳少阳合病，则有呕利之条。呕利者，非太阳、少阳之病，而实阳明之病也。缘甲木郁则克戊土，胃以仓廪之官，而被甲木之邪，经迫腑郁，不能容纳，故病上呕而下利。究之胃病则气逆，逆则为呕，脾病则气陷，陷则为利。呕多者，少阳传阳明之病，利多者，少阳传太阴之病也。然则少阳之传太阴者，正自不乏，其义见于第十八章，曰：伤寒六七日，其人烦躁者，阳去入阴也。则篇中不必琐及，而大旨炳然矣。

少阳之气，化于相火，其经自头走足，病则气逆而火炎，升燎咽喉而上燔头目，少阳之兼证不一，而口苦、咽干、目眩，则为主证，以相火之上郁故也。病情递变而三者不变，病状善移而三者不移，缘相火不得下秘，离本根而上浮，故口苦咽干，头目旋转而不宁也。是则少阳之他证，皆在于或然之中，而少阳之三者，则处于必然之例。提纲揭三证以概少阳，少阳虽幻化无常，然或有殊状，而必无遁情矣。

足少阳之经，起目锐眦，下颈，合缺盆，口、咽、目，皆少阳经脉之所循。少阳以下行为顺，病则经气壅遏，逆循头面，相火燔腾，故见证如此。苦者火之味，炎上作苦也。眩者相火离根，升浮旋转之象也。《素问·标本病传论》：肝病头目眩，肝胆同气也。（少阳一）

郑钦安：少阳禀风火之脏，口苦咽干者，胆有热也，胆液乃目之精，今为热扰，精气不荣，故见眩也。（少阳二）

论少阳皆虚证

52. 伤寒五六日，中风往来寒热，胸胁苦满，默默不欲饮食，心烦喜呕，或心中烦而不呕，或渴，或腹中痛，或胁下痞硬，或心下悸，小便不利，或不渴，身有微热，或咳者，小柴胡汤主之。（原文96）

彭子益：非表可汗，非里可温可下，只可和解，故曰经病。所有诸证，皆少阳经气升降不和之现象。

黄元御：伤寒五六日，又中风邪，此在太阳，即风寒双感，桂麻各半证也。风寒在表，逼遏少阳经气，于是少阳病作。少阳经在太阳、阳明之里，三阴之表。表则二阳，故为半表，里则三阴，故为半里。半表者，居二阳之下，从阳化气而为热，半里者，居三阴之上，从阴化气而为寒。

人之经气，不郁则不盛，郁则阳盛而生热，阴盛而生寒。经气郁迫，半表之卫，欲发于外，营气束之，不能透发，故闭藏而生表寒，半里之营，欲发于外，而卫气遏之，不能透发，故郁蒸而生里热。盖寒伤营，则营束其卫而生表寒，及其营衰，则寒往而热又来矣。风伤卫，则卫遏其营而生里热，及其卫衰，则热往而寒又来矣。一往一来，胜负不已，此所以往来寒热也。少阳经脉，下胸贯膈，由胃口而循胁肋，病则经气郁遏而克戊土。戊土胀塞，碍胆经降路，经脉壅阻，故胸胁苦满。戊土被贼，困乏埋瘀，故默默不欲饮食。甲木既逆，相火上燔，而戊土升填，君火又无下降之路，是以心烦。胃土上逆，浊气不降，是以喜呕。或相火熏心，而胃未甚逆，是以心烦而不呕。或相火刑肺，是以渴生。或土寒木燥，土木逼迫，是以腹痛。或经气盘塞，而胁下痞硬。或土湿木郁，心下悸动而小便不利。或肺津未耗，而内不作渴。太阳未罢，而身有微热。或胃逆肺阻，而生咳嗽。凡此诸病，总是少阳中郁，表里不和之故。小柴胡汤，柴、芩，清半表而泻甲木，参、甘、枣，温半里而补己土，生姜、半夏，降胃逆而止呕吐也。

少阳在半表半里之间，半表之阴虚，则自阳明之经而入于阳明之腑，半里之阳虚，则自太阴之经而入太阴之脏。小柴胡柴芩清泻半表，使不入于阳明，参甘温补半里，使不入于太阴，则邪解于本经，而无入阴入阳之患，是之谓和解表里也。盖木病则传土，所谓病则传其所胜也（《素问》语）。少阳与阳明、太阴为邻，防其克土而传阳明，故以柴芩泻半表而清阳明，防其克土而传太阴，故以参甘补半里而温太阴，于是表里双解矣。（少阳二）

郑钦安：少阳当阴阳交会之中，出与阳争则热生，入与阴争则寒作，故有寒热往来也。胸胁满，默默不欲食者，肝邪实而上克其土，土畏木克，故不欲食。心烦喜呕者，肝喜发泄也。甚至或烦、或咳、或渴、或腹痛、或心下悸、或小便不利，种种病情，皆系肝木不舒所致也。故以小柴胡主之，专舒木气，木气一舒，枢机复运，而诸证自释矣。（少阳一）

方24　小柴胡汤方

柴胡半斤　黄芩三两　人参三两　半夏半升（洗）　甘草（炙）　生姜各三两（切）　大枣十二枚（擘）

上七味，以水一斗二升，煮取六升，去滓，再煎取三升，温服一升，日三服。若胸中烦而不呕者，去半夏、人参，加栝楼实一枚；若渴者，去半夏，加人参合前成四两半、栝楼根四两，若腹中痛者，去黄芩，加芍药三两；若胁下痞硬者，去大枣，加牡蛎四两；若心下悸、小便不利者，去黄芩，加茯苓四两；若不渴、外有微热者，去人参，加桂枝三两，温服微汗愈；若咳者，去人参、大枣、生姜，加五味子半升、干姜二两。

【方解】黄元御：风寒感伤太阳之经，未经汗解，外而太阳阳明之经迫束于表，内而太阴阳明之气壅遏于里，少阳之经，在二阳三阴表里之间，郁遏不畅，于是病焉。里阴胜则外闭而为寒，寒往而热来，表阳胜则内发而为热，热往而寒来。少阳之经，自头走足，由胸胁而下行，表里壅遏，不得下行，经气盘郁，故胸胁痞满。甲木逆侵，戊土被贼，胃气困乏，故默默不欲饮食。胃以下行为顺，困于木邪，逆而上行，容纳失职，则生呕吐。少阳以甲木而化相火，相火升炎，则生烦渴，肺金被刑，则生咳嗽。甲木失根，郁冲不宁，则腹中痛楚，心下悸动，是皆表里不和，少阳结滞之故。宜小柴胡汤，柴、芩，清其半表，参、甘，温其半里。半夏降其逆，姜、枣，和其中，此表里双解之法也。

彭子益： 如荣卫表病不得汗解，脏腑里气又不偏郁，则少阳胆经被迫于表里之间，而成少阳经病。少阳经病，三焦经下陷，胆经上逆而现口苦耳聋诸证。用柴胡升三焦经以解少阳结气，黄芩降胆经以清相火逆气，半夏生姜降胃逆，大枣补中气，人参炙草补土气而扶阴脏之阳也。小柴胡汤加减法，详世行本《伤寒论》。

53. 血弱气尽，腠理开，邪气因入，与正气相搏，结于胁下。正邪分争，往来寒热，休作有时，默默不欲饮食。脏腑相连，其痛必下，邪高痛下，故使呕也，小柴胡汤主之。（原文97 前段）

彭子益： 邪乃胆木克胃土，痛乃肝木克脾土。

黄元御： 少阳之病，缘太阳、阳明之经外感风寒，经气郁勃，逼侵少阳。少阳之经，因于二阳之侵，血弱气尽，腠里开泄。二阳经邪，因而内入，与本经正气，两相搏战，经气郁迫，结滞胁下。少阳之经，自头走足，脉循胁肋，病则经气不降，横塞胁肋，此胸胁苦满，胁下痞硬之故也。正气病则正亦为邪，阴郁而为寒，是为阴邪，阳郁而为热，是为阳邪。邪正分争，休作有时，此往来寒热之故也。分争之久，正气困乏，精神衰倦，静默无言，饮食不思，此默默不欲饮食之故也。脾脏胃腑，以膜相连，一被木邪，则胃气上逆，脾气下陷。脾气既陷，则肝气抑遏而克脾土，其痛必在下部，此腹中作痛之故也。胃土既逆，则上脘填塞，君火不降，浊气涌翻，于是心烦而喜呕吐。胃土逆则邪高，脾土陷则痛下，痛下而邪高，此心烦喜呕之故也。是皆小柴胡证，宜以主之。邪气入内者，正气病而成邪，是即邪气之内传，非必风寒之里入也。（少阳三）

郑钦安：此条指气血虚弱而言，正虚则外邪得以乘虚而入，邪正相攻，结于胁下，往来寒热，默默不欲食者，少阳之属证也。脏腑相连者，指肝与胆也，肝胆气机不舒故痛，厥阴气上逆则呕，主以小柴胡汤，专舒木气，木气一舒，枢机复运，而痛自愈矣。（少阳二十一）

54. 伤寒四五日，身热恶寒，颈项强，胁下满，手足温而渴者，小柴胡汤主之。（原文99）

彭子益：少阳经循胁下行，胁下满，故属少阳经病。四五日详传经篇。

黄元御：颈项强，是太阳之病，而肝胆主司筋脉，相火旺则筋脉燥急，少阳之经，自头下行，而循颈项，故亦有颈项强证。胁下满者，少阳之病。手足温者，阳明之病。四肢秉气于胃，胃阳盛旺，则手足温，而手少阳自手走头，足少阳自头走足，故亦有手足温证。是宜小柴胡汤也。（少阳五）

郑钦安：按项强、身热恶风者，太阳之表证也。口渴而手足温者，胃中有热也。胁下满者，少阳气机为寒束也。法宜桂枝汤加粉葛、柴胡、花粉之类，于此病庶为合法，若专主小柴胡汤，似未尽善。（少阳九）

论少阳实证（然实在胃腑，少阳经证仍虚）

55. 伤寒，发热汗出不解，心下痞硬，呕吐而下利者，大柴胡汤主之。（原文165）

彭子益：下利乃胃热，痞呕乃经结，故解经兼下胃。

黄元御：伤寒表证发热，汗出当解，乃汗出不解，是内有阳明里证。热自内发，非关表寒，汗去津亡，则燥热愈增矣。心下痞硬，是胆胃两家之郁塞也。呕吐而下利者，是戊土迫于甲木，上下二脘不能容纳水谷也。吐利心痞，自是太阴证，而见于发热汗出之后，则非太阴而阳明也。大柴胡汤，柴、芩、芍药，清少阳之火，枳实、大黄，泻阳明之热，生姜、半

夏，降胃逆而止呕吐也。（少阳十三）

郑钦安：伤寒发热，有风伤卫之发热，寒伤营之发热。出汗，有风伤卫之出汗，有阳明热甚之出汗，有少阴亡阳证之出汗。而此只云：发热汗出不解，是用桂枝解表之剂而出汗不解乎？是用麻黄解表而发热汗出不解乎？此中全无实据。言阳越于外发热也可，言汗出亡阳也可。又云：心中痞硬，呕吐下利，全是太阴病情，则于太阳证不合，至于大柴胡汤，则更属不合也，学者盍察之。（太阳中三十四）

方25 大柴胡汤方

柴胡半斤　黄芩三两　芍药三两　半夏半升（洗）　生姜五两（切）　枳实四枚（炙）　大枣十二枚（擘）

上七味，以水一斗二升，煮取六升，去滓，再煎（取三升），温服一升，日三服。一方，加大黄二两。若不加，恐不为大柴胡汤。

【方解】黄元御：伤寒，发热汗出，而病不解，心中痞硬，呕吐而下利者，是少阳传阳明之腑也。宜大柴胡汤，柴胡解少阳之经，枳、黄，泻阳明之腑，双解其表里也。

彭子益：于小柴胡汤去人参炙草之补阳补土，加芍药以降胆经之逆，枳实大黄以下胃腑之热，仍用柴胡、黄芩、半夏、生姜、大枣以解少阳之经也。少阳经病，亦少阳经本气病。小柴胡汤为和解少阳之经，预防阴脏阳退之法。大柴胡汤为和解少阳之经，预防阳腑热进之法。口苦心下痞硬，少阳胆经之结也。呕吐酸臭而下热利，阳明胃腑之热也。

中　篇

中篇读法

中篇荣卫、脏腑与少阳经各章，亦皆荣卫、脏腑、少阳经之本体病也。荣卫者，十二脏腑公共组织以行于身之气。三阳三阴各居一半，太阳只占十二分之二，所以由荣卫可内传十二脏腑，由太阳只能由太阳本经内传太阳本腑。原文以"太阳"二字代替"荣卫"二字，于是由表传里显而易见之阴阳大路两条并成了太阳的一条，太阳的一条如何能传三阴？原文荣卫三章，足证"太阳"二字代替"荣卫"二字。不然何以既称太阳，又称荣卫乎？读原文荣卫三章可信，内容六瓣之一橘足喻整个《伤寒论》的组织，橘皮如荣卫，六瓣如三阳腑、三阴脏也。阳明病者，可下之实证也，而不可下之虚证，乃有如此之多。上篇所载为实证，中篇所载为虚证。知阳明病实，又知阳明能病虚，然后能治伤寒阳明病。少阳居荣卫表气、阳明里气之间，故有与荣卫、阳明相连之病。妇人经水，源于肾家，少阳之腑，居于肾中，故主柴胡也。

本篇涉及《伤寒论》原条文 109 条，古方 16 首。

荣卫病

论荣卫和合则不病，分离则病

56.病常自汗出者，此为荣气和，荣气和者，外不谐，以卫

气不共荣气和谐故耳，以荣行脉中，卫行脉外，复发其汗，荣卫和则愈，宜桂枝汤。（原文53）

彭子益：荣内卫外，所以荣卫一病，必先寒后热。

黄元御：病常自汗出者，营气疏泄，此为营气自和。然营气自和者，必外与卫气不相调谐，以卫被风敛，内遏营血，不与营气和谐故耳。以营行脉中，卫行脉外，卫郁而欲内敛，营郁而欲外泄。究之卫未全敛而营未透泄，是以有汗而风邪不解，复发其汗，使卫气不闭，营气外达，二气调和，则病自愈，宜桂枝汤也。

卫闭而营郁，则营不和，卫未全闭而营得汗泄，此为营气犹和。然此自和者，卫被风敛而未全闭也，闭则营气不和矣。以卫常欲敛，不与营气和谐，终有全闭之时，汗之令营郁透发，则二气调和也。（太阳九）

郑钦安：病常自汗，似不专主太阳荣卫不和，如果属太阳荣卫不和，亦必有恶风、畏寒足征。兹云"自汗出"，其中有素禀阳虚，或多言，或过用心，或稍劳动，而即自汗出者，皆在不足之例，尚敢轻用桂枝汤乎？此条大抵专主荣卫不和说法也，学者宜细求之。（太阳十上六）

荣病

57. 太阳病，发热汗出者，此为荣弱卫强，故使汗出，欲救邪风者，桂枝汤主之。（原文95）

彭子益：疏泄失宜，谓之邪风，乃木气失调之气。

黄元御：营弱卫强，即上章阳浮阴弱之义，卫闭而遏营血也。邪风者，经所谓虚邪贼风也。风随八节，而居八方，自本方来者，谓之正风，不伤人也，自冲后来者，谓之贼风，伤人者也。如夏至风自南来，是正风也，若来自北方，是冲后也。义详《灵枢·九宫八风》。（太阳七）

郑钦安：此条明是太阳为风邪所伤，卫分邪实，营分正虚耳。（太阳上十四）

58. 病人脏无他病，时发热自汗出而不愈者，此卫气不和也。先其时发汗则愈，宜桂枝汤。（原文54）

彭子益：荣偏疏泄故弱，卫不交荣故强，上章同意。

黄元御：阳明腑病，汗愈出而胃愈燥，故发热汗出，而病不愈。病人脏气平和，无他胃热之证，时发热，自汗出而不愈者，此为卫气得风，郁勃而不和也。当先于其时以桂枝发汗则愈，迟恐变生他病也。（太阳八）

郑钦安：此条定是失于解表，不然，何得云"先其时发汗则愈，宜桂枝汤"耶？（太阳上十五）

桂枝汤用法

59. 太阳病，初服桂枝汤，反烦不解者，先刺风池、风府，却与桂枝汤则愈。（原文24）

彭子益：刺通形质，气化易于运动。二穴在大椎旁。

黄元御：风池，足少阳穴。风府，督脉穴，在项后，大椎之上。督与太阳，同行于背，而足少阳经，亦行项后，两穴常开，感伤最易。感则传之太阳，太阳中风之病，皆受自两穴。服桂枝汤，风应解矣，反烦不解者，风池、风府必有内闭之风，不能散也，先刺以泻两穴之风，再服桂枝，无不愈矣。（太阳十）

郑钦安：此条明言解表未透，邪未遽出，故见烦，刺风池风府穴者，泄其邪热，仍以桂枝汤，俾邪尽出无遗，故自愈也。（太阳上十七）

60. 若酒客病不可与桂枝汤，得之则呕，以酒客不喜甘故也。（原文17）

彭子益：酒客胃热，甘性壅缓助热，热性往上，故呕。

黄元御：大枣、甘草，甘味动呕也。（太阳十六）

郑钦安：酒客有喜甜食者，有不喜甜食者，不得执一而论。若酒客病

桂枝汤证，而此方遂不可用乎？此是专为得汤则呕者说法也。（太阳上十）

61. 凡服桂枝汤吐者，其后必吐脓血也。（原文19）

彭子益： 桂枝汤多热药，吐脓血者，血热也。

黄元御： 大凡服桂枝汤即吐者，胸膈湿热郁遏，桂枝益其膈热，下咽即吐。缘其胃气上逆，心下痞塞，肺郁生热，无路下达，桂枝辛温之性，至胸而出，不得入胃腑而行经络，是以吐也。其后湿热瘀蒸，必吐脓血。此宜凉辛清利之剂，不宜辛温也。（太阳十七）

郑钦安： 桂枝汤本调和阴阳之祖方，何得云服桂枝汤吐者，其后必吐脓血也。当其时，胸中或有火逆，或有痰逆，或有郁热，得桂枝辛温助之，上涌而吐，理或有之。然亦有吐仍属佳兆者，理应细辨。设无火、痰、郁热诸逆，以后服之，未定吐脓血，学者切勿执此，当以认证为要。（太阳上九）

卫病

62. 伤寒，脉浮紧，不发汗，因致衄者，麻黄汤主之。（原文55）

彭子益： 麻黄汤衄前之法，既衄则不可用。

黄元御： 浮紧之脉，应当发汗，失不发汗，卫郁莫泄，因而致衄，是缘不早服麻黄，故至此，当先以麻黄发之，勿俟其衄也。（太阳二十五）

郑钦安： 此条乃寒伤营之候，其人能大汗出而邪可立解，则不致衄，衄出，即汗出也，故以麻黄汤治之，是随机而导之之意，俾邪尽出无遗，真上乘法也。（太阳下四）

63. 太阳病，脉浮紧，发热，身无汗，自衄者愈。（原文47）

彭子益： 衄亦是汗义，故愈。

黄元御： 发热无汗，而脉浮紧，是宜麻黄发汗，以泻卫郁。若失服麻

黄，皮毛束闭，卫郁莫泄，蓄极思通，势必逆冲鼻窍，而为衄证，自衄则卫泄而病愈矣。（太阳二十四）

郑钦安： 此系与上同，毋容再论。（太阳下五）

64. 太阳病，脉浮紧，无汗，发热，身疼痛，八九日不解，表证仍在者，此当发其汗，服药已，微除，其人发烦目瞑，剧者必衄衄乃解。所以然者，阳气重故也。麻黄汤主之。（原文46）

彭子益： 睡则阳气下降而生相火，故曰阳气重。

黄元御： 发热无汗，脉浮紧而身疼痛，此麻黄汤证。失不早服，至八九日不解，而表证仍在，此当发汗，宜麻黄汤。若卫气闭塞，泻之不透，服药之后，病仅微除，其人犹觉烦燥昏晕，未能全解。剧者卫郁升突，必至鼻衄，衄乃尽解。所以然者，久病失解，阳气之郁遏太重故也。（太阳二十六）

郑钦安： 此条既称"八九日不解，表证仍在"者，固当发其汗，既服药已微除，"微"字是发汗邪衰而未尽解之意，复见其人发热，目瞑，剧者必衄，衄则邪必外出，故仍以麻黄汤随机而导之之意。此条设若不衄，更见发热目瞑剧者，又当于阳越于外求之。求之奈何？于口之饮冷饮热判之，人之有神无神，脉之有力无力，二便之利与不利处求之，切切不可死守原文，当以不执方为要。（太阳下三）

麻黄汤用法

65. 脉浮紧者，法当身疼痛，宜以汗解之。假令尺中迟者，不可发汗。何以知然？然以荣气不足，血少故也。（原文50）

彭子益： 不可发汗，言不宜用麻黄汤原剂发汗耳，用极轻剂麻黄便合。

黄元御： 卫候于寸，营候于尺，尺中迟者，营气不足，以肝脾阳虚而血少故也。汗泻营中温气，则生亡阳诸变，故不可发汗。然者，答辞，与

《难经》然字同义。(太阳二十七)

郑钦安：条内指一脉浮紧，身痛之人，法本当汗，假令尺中虚者，不可发汗，是言其阴分本虚，发之深恐亡阳，明是教人留意于发汗之间耳。即有他证，亦俟其津液自和，自汗出愈。盖慎之深，防之密矣。(太阳中十一、十二)

66. 伤寒发汗已解，半日许复烦，若脉浮数者，可更发汗，宜桂枝汤。(原文57)

彭子益：既服麻黄汤发汗，不可再用麻黄汤。

黄元御：伤寒，服麻黄发汗已解，乃半日许复烦，脉见浮数，是卫郁已泻而营郁不达，可更发汗，以泻其营，宜桂枝汤也。(太阳二十二)

郑钦安：大约此证，既经汗解，而邪尚未尽解，故可更汗之，俾邪解尽无遗，庶无后患。(太阳中八)

太阴脾脏病

编者注：论太阴脏病与荣卫表病的同时，宜先温里然后解表。

67. 发热头痛，脉反沉，若不瘥，身体疼痛，当救其里，宜四逆汤方。(原文92)

彭子益：发热，头痛，身体疼痛，表证；脉沉，脏寒，里证。有表证，脉当浮，今脉沉，故曰反。沉为里证之脉，脏阴寒，故脉沉。

黄元御：发热头痛，是太阳表证，脉应见浮，乃脉反沉，是已入太阴之脏。若脉沉，不瘥，虽身体疼痛，表证未解，然当先温其里，宜四逆汤，甘草培其土，干姜温其中，附子温其下也。(太阴三)

编者注：郑钦安对本条没有解释。本条为太阳与少阴两感，以脉象判断表里同病而里证更甚，当先治里。

68. 下利清谷，不可攻表，汗出必胀满。（原文364）

彭子益：脏寒攻表，里气更虚，故汗出胀满。

黄元御：脉沉已当温里，不可发表，若见下利清谷之证，则脏病益显，不可攻表。汗出亡阳，必生胀满。（太阴四）

郑钦安：下利清谷，里寒之极也，原文不可攻表，此是正论。攻之必汗出胀满，是教人不可妄攻也。攻之岂仅汗出胀满可患哉？（厥阴中十五）

69. 下利腹胀满，身体疼痛者，先温其里，乃攻其表。温里宜四逆汤，攻表宜桂枝汤。（原文372）

彭子益：里气乃表气之本，故当先温里气。里气的阳气充足，表气自能外解。倘先解表，则里阳更虚矣。"攻"字作"治"字解，非攻伐之攻。诗经云：他山之石可以攻玉，攻玉者治玉也。古人文法，常有如此者。

黄元御：下利而腹又胀满，是太阴脏病腹满自利之证俱见矣，而其身体疼痛者，又有太阳经病，是当先温其里，乃攻其表。温里宜四逆汤以驱寒，攻表宜桂枝汤以驱风，里温则发汗不虑其亡阳矣。此与太阳伤寒，医下之，续得下利清谷章法同。（太阴五）

郑钦安：下利，腹胀满，纯是阳衰，而阴气上逆聚于中耳。身体疼痛，乃阴邪阻滞筋脉所致，并非外感身疼可比。外感者，必有风寒病形足征，若此故知其为阴寒阻滞无疑，法宜温里，里寒得温，胀满与身疼，亦自灭亡。原文以先温其里，后攻其表，温里以四逆汤，实属合法，攻表以桂枝汤，殊非正论，学者宜细察之。（厥阴中十四）

70. 太阴病，脉浮者可发汗，宜桂枝汤。（原文276）

彭子益：已见吐利、腹满，乃称太阴病。脏病忌汗，脏病脉浮，更当温里。此章申明上章脉沉先温之义耳。若无吐利、腹满，则不能称太阴。如曰：四日太阴之太阴，乃荣卫之事，详传经篇。

黄元御：此太阴经病。太阴病，已传脾脏，宜见腹满吐利，腹痛不食

诸证。若不见诸证而脉浮者，是脏病未成而但见经病也，宜桂枝发汗。（太阴二）

郑钦安：既称太阴病，应是理中汤法也。虽见脉浮，并未见太阳恶风畏寒，不得以桂枝汤发汗，即太阴兼太阳合病，亦无非理中汤内加桂枝耳。今每见脉浮，属饮食停滞者多，亦不可不察，学者宜知。（太阴三）

少阴肾脏病

少阴脏病

71. 少阴病，二三日至四五日，腹痛，小便不利，下利不止，便脓血者，桃花汤主之。（原文307）

彭子益：下利而尿短、腹痛，湿寒木郁。此脓血，湿寒证也。阳虚木陷，故脓血。

黄元御：二三日以至四五日，水寒土湿，愈久愈盛，脾陷肝郁，二气逼迫，是以腹痛。木郁不能行水，故小便不利。木愈郁而愈泄，水道不通，则谷道不敛，故下利不止。木郁血陷，寒湿腐败，风木摧剥，故便脓血。桃花汤，粳米补土而泻湿，干姜温中而驱寒，石脂敛肠而固脱也。（少阴二十六）

郑钦安：腹痛、小便不利者，寒结于下也。下利不止者，是阴寒阻截膀胱运行之机也。便脓血者，下利过甚，而肠中之脂膏，亦与之俱下也。主以桃花汤者，温中化气，镇塞海底之意，诚良法也。（少阴下八）

方26　桃花汤

赤石脂一斤（一半全用，一半筛末）　干姜一两　粳米一升

上三味，以水七升，煮米令熟，去滓，温服七合，内赤石脂末方寸匕，日三服。若一服愈，余勿服。

【方解】黄元御：少阴病二三日，以至四五日，腹痛，小便不利，下利不止，

以至日久而便脓血者，此水寒土湿，脾陷肝郁，而为痛泄，乙木不达，血必下瘀，以血司于肝，温则升而寒则陷，陷而不流，湿气郁腐，故化为脓。宜桃花汤，干姜温中，粳米补土，石脂收湿而止泄也。凡少阴病，下利便脓血者，悉因湿寒滑泄，概宜桃花汤也。

少阴水盛，则肢体寒冷，是其常也。若八九日后，忽一身手足尽热者，此水寒不生肝木，木陷而生郁热，传于膀胱，膀胱失藏，而乙木欲泄，必便血也。

彭子益： 少阴病下利，便脓血、腹痛、小便不利，此因火败而病湿寒。干姜温寒去湿，赤石脂以固脱陷，粳米以补津液也。

72. 少阴病，二三日不已，至四五日，腹痛，小便不利，四肢沉重疼痛，自下利者，此为有水气。其人或咳，或小便利，或不利，或呕者，真武汤主之。（原文316）

彭子益： 尿利为下焦虚寒，尿不利为水塞、土湿、木郁。腹痛，肢重，咳呕，皆水寒使然。

黄元御： 二三日不已，以至四五日，寒水泛滥，土湿木郁，风木贼土，是以腹痛。土湿而木不能泄，故小便不利。湿流关节，淫注四肢，故沉重疼痛。寒水侮土，故自下利。凡此诸证，为土病不能制水，有水气停瘀故也。其人或肺气冲逆而为咳，或木能疏泄而小便利，或土湿木郁而小便不利，或胃气上逆而作呕者，皆缘水气之阻格。真武汤，苓、术，泻水而燥土，生姜止呕而降浊，附子温癸水之寒，芍药清乙木之风也。（少阴十九）

郑钦安： 少阴腹痛，小便不利者，寒结于下，不能化下焦之阴也。四肢沉重，自下利者，阳气下趋，不能达于四末也。其中或咳、或下利、或小便利，当从末议，不可混为一证也。原文主真武汤，是重寒水阻滞而设，学者不可固执，总在扶阳驱阴为要。（少阴上十五）

方27　真武汤方

茯苓　芍药　生姜各三两（切）　白术二两　附子一枚（炮，去皮，破八片）

上五味，以水八升，煮取三升，去滓，温服七合，日三服。

【方解】黄元御：少阴病，饮食入口即吐，心中温温欲吐，复不能吐，其始得之时，手足寒冷，脉候弦迟者，此有疾涎在胸，故食入即吐，而腐败缠绵，复欲吐不能，缘阳衰土湿，故四肢寒冷，木郁不发，故脉候弦迟。败浊在上，不可下也，法当吐之。

若膈上有寒饮，干呕者，阳败胃逆，不可吐也，急当温之，宜四逆汤也。

凡欲吐不吐，心烦欲寐，五六日后，自利而渴者，此属少阴脏病也。泄利亡津，故饮水自救。若小便色白者，则少阴病形悉具。以阳亡土败，不能制水，下焦虚寒，故令小便白而不黄也。

若少阴病，上吐下利，手足厥冷，烦躁欲死者，是阳虚土败，脾陷胃逆，神气离根，扰乱不宁，宜吴茱萸汤，温中补土，升降清浊也。

若少阴病，二三日不已，以至四五日，腹痛，小便不利，四肢沉重疼痛，自下利者，此阳衰土湿，不能蒸水化气，水谷并下，注于二肠。脾土湿陷，抑遏乙木升达之气，木郁欲泄而水道不通，故后冲二肠而为泄利。木气梗塞，不得顺行，故攻突而为痛。四肢秉气于脾土，阳衰湿旺，流于关节，四肢无阳和之气，浊阴凝滞，故沉重疼痛。其人或咳或呕，小便或利或不利，总是少阴寒水侵侮脾胃之故。宜真武汤，茯苓、附子，泻水而驱寒，白术、生姜，培土而止呕，芍药清风木而止腹痛也。

彭子益：少阴病，腹痛、下利、尿短、四肢沉重疼痛，此为内有水气。水气由水寒土湿木郁而生。附子，补火回阳以温水寒，术苓泄水补土，芍药调木，生姜温中。附子汤有人参，此方无人参，参能生津助水也。

73. 少阴病，吐利，手足厥冷，烦躁欲死者，吴茱萸汤主之。（原文309）

彭子益：烦躁欲死，胃阳将亡矣，故以温降胃阳为治。

黄元御：吐利厥冷，烦躁欲死，则中气颓败，微阳离根矣。吴茱萸汤，人参、大枣，培土而补中，吴茱萸、生姜温胃而回阳也。（少阴十八）

郑钦安：吐利而致烦躁欲死，此中宫阴阳两亡，不交之甚者也。夫吐则亡阳，利则亡阴，阴阳两亡，故有此候，主以吴茱萸汤，降逆安中，是

的确不易之法也。(少阴上十二)

方28 吴茱萸汤

吴茱萸一升(洗)　人参三两　生姜六两(切)　大枣十二枚(擘)

上四味,以水七升,煮取二升,去滓,温服七合,日三服。

【方解】黄元御:(黄元御将此方列在阳明经虚证之中,此处的方解可参考上条真武汤方解)

彭子益:厥阴肝木寒极无阳,以致胆胃皆寒。故干呕、吐涎沫、头痛、吐利、肢厥、烦躁欲死。胆肝皆寒,木气拔根,中气大虚,故烦躁欲死。吴茱萸温降木气,生姜降胃,参枣补中。

74. 少阴病,下利,脉微涩,呕而汗出,必数更衣,反少者,当温其上,灸之。(原文325)

彭子益:利减,汗出而呕,阳亡于上,故当温上。更衣,入厕大便也。

黄元御:脾陷则为利,利亡血中温气,是以脉涩。胃逆则为呕,阳气升泄,是以汗出。阳气愈升,反则下愈寒而利愈多,必数更衣,乃利少者,是脾阳续复而胃阳欲脱也。当温其上,灸之以回胃阳也。(少阴二十)

郑钦安:少阴下利脉微者,阳气虚也。脉涩者,阴血弱也。呕者,阴气上逆也。汗出,阳亡于外也。必数更衣,阳从下陷也。灸其上者,下病上取,以升其阳,不使下陷也。(少阴上十九)

75. 少阴病,下利,白通汤主之。(原文314)

彭子益:少阴下利,阴寒凝滞,故治以温通。以上五章,论少阴脏病。

黄元御:少阴病,下利,气虚阳陷,则脉绝不出。白通汤,姜、附回阳,葱白达郁,阳回气达,则利止而脉出矣。(少阴24)

郑钦安:按少阴下利,下元火衰也。主以白通汤,亦温肾助阳,阳回

利止之意也。（少阴上 13）

方29　白通汤

葱白四茎　干姜一两　附子一枚（生，去皮，破八片）

上三味，以水三升，煮取一升，去滓，分温再服。

【方解】黄元御： 下利脉微者，阳虚脾陷，经气不通也。宜白通汤，姜、附温中下而回阳，葱白通经络而复脉也。

彭子益： 少阴下利，水土寒而阳气不升也。干姜附子以温水土，葱白以升达阳气而止利也。

少阴病生死关系

76. 少阴病下利，脉微者，与白通汤。利不止，厥逆无脉，干呕烦者，白通加猪胆汁汤主之。服汤脉暴出者死，微续者生。（原文 315）

彭子益： 阳欲离根，上热下寒，温药中兼养阴之法。阴不藏阳则脉暴出，阴藏阳则脉微续。

黄元御： 白通汤原为下利脉微，故以葱白通其脉也。乃下利脉微者，与白通汤而下利不止，厥逆无脉，加以干呕而心烦者，此以阴盛格阳，姜、附不得下达，愈增上热，故下利脉微依然，而呕烦并作。宜白通加猪胆汁汤，人尿、猪胆，清君相而除烦呕，姜、附下行而温水土，葱白上达而通经脉，脉应出矣，而出不宜骤，服汤而脉暴出者，阳根已绝而外脱则死，脉微续者，阳根未断而徐回则生也。（少阴二十五）

郑钦安： 下利而用白通，直救其阳也。其脉暴〔出〕者，脱之机也；其脉微续，生之兆也。（少阴上十四）

方30　白通加猪胆汁汤

葱白四茎　干姜一两　附子一枚（生，去皮，破八片）　　人尿五合　猪胆汁一合上五味，以水三升，煮取一升，去滓，内胆汁、人尿，和令相得，分温再服。若无胆，亦可用。

【方解】黄元御：若下利脉微者，与白通汤。下利不止，厥逆无脉，干呕而心烦者，此水寒土湿，脾陷胃逆，经脉不通，而胆火上炎也。宜白通加猪胆汁汤，姜、附回阳，葱白通经，人尿、猪胆，清其上炎之相火。服汤后，脉暴出者死，阳气绝根而外脱也，脉微续者生，阳气未断而徐回也。

彭子益：少阴下利，脉微与白通汤。若利不止，厥逆无脉，而又干呕烦躁，是下寒上热，阴不藏阳，阳气上越。葱白附子干姜以温回阳气，加猪胆汁人尿凉降之物，引姜附之热性与上越之阳气下行，且益阴以藏阳也。

77. 少阴病，下利清谷，里寒外热，手足厥逆，脉微欲绝，身反不恶寒，其人面色赤，或腹痛，或干呕，或咽痛，或利止脉不出者，通脉四逆汤主之，其脉即出者愈。（原文317）

彭子益：身热，面赤，腹痛，干呕，皆中下阳亡之证。

黄元御：下利清谷，里寒外热，手足厥逆，脉微欲绝，阴旺阳虚。设见恶寒，则阳败而无生望，若身反不恶寒，其人面见赤色，或风木贼土而腹痛，或浊气上逆而干呕，或滞气冲击而咽痛，或下利虽止而脉微欲绝不出者，是阳弱而气郁也。通脉四逆汤，姜、甘，温中而培土，附子暖下而回阳。服之其脉即出者，是阳回而气达，其病当愈，以其阳微欲绝，而实原未尝绝也。（少阴二十三）

郑钦安：下利清谷，其人面色赤，里寒外热，厥逆，脉微欲绝，种种病形，皆是危亡之候，但其人身反不恶寒，其阳犹在，尚未离根；若恶寒身重甚，阳已离根，招之不易，服通脉四逆汤，其脉即出而缓者生，其脉暴出者死。（少阴上十六）

少阴亡阳死证

78. 少阴病，脉微沉细，但欲卧，汗出不烦，自欲吐，至五六日自利，复烦躁不得卧寐者，死。（原文300）

彭子益：吐利忽作，又加烦躁，中亡阳灭，故死。

黄元御：脉微沉细，但欲卧者，水旺而阴盛也。汗出，自欲吐者，火泄而阳升也。微阳上越，而根本未拔，是以不烦。至五六日，寒水愈旺，下见自利，复烦不得卧寐，则阳根脱泄，必死无救也。（少阴三十）

郑钦安：欲卧而转至不得卧，阴阳不交甚已，又加以烦躁自利，安得不死？（少阴上二十六）

79. 少阴病，吐利，烦躁，四逆者，死。（原文296）

彭子益：吐利，汗出，肢冷，皆为逆。

黄元御：吐利烦躁，则微阳飞走，本根欲断。倘其四末阳回，犹有生望，再加四肢厥逆，死不可医也。（少阴三十一）

郑钦安：此条系吴茱萸汤证，何以前不言死，而此言死也，又见其四逆故也。（少阴上二十二）

80. 少阴病，四逆，恶寒而身蜷，脉不至，不烦而躁者，死。（原文298）

彭子益：不烦而躁，中亡阳散。

黄元御：四逆，恶寒而身蜷，阴盛极矣，脉又不至，则阳气已绝，如是则不烦而躁者，亦死。盖阳升则烦，阳脱则躁，阳中之阳已亡，是以不烦，阴中之阳欲脱，是以躁也。

阴气者，静则神藏，躁则消亡（《素问》语）。盖神发于阳而根藏于阴，精者，神之宅也，水冷精寒，阳根欲脱，神魂失藏，是以反静而为躁也。（少阴三十二）

郑钦安：恶寒、身蜷四逆，阳衰已极之候，况脉既不至，阳已不能达于外也，兼见烦躁，烦出于心，躁出于肾，心肾不交，方有此候，今竟如是，其人安得不死？（少阴上二十四）

81. 少阴病，恶寒，身蜷而利，手足逆冷者，不治。（原文295）

彭子益：恶寒而利，又加肢冷，阳亡不复，故不治。

黄元御：恶寒身蜷，加以下利，则阳有日断之忧，兼之手足逆冷，则阳无来复之望，不可治也。（少阴三十三）

郑钦安：恶寒、身蜷而利，阳气下趋已甚，又见手足逆冷，阳将尽也，法在不治之例，能急温之，手足能温者，尚可不死。原文虽云不治，医者亦不得束手旁观，能无侥幸之一愈也。（少阴上二十一）

82. 少阴病，下利止而头眩，时时自冒者，死。（原文297）

彭子益：阳气离根，向上飞越，故下利止而眩冒。

黄元御：下利止而眩冒者，阳根下绝，欲从上脱，是以死也。（少阴三十四）

郑钦安：下利既止，应乎不死，此以死论者，以其时时头眩自冒，冒者何？是阳欲从上脱也。诸书云："阳回利止则生，阴尽利止则死"。余观此条，时时眩冒，阳将脱而未脱，急急回阳，或者可救。总之阳回利止，精神健旺，阴尽利止，精神惫极，大有攸分。（少阴上二十三）

83. 少阴病，六七日，息高者，死。（原文299）

彭子益：中气离位而上浮，故息高。以上死证，非医药所误而成，乃阳亡也。

黄元御：《难经》：呼出心与肺，吸入肾与肝。六七日后，水旺寒深而见息高，是有心肺之呼出而无肾肝之吸入，阳根下绝，升而不降，脱离非久，必主死也。（少阴三十五）

郑钦安：息高而在阳明，未犯少阴，尚可不死。若在少阴，少阴乃根本之地，先天之真阳寄焉，真阳喜藏而不喜露，今见息高，是肾气上奔，阴阳离绝，危亡转瞬，故知其必死。又曰：阳明少阴从何分别乎？阳明者，胃脉鼓指，而尺脉沉细，口热气粗，多系有余；若少阴者，尺大而空，或弦劲鼓指，爪、甲、唇、舌青黑，遗尿等形，多系纯阴无阳，故知之也。更有新久之不同，病形之迥异为别。（少阴上二十五）

少阴阳复不死证

84. 少阴病，吐利手足不逆冷，反发热者，不死。脉不至者，灸少阴七壮。（原文292）

彭子益：脉不至者，灸少阴手足不厥，又见发热者，阳复也。

黄元御：吐利并作，脾胃俱败，而手足不逆冷，则中气未绝，反发热者，微阳欲复也，是以不死。若脉不至者，灸少阴经穴七壮，以助阳气，其脉必至，以其阳已回也。七为阳数，故灸七壮。（少阴三十六）

郑钦安：吐利而手足不逆冷者，阳尚未亡也，反发热者，虽在不死之例，而阳已发于外也，急宜招之。倘发热兼见汗出，则殆矣，所幸者无汗，故曰灸之，实以助阳也。（少阴上二十）

85. 少阴病，恶心而蜷，时自烦，欲去衣被者，可治。（原文289）

彭子益：烦欲去衣被者，阳复也，故可治。

黄元御：自烦而去衣被，阳气之复也，是以可治。（少阴三十七）

郑钦安：按少阴恶寒而自烦，欲去衣被者，真阳扰乱，阳欲外亡、而尚未出躯壳，故为可治。若去衣被，而汗出昏晕者，阳已外亡，法在不治。（少阴上九）

86. 少阴病，下利，若利自止，恶寒而蜷卧，手足温者，可治。（原文288）

彭子益：利止肢温，此阳复也。

黄元御： 下利自止，则脏寒已瘥，恶寒蜷卧，则经阳未复，而手足温者，是中气未绝，四末阳回之象，故可治。（少阴三十八）

郑钦安： 利止而手足温，阳未尽也。若利止，手足逆冷不回，阳已绝矣，生死即在此处攸分。（少阴上八）

87. 少阴病，脉紧，至七八日，自下利，脉暴微，手足反温，脉紧反去者，为欲解也。虽烦下利，必自愈。（原文287）

彭子益： 紧去，肢温，脉微，此阳复也。此之下利，必止一次，乃脏气复和之利。

黄元御： 寒盛则脉紧，至七八日而自下利，则脏寒日甚矣。而脉忽暴微，手足反温，脉紧反去者，此为阳复而欲解也。虽烦而下利，必当自愈。微者，紧之反，缓之始也。白通汤证之脉，是阳绝之微，此是阳欲复之微也。（少阴三十九）

郑钦安： 按脉紧，是病进之征，至渐自利，脉暴微，手足反温，是阳回之验，阳回虽见下利，必自愈，所患者手足不温，脉紧不退耳，既已退矣，又何患乎？（少阴上十）

编者注：论少阴里证与荣卫表证同时发现，表里双解之法。

88. 少阴病，始得之，反发热，脉沉者，麻黄附子细辛汤主之。（原文301）

彭子益： 热为表证，沉为里证，解表温里，双解之法。

黄元御： 少阴水脏，其脉自沉，乃始得病时，反发热而脉沉者，是已传肾脏，而犹带表寒。内有少阴，则宜温里，外有太阳，则宜发表，麻黄附子细辛汤，麻黄散太阳之外寒，附子温少阴之内寒，细辛降阴邪之冲逆也。温里以发表，少阴之汗法如此．此与太阴病，发热头痛，脉反沉章同。（少阴二）

郑钦安： 既云少阴病，而脉当沉，虽有发热，焉知非真阳外越乎？然麻黄附子细辛，固属少阴之法，学者总要审其发热之原委，或有头痛、身疼，或无头痛、身疼，畏寒甚否，又审其色之青白，舌之黑干润黄，口渴之饮冷饮热，小便之青长短赤，便得用药之道，庶不致误，原文反发热三字，不可忽略，此脏系根蒂之所，不得草草读去，务宜细心。（少阴上二）

方31　麻黄附子细辛汤

麻黄二两（去节）　细辛二两　附子一枚（炮，去皮，破八片）

上三味，以水一斗，先煮麻黄，减二升，去上沫，内诸药，煮取三升，去滓，温服一升，日三服。

【方解】黄元御：少阴水脏，病则脉沉而恶寒，若始得之时，脉已见沉而反觉发热者，是少阴脏病而太阳经证未解也。宜麻黄附子细辛汤，麻黄散太阳之经，附子温少阴之脏，细辛降肾气之逆也。

彭子益：荣卫表病初得，少阴肾脏里病即动。表证则发热，里证则脉沉。曰少阴病者，必有但欲寐，背恶寒等少阴证在也。麻黄以解表，附子以温里，肾脏病则寒水灭火，细辛以温降肾家上凌之寒水也。细辛是降药，非散药。此病不可发汗，麻黄和卫而已。

89. 少阴病，得之二三日，麻黄附子甘草汤微发汗。以二三日无里证，故微发汗也。（原文302）

彭子益：无里证不用附子，此乃偏重微发汗之言。

黄元御：少阴病，得之二三日，麻黄附子甘草汤微发其汗，麻黄发太阳之表，附子、甘草，温癸水而培己土。少阴禁汗，此微发汗者，以二三日内，尚无少阴之里证，故微发汗也。此推原上章之义。无里证，何以知为少阴？是必脉已见沉。沉为在里，何以宜汗？是必发热也。（少阴三）

郑钦安：少阴病，虽云二三日，并未现出病情，统以麻黄附子甘草汤微发汗。又云无里证，是邪在表分，而非少阴证也，明甚。原文含含糊糊，未知所从，不敢强解。（少阴上四）

方32　麻黄附子甘草汤

麻黄二两（去节）　甘草二两（炙）　附子一枚（炮，去皮，破八片）

上三味，以水七升，先煮麻黄一两沸，去上沫；内诸药，煮取三升，去滓，温服一升，日三服。

【方解】黄元御：凡少阴病，得之二三日内，表证未解者，宜麻黄附子甘草汤，微发其汗。以二三日里证未成，而表证未解，则脏阴愈郁而愈盛，故以附子暖其水，甘草培其土，麻黄发微汗以解表也。

彭子益：荣卫表病少阴里病同时施治，须用炙草以补中气也。少阴病不可强发汗，发汗，口鼻眼目出血。为难治矣。

论少阴里病不可汗

90. 少阴病，脉细沉数，病为在里，不可发汗。（原文285）

彭子益：脏阴病，里阳微，故忌发汗以散阳气。脏病只宜温寒，不宜发汗。上章麻黄，兼表证也。

黄元御：少阴病，发热脉沉，犹可微汗，若身无发热，而沉兼细数，此为病已在里，不可发汗。盖火旺土燥，寒水不能独盛，水盛而寒作者，由火土俱败也。再汗之以泻阴中丝微阳根，则纯阴而无阳，大事坏矣，故不可汗。少阴脏病连经者二章，麻黄附子二方是也。自此章之下，悉是脏病，并无一字言经病者。脏寒水动，乃可曰少阴病，若五日经传少阴，未入肾脏，少阴诸里证丝发未形，而其时三阳、太阴经证俱在，何得曰少阴病乎！曰少阴病者，少阴盛极，独自为病也。阳明、三阴俱同。（少阴四）

郑钦安：少阴为蛰藏之府，原不在发汗之例，当审其协火而动，与协水而动，二者之间，便得用药之妙也。若协火而动，汗之则亡阴，协水而动，汗之则亡阳，不可不知。（少阴下二）

91. 少阴病，脉沉者，急温之，宜四逆汤。（原文323）

彭子益：申上章阴脏不可发汗之意。

黄元御：阳消阴长则人衰，阳虚阴旺则人病，阳绝阴孤则人死。阳盛于火，阴盛于水，火性浮而水性沉。少阴水脏，病见沉脉，则经阳卸事，脏阴司权，死机攸伏，法当急温，宜用四逆。迟则水动寒作，死证蜂生，温之无及矣。

肾水有泻而无补，凡人之死，死于水寒之盛也，仲景《伤寒》少阴但有泻水补火之法，而无泻火补水之方。其余六经，以及《金匮》杂证，泻火则有之，补水则未有。后世庸愚妄谬，乃有泻火补水之法。俗子腐生，群而效之，著作纷纭，以为天下万世祸。今日遂成海内恶风，江河日下，不可挽也。（少阴五）

郑钦安：少阴而见脉沉，里寒甚已，法宜急温以扶阳，庶可免危亡之祸。（少阴上十七）

92. 少阴病，咳而下利，谵语者，被火气劫故也，小便必难，以强责少阴汗也。（原文284）

彭子益：火气发汗伤津，热药亦火气之类也。

黄元御：少阴寒水之脏，下利则有之，不应谵语，咳而下利，谵语者，此被火气逼劫发汗，耗其心液，阳随汗泄，神明惑乱故也。其小便必难，以少阴阳弱，不宜发汗，火逼劫而强责之，泻其血中温气，湿旺木郁，不能疏泄也。（少阴八）

郑钦安：下利、谵语而咳，在阳明为胃火攻劫所致，在少阴为强责其汗，血液被夺，以致阴亏而火旺，亦有此候。（少阴下四）

93. 少阴病，但厥，无汗，而强发之，必动其血，未知从何道出。或从口鼻，或从目出者，是名下厥上竭，为难治。（原文294）

彭子益：下则阳厥，上则阴竭，故为难治。

黄元御：汗生于血而酿于气，譬之釜水腾沸，气蒸为露也。少阴病，气虚血寒，但有厥逆而无汗，而强发之，必动其血。血之所以不上溢者，气敛之也。气根于水，强发其汗，泻其阳根，卫虚不敛，营血失统，上走七窍。未知从何道而出，或从口鼻，或从目出，是名下厥上竭，最为难治。以阴盛于下，阳盛于上，下之阴盛，故见厥逆，上之阳盛，故见血

脱。血中温气，绝根外亡，则阳竭矣。（少阴九）

郑钦安：少阴病，厥亦已重矣，无汗则幸矣，而强汗之，是逼阳于外，血即不动亦动矣。血或从上从下，原不可定，此名曰厥上竭下为难治，确乎不爽。（少阴下六）

94. 少阴病，脉微，不可发汗，亡阳故也。阳已虚而尺脉弱涩者，复不可下之。（原文286）

彭子益：发汗能亡阳，下亦能亡阳。

黄元御：阳虚故脉微，脉微发汗，则阳根亦亡，是以不可发汗。阳气已虚，而尺脉弱涩者，则血中之温气非旺，复不可下之也。（少阴十）

郑钦安：脉既微，本非可汗之证，汗之必亡阳，故曰不可发汗；阳已虚，而尺脉又见涩，涩为血少，更不可以言下，此系根本之地，明示人汗、下之非法，当慎之也。（少阴上七）

厥阴肝脏病

厥阴肝脏病之温法

95. 伤寒，脉促，手足厥逆者，可灸之。（原文349）

彭子益：肝脏阳微，不能四达，故脉促肢冷。

黄元御：阳为阴格，不得下达，故脉见促象。阴盛中寒，四肢失温，故手足厥逆。宜灸之，以助阳胜阴也。（厥阴十四）

郑钦安：脉促、厥逆，系阴寒阻滞之征，灸之是祛阴散寒之意；理实可从，不易之论也。（厥阴中三）

96. 干呕，吐涎沫，头痛者，吴茱萸汤主之。（原文378）

彭子益：肝胆俱寒，胃阳亦败，阳微阴逆，现证如此。

黄元御：胃气上逆，浊阴涌泛，则生干呕。胃逆肺阻，清气埋郁，则化痰涎。胃逆而胆火升炎，津液涌沸，则沫生焉，譬犹汤沸而沫起也。胃逆而浊阴升塞，头上气滞，故痛生焉。是少阳、阳明之病，而见之厥阴者，肝胆同气也。缘肝脾寒陷，故胆胃冲逆如此．宜吴茱萸汤，参、甘，补中而培土，茱、姜，温寒而降逆也。（厥阴二十六）

郑钦安：呕吐涎沫，而巅顶痛者，则是厥阴头痛无疑，何也？厥阴脉会顶巅故也。条内只言一头痛，夫头痛六经皆有，不将巅顶指出，则厥阴之证，尚属含糊，主以吴茱萸汤，一定不易之法。（厥阴下九）

97. 病者手足厥冷，言我不结胸，少腹满，按之痛者，此冷结在膀胱关元也。（原文340）

彭子益：此木气寒由于水气寒之证也。

黄元御：病人手足厥冷如前，而言我不结胸，其心下不满，而小腹则满，按之觉痛者，此冷气结在膀胱关元之间也。关元，任脉穴，在脐下三寸，小肠之募．足三阴之会也，此推广上章之义。上章病在胸中，此章病在少腹。（厥阴十七）

郑钦安：四肢厥，而无热形可征，则为阴盛无疑，寒结于下，未在中上，故不结胸，而独在小腹，故痛亦在小腹也。（厥阴上十九）

治水之法

98. 伤寒，厥而心下悸者，宜先治水，当与茯苓甘草汤，却治其厥，不尔，水渍入胃，必作利也。（原文356）

彭子益：水气阻格心气下降之路，心气不降故悸。此一章，论治水之法。如不先治水，而用温药治厥，水被温药蒸迫入胃，故必作利。

黄元御：厥逆而心下悸动者，此内有水气，盖水饮停留，阻经脉往来之路，木郁风作，故心下动悸。宜与茯苓甘草汤，先治其水，停水既去，却治其厥。不然，水饮渍入胃脘，必作利也。（厥阴十九）

郑钦安：按厥而心下悸者，寒水凌于心下也，此以茯苓甘草汤，与理颇是，但其力薄，恐不胜任，莫若用苓桂术甘汤，重加附子为妥。（厥阴中六）

论厥阴脏病生死的关系

99. 呕而脉弱，小便复利，身有微热，见厥者难治，四逆汤主之。（原文377）

彭子益：呕则上逆，尿利则下脱，脉弱又厥，故难治。

黄元御：呕而脉弱，小便复利，身有微热，胃气之虚，小便复利，肾气之虚。少阴病，小便利，色白者，少阴病形悉具，以其肾阳之虚也。肾司二便，寒则膀胱失约，故小便自利。《素问·脉要精微论》：水泉不止者，是膀胱不藏也。里阳虚败，加以身有微热而厥逆者，则孤阴内盛而微阳外格，故为难治。宜四逆以回里阳也。（厥阴二十九）

郑钦安：呕而脉弱，虚寒上逆也；小便复利，身有微热，真阳有外亡之机也；更加以厥，阴盛阳微也。故为难治，此际非大剂四逆不可。（厥阴下八）

100. 发热而厥，七日下利者，为难治。（原文348）

彭子益：阳越于外，又灭于内，七日下利，阳难复矣。

黄元御：发热而见厥逆，阴盛而阳不归也。至于七日之久，是微阳来复之时，而又见下利，则里阳败泄，难望其复，故为难治。（厥阴三十）

郑钦安：发热而厥，乃阳厥之征，务要察其人果现有热象可凭，即照阳厥法治之。至七日下利，是邪盘踞不欲下趋，热与厥不退，故曰难治。若下之而利，热退厥回，即是生机；下之而不利，厥不回，方为难治。（厥阴上十七）

论厥阴阳亡死证

101. 伤寒发热，下利至甚，厥不止者，死。（原文345）

彭子益： 阳越于外，又绝于内，故主死也。

黄元御： 发热而下利至甚，里寒外热，阳气不归也。而厥逆不止，则土败阳绝，而无来复之望，必主死也。（厥阴三十一）

郑钦安： 发热下利至甚，将脱之兆，况加以厥而不回，焉得不死。（厥阴上十六）

102. 伤寒六七日，不利，便发热而利，其人汗出不止者，死。有阴无阳故也。（原文346）

彭子益： 七日来复之期，忽然发热，下利，汗多，阳亡矣。

黄元御： 六七日，正传厥阴之时，从前不利，六七日间，便发热而利，脏中之温气内泄，其人汗出不止者，经中之温气外亡，如是必死。以其表里之阳皆脱，有阴无阳故也。（厥阴三十二）

郑钦安： 六七日不利，至发热而利，里已通矣，里通表畅，发热亦是病解之机。但其人汗出不止为可虑，可虑者，汗出亡阳，不止，是阳无所附，脱离即在转瞬，不死何待？（厥阴上十八）

103. 伤寒，发热下利厥逆，躁不得卧者死。（原文344）

彭子益： 躁不得卧，阳气脱根，阳脱外散，故发热也。

黄元御： 发热下利，而见厥逆，阴盛而阳气不归，加以躁不得卧，则微阳绝根而外脱，死不可医也。（厥阴三十三）

郑钦安： 发热下利，乃阴阳欲脱之征，何也？发热者，阳竭于上也；下利者，阴竭于下也。其人苟未见厥逆、躁，尚未得以脱论，此以断为脱者，正于厥、躁论之也。（厥阴上十五）

104. 伤寒六七日，脉微，手足厥冷，烦躁，灸厥阴，厥不还者，死。（原文343）

彭子益：七日当阳气来复之期，厥不还，阳不复也。

黄元御：六七日，病传厥阴之时，脉微欲绝，手足厥冷，是当归四逆之证。而加以烦躁，则微阳欲脱。灸厥阴经穴，以复其阳。而厥冷不回，则阳已绝根，必死不救也。（厥阴三十四）

郑钦安：脉微而厥，乃阳衰阴盛之征，迫至烦躁，上下有不交之势，灸厥阴，原正所以扶阳御阴也。阳回即是生机，不还即是死机，不易之理也。（厥阴上十四）

105. 下利，手足厥冷，无脉者，灸之不温，若脉不还反微喘者，死。（原文362前段）

彭子益：中气消灭，故见微喘。

黄元御：下利，厥冷无脉，灸之，厥不温与脉不还，是纯阴无阳，而反微喘者，则气不归根，必死无疑也。（厥阴三十五）

郑钦安：下利厥冷无脉，阳将尽也，灸之而温，阳回也。灸之不温，反见微喘者，阳将脱也，不死何待？（厥阴中十二）

106. 下利后脉绝，手足厥冷，晬时脉还，手足温者，生，脉不还者，死。（原文368）

彭子益：晬时，一周时也。

黄元御：利后脉绝，手足厥冷，阳欲断矣。晬时脉还，手足温者，经阳来复，中气渐回，如此则生。脉不还者，阳绝不复，死无望也。（厥阴三十六）

郑钦安：脉绝，手足厥冷，有时脉还，手足温，阳尚未亡也；若脉不还，阳已尽矣，故知其必死。（厥阴中十三）

107. 伤寒，下利日十余行，脉反实者，死。（原文369）

彭子益： 下利脉，当微弱，阳亡不能运化则脉实。

黄元御： 下利日十余行，气泄阳虚，而脉反实者，是胃气已绝，而厥阴之真脏独见也，必死。

《素问·平人气象论》：人无胃气曰逆，逆者死，平肝脉来，软弱招招，如揭长竿末梢，曰肝平，春以胃气为本。病肝脉来，盈实而滑，如循长竿，曰肝病。死肝脉来，急益劲，如新张弓弦，曰肝死。玉机真脏论：诸真脏脉见者，皆死不治也。五脏者，皆秉气于胃，胃者，五脏之本也。脏气者，不能自致于手太阴，必因于胃气，乃至于手太阴也。病甚者，胃气不能与之俱至于手太阴，故真脏之气独见。独见者，病胜脏也，故曰死。（厥阴三十七）

郑钦安： 下利之脉，大半微细，今见脉实，是脉不合病，邪甚正虚，恐难获效，故决其死也。（厥阴中十六）

论厥阴死证系误于医药者

108. 伤寒五六日，不结胸，腹濡，脉虚，复厥者，不可下。此为亡血，下死。（原文347）

彭子益： 腹濡为中虚血寒，故下之即死。

黄元御： 五六日，正传厥阴之时，不结胸，而腹亦濡而不满，此内无冷结也。但脉虚而厥逆者，不可下也，此为亡血，下之则死。盖血中温气，所以充经络而温肢节，营血虚寒，故肢冷脉虚也。（厥阴十八）

郑钦安： 脉微而厥，明明阴盛，而非阳盛也。阳盛始能伤血，血伤故不可下，今所见者，阳虚的候，非阴虚的候，何所见而为亡血乎？余甚不解。（厥阴上二十）

109. 伤寒脉迟六七日，而反与黄芩汤彻其热，脉迟为寒，今与黄芩汤，复除其热，腹中应冷，当不能食，今反能食，此名除

中，必死。（原文333）

彭子益：中气将亡，反能食者，胃气动也，动则散矣。

黄元御：伤寒脉迟，是阳虚之证，六七日间，阴气愈旺，乃见其外热，而反与黄芩汤，以彻其热。脉迟为内寒，今与黄芩汤复除其热，腹中应冷，当不能食，今反能食，此名除中，以寒凉败其中气，中气除根，而居膈上。虽暂时能食，顷则上脱，必主死也。（厥阴九）

郑钦安：按迟则为寒，其理明甚，而反与黄芩汤，是失其治也。失其治，病人应不能食，乃其常，今反能食，是反其常，反其常者死，此名为除中。除中者，胃阳暴露，如灯光之火，欲灭而骤明，转瞬即灭也。（厥阴上六）

论厥阴阳复不死证

110. 下利，脉沉弦者，下重也，脉大者为未止，脉微弱数者为欲自止，虽热，不死。（原文365）

彭子益：发热不兼下利厥躁者，此发热为阳复。

黄元御：下利而脉沉弦者，肝木郁陷而后重也。设其脉大者，是利亡肝脾之阳，枯木贼土，利为未止。是即当归四逆证之浮革。若脉微弱数者，是脾阳欲复，肝邪将退，为欲自止，虽外见发热，然续将自还，不至死也。（厥阴三十八）

郑钦安：下利一证，原有因寒、因热、因湿、因膀胱失职、因中虚、因饮食、种种不一，总要认证分别阴阳实据，学者一见，自有定法，若只见一脉而论证，未免不恰。况脉只数十端，而病有千万，何得只凭脉一端立法？仲景当不若此，定有遗误。（厥阴下二）

论厥阴脏病阳复病解证

111. 下利，脉沉而迟，其人面少赤，身有微热，下利清谷

者，必郁冒汗出而解，病人必微厥。所以然者，其面戴阳，下虚故也。（原文366）

彭子益：面赤微热，阳气上盛，下利清谷，阳气下虚，汗出则上下和平，故厥病解。

黄元御：下利而脉沉迟，阴盛之诊，脉法：沉为在里，迟为在脏是也。乃其人面少赤，身有微热者，是脾阳欲复，为阴邪郁遏于皮腠，不能透发，故外见热赤也。然阳郁欲发，必不终陷，顷将神透重阴，汗出而解。但余阳孤弱，未能遽突重围，难免怫郁昏冒，而后外达皮毛耳。方其郁冒将解之时，病人必当微厥。所以然者，其面之少赤，是谓戴阳，戴阳者，阳根微弱而下虚故也。是即少阴通脉四逆汤证，而此则阳复而能解者也。（厥阴三十九）

郑钦安：下利清谷，脉现沉迟，其里寒甚矣。况面戴赤，身有微热，诚元阳外越之候也。原文以为郁冒汗出解，脉证不符，大非确论。此证所幸者未出汗，阳尚在躯壳，可招而回，今既汗出，则阳露于外，诚死机也。既知面赤下虚，何得妄云"汗出而解"？仲景当不说此。（厥阴中十）

112. 下利，脉数，有微热，汗出令自愈。设复紧，为未解。（原文361）

彭子益：脉数得汗，阳气通调，脉复紧，阳仍未通也。

黄元御：下利脉数，而有微热，阳欲复也，一见汗出，则阳气外达，利将止矣，可令自愈，不须治也。设脉复紧，则阴邪外闭，阳陷而不升，为未解也。（厥阴四十）

郑钦安：下利脉数，有微热汗出，是气机鼓动，有上升之机，故不利可自愈；设脉紧，紧为寒邪，寒伏于内，故为未解。（厥中十七后段）

注：郑钦安将此条与原文360、367一起做解，此处选其解后段。

阳明胃腑病

论阳明腑病之外证

113. 问曰：阳明病外证云何？答曰：身热，汗自出，不恶寒反恶热也。（原文182）

彭子益：汗自出，反恶热，胃家阳实之现象。

黄元御：里热外发，则身热。热气熏蒸，则汗自出。汗出表解，但热无寒，故不恶寒，反恶热。此后全是内热为害，与外寒无关也。（阳明三）

郑钦安：太阳证，发热恶寒，惟阳明病发热不恶寒，以此别之。（阳明上五）

114. 问曰：病有得之一日，不恶热而恶寒者，何也？答曰：虽得之一日，恶寒将自罢，即自汗出而恶热也。（原文183）

彭子益：胃家阳实，故恶寒之表证易罢。

黄元御：得阳明病之一日，太阳表证未罢，则犹见恶寒，以胃热未盛故也，迟则胃热隆盛，孔窍蒸泄，恶寒将自罢，即自汗出而恶热也。（阳明四）

郑钦安：发热恶寒，太阳证也，而云阳明，是太阳之寒邪已至阳明，而寒邪尚未化尽耳。若化尽，转瞬即独发热不恶寒，而为阳明之本证也。时称瘟疫独发热不恶寒，仍是一阳明证也。时书纷纷聚讼，以为仲景只知有伤寒，而不知仲景之阳明证，即温热之柱脚也。（阳明上七）

115. 问曰：恶寒何故自罢？答曰：阳明居中，主土也，万物所归，无所复传，始虽恶寒，二日自止，此为阳明病也。（原文184）

彭子益：阳明病胃阳实，乃胃家自病。经文"传"字，含意甚多，详传经篇。

黄元御: 感伤三阳则为热,传之三阴则为寒,以阳盛于腑,阴盛于脏,腑病则热,脏病则寒也。感证一传胃腑,则胃热日增,不复再传三阴而为寒。缘阴盛之人,三阳方病于外,三阴即应于中,传阴则后之恶寒无有止期,此但入三阴为寒,不入胃腑为热者也。阳盛之人,太阳被感,腑热郁生,其始热未极盛,犹见恶寒,俟至二日,热盛之极,气蒸汗泄,则恶寒自止,此但入胃腑为热,不入三阴为寒者也。

阳盛则生,阴盛则死,阴莫盛于太阴,阳莫盛于阳明。病入三阴,死多生少,虽用姜附回阳,难保十全无失,最可虑也。一传胃腑,则正阳司气,三阴无权,万不一死,至为吉兆,俟其胃热盛实,一用承气攻下,自无余事。阳贵阴贱,正为此也。(阳明五)

郑钦安: 恶寒将自罢者,是这太阳之寒邪,至阳明地界,阳明主燥,乃多气多血之府,邪至而从燥化,则寒变为热,遂不寒,而独发热也。(阳明上八)

116. 伤寒,脉浮而缓,手足自温者,是为系在太阴。太阴者,身当发黄,若小便自利者,不能发黄。至七八日,大便硬者,为阳明病也。伤寒转系阳明者,其人濈濈然微汗出也。(原文187、188)

彭子益: 此借太阴以证阳明。脉缓肢温,太阴阳明所同。阳明则缓而实,便硬汗出,太阴则否。

黄元御: 太阳伤寒,阳旺则传阳明,阴旺则传太阴。若脉浮而缓,手足自温,是阳明、太阴所同,且以系之太阴。然太阴身当发黄,缘湿土被郁,必见黄色。虽脾胃俱有黄证,而胃之发黄,乃太阴湿土所传也。若小便自利者,则湿去,又不能发黄。太阴、阳明,何从别之?必验之大便,太阴之大便自利,阳明之大便则硬。至七八日,大便硬者,此为阳明病也。又,太阴无汗,伤寒转系阳明者,其人濈濈然微汗出也。此与太阴至

七八日，暴烦下利条，彼此互文。（阳明七）

郑钦安：缓脉，乃太阴之本象，此以为当发黄，吾甚不解。夫缓为胃气，不主于病，取其兼见，方可论病。又曰：小便利者不发黄，全未见有胃家遏郁病情，而独曰小便利者不发黄，皆非正论。即谓太阴转属阳明，其脉必不得以缓论，即见大便硬，当下之证，定有一翻先数日脉缓，后忽见实、大、洪、数之脉，乃为合法。（阳明下六）

论阳明胃腑病之来路

117. 问曰：何缘得阳明病？答曰：太阳病若发汗，若下，若利小便，此亡津液，胃中干燥，因转属阳明。不更衣，内实，大便难者，此名阳明也。（原文 181）

彭子益：胃阳原来偏旺，津伤燥结，则内实便难。

黄元御：阳明病，来自太阳者多，少阳者少。阳盛之人，太阳病感，汗、下、利水，亡其津液，以致胃中干燥，因而转属阳明。燥热内实，大便坚硬，此名为阳明也。（阳明九）

郑钦安：此由太阳病，因汗、吐、下后津液大伤，胃中干燥，遂成内实，不更衣，大便难之症作，故称之曰阳明病，的确不易。（阳明上六）

118. 本太阳病，初得时发其汗，汗先出不彻，因转属阳明也。（原文 185 前段）

彭子益：胃阳原来偏旺，故表气郁，胃阳则实。若表病汗解，里阳即不偏实。

黄元御：太阳病，汗出透彻，则表解而里气亦达。若汗出不彻，表邪未解，腑热郁生，因而转属阳明也。（阳明十）

郑钦安：太阳病，本应汗解，汗发不透，是寒邪阻滞气机，逆而不出，遂传至阳明，而成阳明证也。（阳明上九）

119. 问曰：病有太阳阳明，有正阳阳明，有少阳阳明，何谓也？答曰：太阳阳明者，脾约是也。正阳阳明者，胃家实是也。少阳阳明者，发汗利小便已，胃中燥，烦热，大便难是也。（原文179）

彭子益：太阳发汗多，津液伤，则肠胃约结，为脾约。胃家实，乃阳明实证。来自荣卫与少阳，皆虚证也。

黄元御：阳明之病，或自太阳传来，或自少阳传来，或由本经自入。自太阳来者，谓之太阳阳明。太阳阳明者，小便数而大便难，膀胱津涸，脾胃失润，因而脾气约结，粪粒坚小也。本经自入者，谓之正阳阳明。正阳阳明者，胃家阳实，不俟别经之传，一有表邪外郁，腑热自发也。自少阳来者，谓之少阳阳明。少阳阳明者，发汗利水，胆液枯槁，因而胃中燥热，大便艰难也。太阳阳明者，寒水之枯，少阳阳明者，相火之旺，正阳阳明者，燥金之盛也。（阳明八）

郑钦安：太阳之邪未尽，而传至阳明，如桂枝汤加葛根之属，与脾约汤之属是也。正阳阳明者，太阳之邪传至阳明，随燥而化为热邪，绝无一毫太阳寒气，而胃独受其邪，则为之正阳阳明，所云胃家实是也。少阳阳明者，是阳明之邪半入少阳地界，两经之提纲病情互见，故为少阳阳明，如两胁满而不大便是也。（阳明下三）

论阳明腑病初成之微下法

120. 阳明病，不吐不下，心烦者，可与调胃承气汤。（原文207）

彭子益：不吐不下，津液未伤。心烦，乃胃家实之渐。

黄元御：不因吐下，而心烦者，胃阳原盛，所谓正阳阳明也。燥土耗伤津液则烦，心烦即谵语之根，甚则谵语，此亦大承气之初证也。（阳明二十四）

郑钦安：邪至阳明，未经吐下，但心烦者，此以承气汤主之，是以为

热伏于内也。余谓心烦故似热象，有胃液被夺，不能输津液于心肾者，不得一例论之，统以承气为是。（阳明中十五）

121. 太阳病，若吐，若下，若发汗后，微烦，小便数，大便因硬者，与小承气汤，和之愈。（原文250）

彭子益："和"字之意，乃调和，非泄下，服后便软为和。表证已罢，乃可用小承气汤。

黄元御：吐、下、发汗，伤其津液，微觉心烦，小便数行，大便因硬者，此将来之大承气证。宜早以小承气汤和之，即愈也。（阳明二十三）

郑钦安：汗、吐、下三法，无论何法，皆是损元气，亡津液之道，津液伤，则燥气立作，故有微烦，二便数、硬之症，与以小承气，和其胃气，除其烦热，其病自已。（阳明上十一）

122. 阳阴病，脉迟，虽汗出不恶寒者，其身必重，短气，腹满而喘，有潮热者，此外欲解，可攻里也，手足濈然汗出者，此大便已硬也，大承气汤主之；若汗多，微发热恶寒者，外未解也，其热不潮，未可与承气汤；若腹大满不通者，可与小承气汤，微和胃气，勿令至大泄下。（原文208）

彭子益：此"迟"字乃缓象，阳明之缓有实象，非虚缓。但有恶寒，即是表证尚在，未成阳之据。

黄元御：阳明病而见脉迟，是湿旺之诊。虽汗出，不恶寒者，表证已解，然而里热未成。以其土湿也，其身必重浊濡滞。迨至胃热已盛，燥夺其湿，肺腑壅遏，短气，腹满而喘，有潮热者，此外证已欲解，可攻里也。再验其手足，濈然而汗出者，此胃热盛实，大便已硬也，宜以大承气泻之。盖四肢秉气于胃，胃寒则四肢厥冷，胃热则四肢气蒸汗泄，故手足汗出，是为胃热之极，大便硬也。若汗虽多，扰微发热而恶寒者，外未解也，不可攻里。即外已解，而其热不潮，尚非可下之时，未可与承气汤。

若腹中大满不通者，急不能待，可与小承气汤，微和胃气，通其大满而止，勿令大泄下也。(阳明二十二)

郑钦安： 阳明主脉大，脉迟者，里有寒也。虽汗出不恶寒，因属内热之征，而汗出与身重、短气、腹满而喘观之，证属少阴，而非阳明，即汗出不恶寒一端，务要果有舌黄、干渴、饮冷、大热，方可称阳明的证，再加以日晡潮热，与手足濈然汗出，大便已硬，则大承气乃为的候。若汗多、微发热、恶寒，则又属太阳之邪未解，又当表之，故曰其热不潮，未可与承气，足以见用药之大有分寸，即腹满大便不通，又当审其轻重而斟酌于大小之间，勿令大泄，可见用药之非易也(阳明中八)

论阳明便硬，因津液被伤之虚证

123. 阳明病，自汗出，若发汗，小便自利者，此为津液内竭，虽硬不可攻之，当须自欲大便，宜蜜煎导而通之。若土瓜根及与大猪胆汁，皆可为导。(原文233)

彭子益： 凡下证，总要胃家实，此乃肛门燥结而已。

黄元御： 本自汗出，若又发其汗，或小便自利者，此为津液内竭，非胃热土燥可比，大便虽硬，不可攻之，当须自欲大便，结而不下，宜蜜煎导而通之，若土瓜根土瓜根汁，入少水，筒吹入肛门，大便立通。及与大猪胆汁，皆可为导也。(阳明二十六)

郑钦安： 汗自出，与小便自利，二者皆是大伤津液，故大便虽鞭者，不可攻之，俟其津液自回，亦可自便。此以蜜导法治之，亦切要之法，此又与热结者，不可同法也。(阳明中七)

方33 蜜煎导方

蜜大半杯

铜器煎之，令凝作梃，长二寸，大如指，内谷道中，欲便时去之。

【方解】黄元御： 阳明腑证，热蒸汗发，表邪尽解，无庸再汗。医见其烦躁不清，以为表邪未退，重发其汗，或自汗已多，而小便又利，凡诸津液亡失，皆令大便干硬。但此阴液既亏，阳气亦弱，虽有燥矢，未可攻下。若其欲硬不能，当用蜜煎导法、猪胆汁方，润而通之。如水利土燥而脾气约结，粪粒坚小难下者。宜以麻仁丸润其燥涩，破其滞气也。

彭子益： 阳明腑病，大便燥结，胃中并无实证，此乃发汗伤津，尿多伤津，津液内竭，不可攻下大便。应用蜜煎导法，蜜入肛门直肠吸收蜜之润气，自然大便得下。

方34 猪胆土瓜根汁方

大猪胆一枚或土瓜根汁

泻汁，和醋少许，灌谷道中，时顷便出。

【方解】黄元御：（其解在蜜煎导方）

彭子益： 此方较蜜煎导方寒，津液内竭，脉较有力者，适用之，否则灌入肛门之后，直肠吸收而上，亦能寒胃也。

124. 跌阳脉浮而涩，浮则胃气强，涩则小便数，浮涩相搏，大便则难，其脾为约，麻仁丸主之。（原文247）

彭子益： 胃家阴液伤，不能下降，则阳强而上浮。

黄元御： 阳明胃经，自头走足，行于足跌，动脉曰冲阳，故名跌阳。阳盛则脉浮，浮则胃气强壮也。血虚则脉涩，涩则风木疏泄而小便数也。浮涩相合，土燥水枯，大便则难，其脾气约结而粪粒坚小。此太阳阳明之证也。八章：太阳阳明者，脾约是也。宜麻仁丸，麻仁、杏仁润燥而滑肠，芍药、大黄清风而泻热，厚朴、枳实行滞而开结也。（阳明二十七）

编者注：原文246、247郑钦安未录，此二条，舒驰远《再重订伤寒集注》具载，郑氏《伤寒恒论》缺之。但舒氏亦疑此两条非仲景原文，而为叔和录入，有矛盾。或为郑氏不录此二条之原因。

编者按：本条论述脾约的脉证和治法。浮为阳脉，胃为阳土，胃气亢盛则脉应之而浮，以此可知本证胃热亢盛。涩则小便数，涩为阴脉，脾为阴土，脾津不足不能充盈脉道故见脉涩。此处阴津不足不是由于燥热内盛损伤所致，而是脾的输布津液功能失调，使津液偏渗膀胱而小便数；涩是因为津液偏渗的结果；大便硬则是因为胃强脾弱，脾不能为胃行其津液而致。

本证无潮热、谵语、手足无濈然汗出、烦躁、腹满硬痛等症，与阳明腑实证的承气汤证不同：承气汤证与本证病位均为糟粕内停，症状上都有不大便，但承气汤证为热与燥屎结于大肠，而本证为津伤肠燥，糟粕内停；症状上，承气汤证有腹胀满疼痛，发热濈濈然汗出等里实证，而本证为不大便十余日而无所苦。

方35　麻仁丸方

麻子仁二升　芍药半斤　枳实半斤（炙）　大黄一斤（去皮）　厚朴一尺（炙，去皮）　杏仁一升（去皮尖，熬，别作脂）

上六味，蜜和丸，如梧桐子大，饮服十丸，日三服，渐加，以知为度。

【方解】黄元御：（其解在蜜煎导方）

彭子益：蜜煎导、猪胆汁土瓜根汁，此燥在肛门之方。若肛门与肠中皆燥，而又无燥之实证者，须麻仁丸，麻仁杏仁以温润之，芍药以寒润之，又兼小承气汤以轻荡之。每服只梧子大之十小丸，轻缓极矣。

125. 阳明病，本自汗出，医更重发汗，病已瘥，尚微烦不了了者，此必大便硬故也。以亡津液，胃中干燥，故令大便硬。当问其小便日几行。若本小便日三四行，今日再行，故知大便不久出；今为小便数少，以津液当还胃中，故知不久必大便也。（原文203）

彭子益：便硬则阳热偏盛，故烦，虽烦，胃家并不实。问小便关系大，如不问而用承气则坏矣。此"数"字乃数目之"数"。

黄元御：本自汗出，又重发其汗，热随汗泄，病已瘥矣，尚微烦而不了了者，此过汗亡津，胃中干燥，大便必硬。当问其小便一日几行，若小便前多而今少，则大便必不久出，以津液还入胃中，肠胃滋润故也。（阳明二十五）

郑钦安：此由过汗伤及津液，已致胃燥失润，问其小便尚利，津液未竭，故知其不久必便也。（阳明中六）

126. 脉浮而芤，浮为阳，芤为阴，浮芤相搏，胃气生热，其阳则绝。（原文246）

彭子益：浮为阳盛，芤为阴虚。绝乃绝对，非绝灭也。

黄元御：浮者，阳盛而不藏也。芤者，阴虚而内空也。外实中空，谓之芤。浮芤相合，阳亡阴枯，是以胃气生热，其阳独绝而无伦也。（阳明四十三）

编者注：郑钦安此条未录（见本章12），本条分析胃热津亏证。芤脉为阴脉，其轻取浮大，重按中空，形似葱管，为阴血不足，阳气浮盛之象，其治疗应参照原文247条之麻仁丸方。

127. 脉阳微而汗出少者，为自和也；汗出多者，为太过。阳脉实，因发其汗出多者，亦为太过，为阳绝于里，亡津液，大便因硬也。（原文245）

彭子益：阳实又多汗，故阳绝对，然非胃家实之实。

黄元御：脉阳微寸为阳。而汗出少，是阳不亢而津未耗，故为自和。阳脉实而汗出多，是阳既亢而津又泄，故为太过。阳绝于里者，极盛而无其匹也。（阳明四十二）

郑钦安：论阳明而见脉微，汗出少为自和者，邪衰之征也；汗出多为太过者，又虑阳之外亡也。阳脉实，因发其汗，出多者，亦为太过，太过则津液太亏，大非吉事，故原文谓阳绝于内者，明明言汗之太过也，汗出则阳必与之俱出，而津液有立亡之机，大便因硬之所由生，而危亡之机，亦于此见也。（阳明上四）

128. 伤寒四五日，脉沉而喘满，沉为在里，而反发其汗，津液越出，大便为难，表虚里实，久则谵语。（原文218）

彭子益：沉满为里实，发汗则表虚，久则屎燥，故谵语。

黄元御：热在里，则脉沉。胃气壅遏，则肺阻而为喘，气滞而为满。

误汗亡津，表阳虚而里热实，久则神气烦乱，而为谵语。（阳明三十二）

郑钦安：邪原在里，而反汗之，其误已甚，汗出则津液外越，津液外行，自然胃燥而大便亦与之俱燥，便所以难也，里分邪实，无怪乎谵语也。（阳明中二十一）

129. 汗出，谵语者，以有燥屎在胃中，此为风也。须下者，过经乃可下之，下之若早，语言必乱，以表虚里实故也。下之则愈，宜大承气汤。（原文217）

彭子益：风，乃本身木气疏泄之气，言汗出伤胃津液也。过经，过六日。下之则愈二句，接"为风也"三字读，便明显。

黄元御：汗多耗其胃津，糟粕失润，结为燥屎，阻塞胃气，胃热不泄，消耗心液，故作谵语，此为木燥而风生也。胃热宜下，俟六日之外，已过经期，而后下之。下之若早，里热未实，语言必乱，而为郑声。以其汗多津亡，表虚里实，经中清气不敌腑中邪火之旺，原有谵语之根，里实未至，而遽下之，故实家之谵语，变为虚家之郑声也。（阳明三十三）

郑钦安：既称汗出谵语，明是内热胃燥而有燥屎也。何得以风名之乎？又曰下之早，而语言必乱，乱亦谵语之属也，何必强名之乎？总之此病乃为里实证，故下之可愈。（阳明中二十三）

论阳明便硬，先硬后溏之虚证

130. 阳明病下之，心中懊憹而烦，胃中有燥屎者，可攻。腹微满，初头硬后必溏，不可攻之。若有燥屎者，宜大承气汤。（原文238）

彭子益：不可攻为主，必潮热，满痛，拒按，乃可攻也。腹微满上加"若仅"二字读，便明显。

黄元御：下之而心中懊憹而烦，胃中有燥屎者，可再攻也。平人燥屎俱在大肠，阳明病，热盛津枯，糟粕在胃，已成结燥，不须至肠，故曰胃

中有燥屎。内无燥屎，胃气未至郁遏，故腹不大满也。（阳明三十五）

郑钦安： 阳明下后，而懊忄农心烦者，热邪未去，而扰攘太甚也。胃中尚有燥矢者，下之而结热未净也。燥者可攻，里实也；先硬后溏者，不可攻，里虚也。此处就是认证眼目，用药法窍，学者宜细求之。（阳明中十三）

131. 得病二三日，脉弱，无太阳柴胡证。烦躁，心下硬，至四五日，虽能食，以小承气汤少少与，微和之，令小安。至六日，与承气汤一升。若不大便六七日，小便少者，虽不受食，但初头硬，后必溏，未定成硬，攻之必溏。须小便利，屎定硬，乃可攻之，宜大承气汤。（原文251）

彭子益： "太阳" 二字，疑系 "少阳" 二字，无少阳而心下硬，故宜和。能食为无燥屎，然烦躁，心下硬，亦须和之。不能食为有燥屎，然尿少，但初硬后必溏也。心下硬为少阳证，详少阳中。

黄元御： 得病二三日，脉弱而无太阳、少阳表证，乃烦躁而心下硬满，是非少阳之证，而实阳明之证也。盖胆胃之经，自头走足，悉由胃口下行，少阳病则以甲木而迫戊土，阳明病则以戊土而遏甲木，经气不降，痞结胃口，皆有心下硬满之证。而此则无少阳表证，而见烦躁，故定属阳明，而不关少阳也。至四五日，虽犹能食，然腑邪已成，可以小承气汤，少少与和之，令其烦躁少安。至六日，邪实之时，与承气汤一升以利之，则腑热泄矣。若不大便六七日，计期可下，而小便少者，则大便必不硬。便硬肠结，胃热不得下泄，浊气熏冲，必不能食。此证虽不能食，然胃非干燥，其大便初头结硬，阻浊气下泄之路，故不能食，其后必是稀溏，未至结硬，而遽攻之，必成溏泄。须小便利后，津亡土燥，屎定全硬，乃可攻之，宜大承气汤也。（阳明二十八）

郑钦安： 此条既称脉弱，无太阳柴胡证，即见烦躁，心下硬，焉知非寒结，而成心下硬乎？况条中并无阳明热证实据，只凭屎定硬一语，而断为大承气汤证，于理法诚有未当，尚祈高明证之。（阳明中十四）

论阳明之败证

132. 阳明病，谵语，发潮热，脉滑而疾者，小承气汤主之。因与承气汤一升，腹中转气者，更服一升；若不转气者，勿更与之。明日又不大便，脉反微涩者，里虚也，为难治，不可更与承气汤也。(原文214)

彭子益：滑脉按有力，然疾则不实矣。可下脉必缓实，非宿食之滑疾，非实脉，故用承气反涩。谵语，潮热，脉反微涩，故为难治。

黄元御：脉滑而疾者，血热而阳旺也。脉反微涩者，血寒而阳虚也。(阳明三十)

郑钦安：按谵语发热，本可下之证，仲师斟酌，转矢气与不转矢气，以定可攻与不可攻之分。但转矢气而下之，复见脉微涩，此又正气之虚，此刻欲攻之，则恐正气不胜，不攻之，又虑邪气复炽，故曰难治，不可更与承气汤也。(阳明中十六)

133. 伤寒，若吐若下后不解，不大便五六日，上至十余日，日晡所发潮热，不恶寒，独语如见鬼状。若剧者，发则不识人，循衣摸床，惕而不安，微喘直视，脉弦者生，脉涩者死，微者但发热谵语者，大承气汤主之。若一服利，则止后服。(原文212)

彭子益：弦为木气生气，涩为无生气。微者句，指无独语诸证。

黄元御：烦躁之极，则循衣摸床。木燥风生，则惕而不安。气阻肺热，则微喘。血枯系结，则直视。弦则木气犹存，故生。涩则营血已槁，故死。(阳明三十一)

郑钦安：既经吐下后不解，延至如见鬼状，循衣摸床，微喘直视者，乃将死之征。但脉弦者，弦为阴象，是阴尚未尽也，故曰生。若脉见涩，涩为血枯，枯则阴竭，不死何待？病形若但发热谵语，而无直视可据，故

以大承气汤主之。（阳明中二十二）

论阳明非常实证

134. 发汗不解，腹满痛者，急下之，宜大承气汤。（原文254）

彭子益： 燥土伤及太阴之阴。

黄元御： 发汗不解，是非表证，乃胃气之实也，汗之愈亡其阴，燥屎阻其胃火，伤及太阴，故腹满而痛。阳亢阴亡，则成死证，故当急下之。此下三章与少阴急下三章，彼此互文，是阳明之阳亢而伤阴者。阳未盛而下早，则亡其阳，阳已亢而下迟，则亡其阴，故有缓攻之法，又有急下之条。此与少阴六七日，腹胀，不大便章义同。（阳明四十四）

郑钦安： 此条为阳明胃实者言之，而非为胃虚者言之，学者宜详辨虚实。（阳明中二十六）

135. 阳明病，发热汗多者，急下之，宜大承气汤。（原文253）

彭子益： 燥土伤及少阴之阴。

黄元御： 肾主五液，入心为汗，发热汗多，木枯土燥，伤及少阴，故当急下。此与少阴口燥咽干章义同。（阳明四十五）

郑钦安： 阳明发热汗多，而急下之者，何也？恐血液外越过盛，而胃中反生燥结等证，下之正所以存津液以安胃也。但此证，只凭一发热汗多而定为急下，况人参白虎证，亦大热汗出，尚未急下。当时大约为阳亢已极者而言之也，若但发热汗出，而定为急下，不能无疑。（阳明中二十五）

136. 伤寒六七日，目中不了了，睛不和，无表里证，大便难，身微热者，此为实也，急下之，宜大承气汤。（原文252）

彭子益： 燥土伤及厥阴之阴。

黄元御： 肝窍于目，目中不了了，睛不和，是胃火伤及厥阴，血亡木枯，目系干硬，是以睛直。无表里证，表无寒热，里无满痛也。身热虽微，而腑热则剧，故当急下。

此与少阴自利清水，色纯青章义同。

阳明之病，胃家实也。篇中脉实者下之，以表虚里实故也。此为内实也，此为实也，皆发明胃家实之义。（阳明四十六）

郑钦安： 目睛不了了者，皆缘内有伏热伤及津液，津液暗耗，不能上荣于目，故不了了，观其大便难，身微热，其内之伏热，亦可概见矣。故宜急下之，正以救津液，恐迟缓则熬干阴精也。（阳明中二十八）

论阳明蓄血之证

137. 阳明病，其人喜忘者，必有蓄血。所以然者，本有久瘀血，故令喜忘。屎虽硬，大便反易，其色必黑，宜抵当汤下之。（原文237）

彭子益： 肾主藏智，肾气伤则善忘，黑为肾色。

黄元御： 魂知来，魄藏往，以肺主魄而生水，肾水蛰藏，阳神下秘，故往事藏蓄而不忘。燥热伤血，瘀结不流，阻格阳神下蛰之路，阳泄神飞，水精失藏，是以喜忘。此必有瘀血在下，伤其冬藏之气。热在血室，不及大肠，是以便易。血海热结，不归于下，故不及肠。黑者，水气之郁，肾水下郁，故粪见黑色。宜抵当汤，下其蓄血也。（阳明四十七）

郑钦安： 据善忘缘因瘀血所致，瘀滞不行，气血不得流通，神明寓于气血之中，为气血之主。今为瘀血所阻，气血不得流通，神明每多昏愦，所以善忘而断之瘀血，确乎不爽。但蓄血在太阳，验之于小便，其人如狂；蓄血在阳明，验之于大肠，其色必黑，大便色黑者，蓄血之验也。（阳明上三十七）

138. 病人无表里证，发热七八日，虽脉浮数者，可下之。假令已下，脉数不解，合热则消谷善饥，至六七日，不大便者，有瘀血也，宜抵当汤。若脉数不解，而下不止，必协热而便脓血也。

（原文257、258）

彭子益：浮数可下，乃设问词。消谷善饥，血瘀生风。浮数，热在经不在腑，热在经故便脓血。

黄元御：病人无表证之恶寒，无里证之满痛，乃发热至七八日之久，是必有里热，虽脉见浮数者，亦可下之。盖浮数虽是表脉，而外无表证，则不得作表脉论也。假令已下，而脉数不解，表里合热，消谷善饥，至六七日不大便者，此非胃热，必有瘀血也。缘脉数系有里热，下之而脉数不解，里热不清，是里热不在中焦气分，而在下焦血分，宜抵当汤下其瘀血。若服抵当，脉数犹然不解，而加以下利不止，此血分伤深，必将协合外热而便脓血也。（阳明四十八）

郑钦安：既称无表里证，即不在发表之例，即不在攻下之例，虽脉浮数，总要有风热病情足征，庶可相机施治。所云发热七八日，然发热有由外入之发热，有由内而出之发热，大有泾渭之分，若只凭脉之浮数而攻之，则由外入者，有内陷之变，由内而出者，有亡阳之逆，假令下之脉数不解，合热则消谷善饥，此是为果有外邪致发热者言之，而非为内出之发热者言之也。迨至六七日，不大便者有瘀血，何以知其必有瘀血也？况热结而不大便者亦多，此以抵当汤治之，似不恰切，仲师未必果有是说也。（阳明上三十八）

论阳明病之妇人热入血室证

139. 阳明病，下血谵语者，此为热入血室。但头汗出者，刺期门，随其实而泄之，濈然汗出，则愈。（原文216）

彭子益：但头出汗，肝胆经热，刺期门以泄肝胆热。

黄元御：心藏神，而神之魂藏于血，血热则心神昏乱，而作谵语。但头汗出者，阳盛于上，而表不能闭也。身上无汗，则热郁血分，不得外泄，宜刺期门，以泻血热，随其实处而泻之，令其濈然汗出则愈也。期门，肝脉之穴，在于乳上，肝藏血，故刺厥阴之期门（此妇人病，《金匮》

入妇人杂病中)。(阳明四十九)

郑钦安：据阳明而称下血，必是胃中有热，逼血下行耳。谵语者，热气乘心，神无所主也。兹云热入血室，夫膀胱之外，乃为血海，又称血室，此病系在阳明大肠，何得直指之为血室乎？何得刺期门穴乎？但下血一证，有果系热逼血下行者，必有热象可征。谵语一证，有阳虚、阴虚、脾虚之异。更有下血、谵语而将脱者，不得总统言之，学者务宜细心探求则得矣。(阳明上三十六)

荣卫与阳明胃腑经气同病治法

140. 太阳病，项背强几几，汗出恶风者，桂枝加葛根汤主之。(原文14)

彭子益：几几，直硬意，阳明经不前降，则后陷而直硬。足阳明经主前降，手阳明经主后升。手阳明能后升，足阳明则前降。

黄元御：阳明经行身之前，自头下膈而走足，太阳经行身之后，自头下项循背而走足。太阳经病，头痛项强而已，不至几几。缘太阳表病不解，郁遏阳明经腑之气，不得顺降，逆冲胸膈。背者，胸之府也，胸膈胀满，则项背壅阻，愈格太阳下行之路，故几几不柔。葛根泻阳明之经气，降逆而达郁也。(阳明十六)

郑钦安：按此条乃太阳风伤卫证。(伤寒合病一)

方36 桂枝加葛根汤

葛根四两　麻黄三两（去节）　芍药二两　生姜三两（切）　甘草二两（炙）大枣十二枚（擘）桂枝二两（去皮）

上七味，以水一斗，先煮麻黄、葛根，减二升，去上沫，内诸药，煮取三升，去滓，温服一升，覆取微似汗，不须啜粥。余如桂枝法将息及禁忌。

【方解】黄元御：阳明腑证，自太阳传来，方其自经入腑之始，法宜解表。其得之中风，发热恶风，汗出脉缓者，宜桂枝汤。其得之伤寒，发热恶寒，无汗脉紧者，宜麻黄汤。以太阳、阳明，经腑合病，经证如初而腑热未成，故但解太阳之经，不攻阳明之腑，经热既泄，则腑热不作矣。

经热不泄，则腑热必作，以其腑阳之盛也。何以知其腑阳之盛？以其脉大也。阳明经腑，皆主下降，外为风寒所闭，经络束迫，胃气郁遏，上脘不降，宗气壅塞，不能顺下，故有喘而胸满之证。背者，胸之府也，胸膈郁满，宗气不得前降，则逆冲于背项，是以项背强直，大与太阳不同。

一见项背强直，便是经腑合邪，宜加葛根，清散阳明经腑之郁。其项背强直而汗出恶风者，用桂枝加葛根汤。其项背强直而无汗恶寒者，用葛根汤。胃为受盛之腑，胃腑松缓，容纳有余，则吐利不作，经络束迫，致腑气郁遏，不能容受，故见吐利。利者，用葛根汤，解表而舒胃气，使不致郁陷，吐者，用葛根加半夏汤，解表而降胃气，使不致冲逆。

表证不解，自太阳、少阳之经，内连阳明之腑，是谓三阳合病。其脉浮大，上于关上，胆热传之胃土，但欲眠睡。睡则阳气郁蒸，目合而汗出，是又当于桂、麻、葛根之中，加以柴、芩也。

彭子益：荣卫表气与阳明胃腑之经气同病。发热、恶寒、头痛、项强、汗出、恶风，荣卫病也。项背几几硬直，向后反折，阳明经气病也。桂枝汤解荣卫，葛根解阳明经气也。葛根清凉升散，专升手阳明经。手阳明升，足阳明自降。故葛根为阳明经病主药。

141. 太阳病，项背强几几，无汗恶寒者，葛根汤主之。（原文31）

彭子益：几几之项强，荣卫郁而阳明经气亦动也，故双解之。

黄元御：营为寒伤，闭束二阳卫气。葛根汤，葛根泻阳明之卫，麻黄泻太阳之卫，桂枝、芍药，通经络而清营血，姜、甘、大枣，和中气而补脾精也。（阳明十七）

郑钦安：此条乃寒伤营证，两证皆未见阳明病形，又从何分为合病也？总之风主太阳卫分，寒主太阳营分，以有汗无汗判之，用药自无错乱之。况阳明有阳明证表形，不得混而言之。（伤寒合病二）

方37 葛根汤

葛根四两　麻黄三两（去节）　桂枝二两（去皮）　生姜三两（切）　甘草

二两（炙） 芍药二两大枣十二枚（擘）

上七味，以水一斗，先煮麻黄、葛根，减六升，去白沫；内诸药，煮取三升，去滓，温服一升。覆取微似汗。余如桂枝法将息及禁忌。

【方解】黄元御：（其解在桂枝加葛汤）

彭子益：若荣卫病恶寒无汗，又见阳明经病之几几，桂枝汤加葛根以升散阳明经气，加麻黄以解卫气之恶寒无汗也。若此证又见下利，此亦阳明经气下陷之热利，仍用此方以升散阳明下陷之经气，而调荣卫之气。表病兼下利，非里病，乃经病，乃表病也。

142. 太阳与阳明合病者，必自下利，葛根汤主之。（原文32）

彭子益：荣卫之气，与肠胃阳明燥热之气混乱。热则气动，热气动则自下利。

黄元御：太阳表寒外束，经络壅迫，郁遏阳明胃气，不能容纳水谷，已化之食，必当注泄而下，葛根、麻黄，泻二阳之卫郁，以松里气也。（阳明十八）

郑钦安：二条下利与不下利，以见风寒主证之不同，风为阳而上逆，寒为阴而下行，此势时自然之理，足以见用半夏之降，葛根之升，皆有妙处也。（伤寒合病四）

143. 太阳与阳明合病，不下利但呕者，葛根加半夏汤主之。（原文33）

彭子益：混乱之气盛于下则利，盛于上则呕。

黄元御：二阳合病，经迫腑郁，不能容纳水谷，未化之食，必当涌吐而上，半夏降胃逆而止呕吐也。（阳明十九）

郑钦安：按此条方合，不再赘。（伤寒合病3）

编者注：太阳与阳明合病，表邪不得外泄，不下迫于肠，故不下利，但上犯于胃，所以呕逆，故治疗应以解表为主，仍用葛根汤，但加半夏一味，降逆止呕。

方38　葛根加半夏汤

葛根四两　麻黄三两（去节）　甘草二两（炙）　芍药二两　桂枝二两（去皮）　生姜二两（切）半夏半升（洗）　大枣十二枚（擘）

上八味，以水一斗，先煮葛根、麻黄，减二升，去白沫，内诸药，煮取三升，去滓，温服一升。覆取微似汗。

【方解】黄元御：（其解在桂枝加葛根汤）

彭子益：若葛根汤证不下利而呕，此手阳明经气下陷于后，因而足阳明经气上逆于前。故用葛根以解荣卫表气与阳明经气，加半夏降足阳明经以止呕也。

144. 太阳与阳明合病，喘而胸满者，不可下，麻黄汤主之。（原文36）

彭子益：有荣卫之恶寒，有阳明之脉大，曰合病。

黄元御：太阳与阳明合病，经迫腑郁，胃逆肺胀，故喘而胸满。宜麻黄汤，麻黄发表而散寒，杏仁降逆而止喘，不可下也。（阳明十五）

郑钦安：按喘而胸满，胸中之阳为寒所束，上攻于肺，呼吸错乱，而喘证作，此条举太阳阳明而言。若火刑于肺而喘者，下之不宜。若少阴肾气上冲于肺而喘，不仅麻黄不可用，用之是速其亡也。原文之言不可下，是谓寒束于肺，下之恐引邪深入，必生别病，故曰不可下，下之为患不小。首用麻黄汤大开腠理，表气一通，里气则畅，邪自表分出，而内境安守也。（伤寒合病五）

145. 阳明病，脉浮，无汗而喘者，发汗则愈，宜麻黄汤。（原文235）

彭子益：此章与上章均重在喘字，故主麻黄，喘为肺实。阳明之喘，肺气燥内伤之喘，多肺气虚。

黄元御：脉浮，无汗而喘，是太阳伤寒脉证，故宜麻黄。

太阳经病，内传阳明之腑，阳明之腑邪未实，太阳之经邪未罢，是宜用太阳表药。即里有下证，而表病不解，亦不可下，当先以麻、桂表其风寒，然后议下也。

风脉浮缓，寒脉浮紧，迟者，缓之变文也。风脉不言缓，寒脉不言紧，省文也。太阳传阳明，缓紧之中，必兼大象，以伤寒三日，阳明脉大，前章已经提明，故此不及（阳明十四）。

郑钦安：此条乃太阳之病，太阳之方，并未有阳明脉象病情，实属不合，理应列入太阳篇为式。（阳明上二）

146. 阳明病，脉迟，汗出多，微恶寒者，表未解也，可发汗，宜桂枝汤。（原文234）

彭子益：迟，有缓象，言不数也。

黄元御：脉迟，汗出，恶寒，是太阳中风脉证，故宜桂枝。而汗多已属胃阳之盛，故曰阳明病也。（阳明十三）

郑钦安：论阳明病，汗出多，脉应长大，今脉迟而汗出多，殊属不合。又到微恶寒，表未解，可发汗，明是太阳寒邪，初入阳明，寒邪尚未化尽，故宜以桂枝汤导之也。（阳明上一）

论阳明兼荣卫，须先汗以解表，然后可下之法

147. 太阳病，外证未解者，不可下也，下之为逆。欲解外者，桂枝汤主之。（原文44）

彭子益：外证未解而下之，荣卫内陷矣，故称为逆。

黄元御：太阳病，外证未解，虽有里证，不可下也，下之卫阳内陷，此之为逆。欲解外者，不越桂枝也。外解已，然后里证可议下否耳。（太阳十二）

郑钦安：病当外解者，原不可下，下之则引邪深入，为害不小。（太阳上三十）

148. 夫病脉浮大，问病者言，但便硬耳，设利之，为大逆。硬为实，汗出而解。何以故？脉浮当以汗解。

彭子益：脉浮为表证，脉大为腑证，腑证兼表证，当先解表，与表证兼脏证，当先温脏，为对待理法。

黄元御：阳明腑病脉浮大，阳明篇：二阳合病，脉浮大，上关上。病脉浮大，是有腑证。乃问病者，言但觉便硬耳，朱至痛满也，则非急下之证。设遽利之，此为大逆。盖便硬虽内实，而表证尚在，犹须汗出而解，不宜下也。此何以故？其脉大纵属内实，而脉浮则当以汗解也。（太阳13）

编者注：词条郑钦安未录。且此条在宋本《伤寒论》中无出处，彭子益承黄元御之学，恐为误传。

149. 伤寒，不大便六七日，头痛有热者，与承气汤。其小便清者，知不在里仍在表也，当须发汗，若头痛者，必衄，宜桂枝汤。（原文56）

彭子益：头疼有热，阳明不降，故衄。此头痛乃额角痛，胆经上逆故痛。

黄元御：阳明腑病，胃燥便难，伤寒不大便，至六七日，头痛而有热者，是有阳明里证，宜与承气汤，以泻里热。然阳明病，小便当赤，若小便清者，则病不在里，犹在表也，当须发汗，以解表寒。若头痛不已者，是卫郁不得旁泄，而逆冲头面，故致头痛。及其郁迫莫容，自寻出路，必将冲突鼻窍，以泻积郁。卫气上泄，升逼营血，是为衄证。此宜以桂枝泻其营郁，使不闭束卫气，卫气松缓，则衄证免矣。（太阳二十三）

郑钦安：伤寒六七日不大便，有热结寒结之分，务要察其果系热结，方可以大承气汤施之；头痛亦必审其脑后，方是太阳的候，有热而必兼见恶寒者为确，有不恶寒而独发热者为非。又曰其小便清者，知不在里而在表也，理宜解表。头痛而衄者，是邪从外解，仍以桂枝汤治之，是随机斡旋之意，真立法之妙也。（太阳下九）

150. 二阳并病，太阳初得病时，发其汗，汗先出不彻，因转属阳明。续自微汗出，不恶寒，若太阳病证不罢者，不可下，下之为逆。如此可小发其汗。设面色缘缘正赤者，阳气怫郁在表，当解之熏之。若发汗不彻，不足言，阳气怫郁不得越，当汗不汗，其人躁烦，不知痛处，乍在腹中，乍在四肢，按之不可得，其人短气，但坐以汗出不彻故也，更发汗则愈。何以知汗出不彻？以脉涩故知也。（原文48）

彭子益：阴脏病连荣卫，先温后表，否则荣卫内陷。阳腑病连荣卫，先表后下，否则荣卫内陷。汗彻，则脉象和荣卫调，涩则不和不调也。

黄元御：病传阳明之腑，而太阳表证未罢，谓之二阳并病。以太阳初病，发汗不彻，经热内蒸，因而转属阳明。续自微汗出，而不恶寒，便是腑热作矣。腑热宜下，若太阳表证不罢者，不可下，下则表阳内陷，此之谓逆。如此可小发汗，以泻其表。设表邪外盛，面色缘缘正赤者，此阳气怫郁在表，不得出路，郁蒸头面之故，当内解外熏，令其透彻。不得小汗，以致邪留。若发汗不彻，阳气怫郁，不得外越，其人胃气内遏，必至烦躁，又觉疼痛，其痛不知其处，或在腹中，或在四肢，按之绝不可得，而且隧路壅阻，呼吸短气。凡此诸证，皆坐以汗出不彻故也，更发其汗则愈。此何以知是汗出之不彻？以其脉涩，故知之也。涩者，阳郁而不滑利也。

怫郁，抑郁之意，《汉书·邹阳传》：大后怫郁泣血。《楚辞·七谏》：沉江心怫郁而内伤。熏法：以盆盛滚水，入被热熏，取汗最捷，宜于下部用之。（阳明十一）

郑钦安：太阳初病，渐至不恶寒独有热象，方为转属阳明，若已得汗而解，无发热，不得为转属阳明。即转属阳明，而太阳证未罢，胃未实，即不得妄下，下之则逆，可以小发汗者，是指太阳证未罢，里邪未实时也。若面色赤者，是内热怫郁之征，亦在可表可熏之例。若汗出不彻，虽面赤即不得谓之怫郁不得越。至于当汗不汗，烦躁者，热攻于内，而内不安也，乍腹、乍四肢，总以汗未出透，里气不畅也。然则何以知其汗出不彻乎？以脉涩知之。余常谓涩为血少，以此涩脉而定为汗出不彻，未免牵强，夫汗之彻与不彻，实系乎正气之旺与不旺，正气旺则邪必尽出无遗，何致有不彻之患哉？（伤寒并病一）

151. 病人烦热，汗出则解，又如疟状，日晡所发热者，属阳明也。脉实者，宜下之。脉浮虚者，宜发汗。下之宜大承气汤，发汗宜桂枝汤。（原文240）

彭子益：发热脉实，故属腑证。发热脉虚，故属表证。

黄元御：太阳表证未解，而生烦热，汗出则烦热解矣。乃汗后又如疟状，每日日晡所发热者，此属阳明也（日晡，申戌之交，阳明旺盛之时也。《汉书·天文志》：正月旦决八风，旦至食为麦，食至昳为稷，昳至晡为黍，晡至下晡为菽，下晡至日入为麻。各以其时，用云色占种所宜。按：日晡在日昳之后，下晡在日入之前，正申酉戌，燥金得令之时也）。阳明有经证，有腑证，经证表热外发，其脉浮虚，腑证里热内结，其脉实。脉实者，宜下之，以泻其里热，脉浮虚者，宜发汗，以泻其表热。下之与大承气汤，大黄、芒硝破结而泻热，厚朴、枳实降浊而消满也，发汗宜桂枝汤，姜、甘、大枣补脾精而和中气，桂枝、芍药通经络而泻营郁也。（阳明十二）

郑钦安：此条以脉实、脉虚，而定为可汗、可下，似未必尽善。论脉实而要有胃实病形足征，方可言下，脉浮虚而要有风邪足征，始可言发汗，若专以日晡发热，而定为阳明证，即下之，决不妥切。（阳明上三十九）

152. 太阳病未解，脉阴阳俱停，必先振栗，汗出而解。但阳脉微者，先汗出而解；但阴脉微者，下之而解。若欲下之，宜调胃承气汤。（原文94）

彭子益：郁极则脉停，郁极后通，则振栗。阳脉微，腑气不实也。阴脉微，燥热伤津也。

黄元御：太阳表证未解，脉忽尺寸俱停止而不动者，此气虚不能外发，营卫郁闭之故也，顷之必先振栗战摇，而后汗出而解。其未停止之先，尺寸之脉，必有大小不均。若但寸脉微弱者，是阳郁于下，必阳气升发，汗出而后解，此先振栗而后汗出者也。若但尺脉微弱者，是阴虚肠燥，下窍堵塞，得汗不解，必下之通其结燥，使胃热下泄而后解。阳明病，腑热蒸发，则汗出表解，今太阳病表证未解，是内热未实，此时若欲下之，宜干汗后用调胃承气，硝、黄、甘草，调其胃腑之燥热也。（太阳十五）

郑钦安：太阳病，当未解之先，而有此阴阳俱停之脉，便见振栗汗出者，是邪由战汗而解也。条中提出阳脉微者，汗之而解，阴脉微者，下之而解。余谓阳脉微者，表分之阳不足也，法宜辅正以祛之；阴脉微者，里分之阴不足也，只当温里以祛之。何得云汗之而解？下之而解？如果宜汗宜下，务要有汗下实据方可，若只凭一脉而定为可汗可下，况脉已云微，亦非可汗可下之例，学者亦不必执原文为不可易之法也。（太阳上四十四）

少阳胆经病

论小柴胡汤用法

153. 伤寒中风，有柴胡证，但见一证便是，不必悉具。（原文 101 前段）

彭子益：口苦，耳聋，目眩，咽干，胸硬，胁痛，寒热往来。

编者注：黄元御对此条解释参照小柴胡汤的证治即可。（少阳四）

郑钦安对此条无注释。本条指出了柴胡汤的临床使用，所谓一证，不是一个症状，而是一部分能反映少阳病机的症状。

154. 呕而发热者，小柴胡汤主之。（原文 379）

彭子益： 少阳胆经上逆，则呕而发热。

黄元御： 少阳经气不舒，侵迫阳明胃腑，胃气上逆，必作呕吐。相火郁蒸，是以发热。少阳之经，往来寒热，此但云发热而不言寒，是半表之阳盛，而将传于阳明者，是宜小柴胡汤泻其表热也。（少阳六）

郑钦安： 呕（而发热，但呕）有寒呕、热呕之不同；发热有外入、内出之各别，不得统以小柴胡汤论，当辨明为是。（厥阴下七）

155. 伤寒，阳脉涩，阴脉弦，法当腹中急痛者，先用小建中汤，不瘥者，与小柴胡汤主之。（原文100）

彭子益： 阳涩阴弦，木气郁结，建中舒郁，柴胡散结。主之，似多此二字。

黄元御： 甲乙同气，甲木不降，则寸脉涩，乙木不升，则尺脉弦。甲木上逆，而克戊土，法当痛见于胸膈，乙木下陷，而克己土，法当痛见于腹胁。木气枯燥，是以其痛迫急。肝胆合邪，风火郁发，中气被贼，势难延缓，宜先用小建中汤，胶饴、甘、枣，补脾精而缓急痛，姜、桂、芍药，达木郁而清风火。若不瘥者，仍与柴胡，再泻其相火也。（少阳九）

郑钦安： 按阳脉涩者，阳虚也，阴脉弦者，阴盛也，法宜扶阳祛阴。若腹中急痛，则为阴寒阻滞，小建中汤力弱，恐不能胜其任。余意当以吴萸四逆汤，小柴胡汤更不能也。（少阳十）

156. 呕家不可与建中汤，以甜故也。（此条应在原文102条）

彭子益： 甘味壅缓，呕家胃逆不降，忌甘味之壅缓。以上四章论小柴胡汤用法。

黄元御： 素惯呕家，不可与建中汤，以桂、甘、饴、枣之甜，最动呕吐也。

编者注：本句出处在原文102条小建中汤方方解后给出。

论荣卫表病与少阳经合病之治法

157. 太阳病，十日已去，脉浮细而嗜卧者，外已解也。设胸满腹痛者，与小柴胡汤主之。（原文37前段）

彭子益：荣卫病过十日，嗜卧，胸满，脉细，属少阳也。

黄元御：太阳病，十日以外，脉浮细而嗜卧者，是太阳之外证已解也。表邪离太阳而入少阳，故浮紧变而为浮细，少阳之脉弦细也，胆热者善眠，是其嗜卧，必入少阳。设其胸满胁痛者，又见少阳经证，宜与小柴胡汤。若脉但浮而不细者，则未入少阳，而犹是太阳，宜与麻黄汤也。（少阳八）

编者注：郑钦安原文无注解。本条应加上后段"脉但浮者，与麻黄汤"，应为完整。本条前段论述太阳伤寒日久已解的脉象、症状，中段论述转属少阳后的证治，而加上后段则是太阳伤寒未解而给予麻黄汤。

158. 伤寒六七日，发热，微恶寒，肢节烦疼，微呕，心下支结，外证未去者，柴胡桂枝汤主之。（原文146）

彭子益：微呕支结，少阳证也。

黄元御：太阳病，发热恶寒，骨节疼痛，此发热恶寒，肢节烦痛者，以太阳之外证未去，而相火旺干半表，故恶寒不甚，甲木侵克戊土，土主四肢，故痛在四肢。《素问·太阴阳明论》：四肢皆禀气于胃，胃与四肢气脉流通，则疼痛不作，胃病而气不四达，四肢经络，壅滞不行，是以痛生。节者，四肢之溪谷，经气郁遏，溪谷填塞，故痛在骨节。相火郁发，是以烦生也。少阳经自胃口旁下胁肋，故心下支结（支结者），旁支偏结也。经病多而腑病少，故微呕不甚。此皆少阳之病，而微见恶寒，则太阳之外证未去也，宜柴胡合桂枝，双解太少之经邪也。

小柴胡加减：外有微热者，加桂枝，此微恶寒，即外有微热之互文。少阳以相火化气，寒往则纯是发热，若但热无寒，则发热更剧，无发热而

兼恶寒者。微有恶寒，或外热轻微，便是太阳外证未去，故与桂枝汤合用。伤寒而不用麻黄者，以其恶寒之微也。（少阳七）

郑钦安：伤寒至六七日，所现仍是太阳表证病情，但有微呕，则柴胡桂枝汤可用。至于心下支结，是太阳寒水之气上逆所致也，当于方中加茯苓、砂、半，庶为恰切。（太阳中四十一）

方39 柴胡桂枝汤

桂枝一两半（去皮）　芍药一两半　黄芩一两半　人参一两半　甘草一两（炙）　半夏二合半（洗）大枣六枚（擘）　生姜一两半（切）　柴胡四两

上九味，以水七升，煮取三升，去滓，温服一升。本云：人参汤，作如桂枝法，加半夏、柴胡、黄芩；复如柴胡法，今用人参，作半剂。

【方解】黄元御：伤寒四五日，身热恶寒，颈项强直，胁下胀满，手足温暖，发渴而作呕者，是皆少阳之经郁遏不降，逆行而贼戊土，土木壅塞，结而不开也，俱宜小柴胡汤。凡服柴胡，但见少阳一证便是，不必悉具也。

若伤寒六七日，肢节烦疼，微作呕吐，少阳阳明两经相逼，心下支结，旁连胁下，倘其发热而微见恶寒，便是太阳之外证未解，宜柴胡加桂枝汤，治兼太阳之经也。

凡太阳病，迟至十日之外，脉浮细而嗜卧者，是太阳之外证已解，而入少阳之经。少阳之脉弦细，木贼土困，则善眠也。设其胸满胁痛者，则是少阳无疑，宜与小柴胡汤。若脉但浮而不细者，则全是太阳而无少阳，宜第与麻黄汤，发其太阳之表，不必以日久为疑也。

彭子益：既有发热、恶寒、肢节烦痛之荣卫表证，又有微呕心下支结之少阳经证，桂枝汤、小柴胡汤合并双解也。

159. 太阳与少阳合病，自下利者，与黄芩汤。若呕者，黄芩加半夏生姜汤。（原文172）

彭子益：相火热而动，故少阳经与表合病，即利。

黄元御：太阳与少阳合病，少阳经气郁而克戊土，土病而下脘不容，自下利者，与黄芩汤，甘草、大枣，补其脾精，黄芩、芍药，泻其相火。

恐利亡脾阴，以致土燥，而入阳明也。若呕者，黄芩加半夏生姜汤，降胃逆而止呕吐也。（少阳十二）

郑钦安： 太少合病，总要两法病情相孚，照两经法治之，此但举太少合病，而曰自下利者，与黄芩汤，呕者加半夏生姜汤，其中不能无疑，疑者何？夫自下利而呕，是属太阴证乎？是属太阳协热下利乎？少阳本气喜呕乎？若果属太阳协热下利，黄芩汤乃为正治法。若呕果系少阳本气者，黄芩加半夏生姜汤，本为对证法。如属太阴，又当以理中汤加柴、桂，庶为合法。（伤寒合病六）

方40　黄芩汤

黄芩三两　芍药二两　甘草二两（炙）　大枣二十枚（擘）

上四味，以水一斗，煮取三升，去滓，温服一升，日再夜一服。

方41　黄芩加半夏生姜汤

黄芩三两　芍药二两　甘草二两（炙）　大枣十二枚（擘）　半夏半升（洗）

生姜一两半（一方三两，切）

上六味，以水一斗，煮取三升，去滓，温服一升，日再、夜一服。

【方解】黄元御： 凡太阳少阳合病，必见呕利，缘甲木壅遏，则克戊土，胃腑郁迫，不能容受，是以吐泄。吐泄者，少阳传阳明之腑也。其自下利者，宜黄芩汤，甘草、大枣，补其脾精，黄芩、芍药，泻其相火。其呕者，宜黄芩加半夏汤，降其逆气也。

彭子益： 少阳经气与荣卫表气同时为病，少阳相火热盛于经，则经热与荣热混合而病热利，黄芩清少阳相火，芍药解荣热，草、枣补中气也。黄芩汤证而加呕，于黄芩汤加半夏、生姜以止呕也。

论少阳与阳明合病之治法

160. 阳明少阳合病，必下利。其脉不负者，顺也，负者失也。互相克贼，名为负也。脉滑而数者，有宿食也，当下之，宜

大承气汤。（原文256）

彭子益：合病下利，乃经气紊乱之利。木克土为负，脉左盛右衰为负。脉负为主，宿食为陪。

黄元御：阳明少阳合病，胆经郁迫，胃气壅遏，失其受盛之职，故必下利。甲木为贼，土气未败，则脉不负，不负为顺，负则木贼土败，是之为失。负者，互相克贼之名。宿食阻碍，经气浮荡，故脉滑而数。胃主受盛，脾主消化，水谷入胃，以脾土之湿，济胃土之燥，燥湿互济，阴阳交蒸，是以消烂腐化，中无宿物。阳明病，胃强脾弱，燥夺其湿，未及腐化，已成结硬，是宿食者，虽太阴之咎，而实阳明之过也。（阳明四十）

郑钦安：按阳明少阳合病，察系两经表邪，当从两经解表法治之。但下利，里未实也，何得下之？此以脉滑而断为宿食者当下之。然亦当辨其果有宿食，与未有宿食，有食可下，无食断乎不可。（伤寒合病七）

161. 服柴胡汤已，渴者属阳明也，以法治之。（原文97后段）

彭子益：小柴胡多热药，阳明偏燥，故服之作渴。

黄元御：服柴胡汤已，半表之热清，应当不渴，渴者，胃腑燥热，属阳明也。以法治之，去其燥热，则胃病不成矣。（少阳十一）

郑钦安：既服柴胡汤，而病已去。但渴者，属阳明。试问渴饮冷乎？饮热乎？舌干乎？舌润乎？大便利乎？小便利乎？饮冷、舌干、便塞，方可指为阳明。若饮热、舌润、便溏，不可谓之阳明。原文虽指为阳明，学者不可执为定，当各处搜求，庶不误人。（少阳十二）

论妇人经期，荣卫感伤风寒，须治少阳之经之法

162. 妇人中风，发热恶寒，经水适来，得之七八日，热除而脉迟身凉，胸下满如结胸状，谵语者，此为热入血室也。当刺期门，随其实而取之。（原文143）

彭子益：血内热故身凉谵语。刺期门以泻血热。

黄元御：妇人中风，发热恶寒，而值经水适来之时。及得病七八日后，发热已除，而脉迟身凉，是当解矣。乃胸胁之下胀满，如结胸之状，而作谵语者，此为热入血室，热不在上而在下也。当刺厥阴之期门，随其经中之实处而泻之，以肝主藏血，肝胆同气。此与阳明刺期门章义同。（少阳十九）

郑钦安：发热至热除，表已解也，脉迟身凉，如结胸、谵语，是热不发于外，而伏于内，因其经水适来后，随气机收藏而入于内，故曰热入血室，病已重也，刺期门，实以泄其邪热也。（少阳十八）

163. 妇人中风，七八日续得寒热，发作有时，经水适断者，此为热入血，其血必结，故使如疟状，发作有时，小柴胡汤主之。（原文 144）

彭子益：三焦相火，尺脉主之。血室亦尺脉主之，此病尺脉必动数。

黄元御：妇人中风，七八日后，续得寒热往来，发作有时之证，而值经水适断之时者，此为热入血室，其血必当瘀结。热结血分，少阳之经气不得外达，阴阳交争，互相束闭，故使寒热如疟，发作有时也。小柴胡汤发少阳之经邪，热去则血可自下。不下，然后用抵当攻之。

上章因经水适来而热入，是血实之时，此因经水适断而热入，是血虚之时。实宜清泻，虚宜凉补。（少阳二十）

郑钦安：此条血虽结，而表证尚在，但和解之，邪去而结自化为乌有矣，故主小柴胡汤，随机加减，则得矣。（少阳十九）

164. 妇人伤寒发热，经水适来之时，昼日明了，暮则谵语，如见鬼状者，此为热入血室。无犯胃气及上二焦，则自愈。（原文 145）

彭子益：热入血室，暮则热增，故谵语也，不犯胃气及上二焦，小柴胡汤之法是也。

黄元御：妇人伤寒，发热，而值经水适来之时，昼日清白明了，暮则谵语，如见鬼状者，此为热入血室。以血为阴，夜则阳气潜入阴分，血热发作，故谵妄不明也。热邪在下，治之勿犯中焦胃气及上焦清气，必自愈也。（少阳二十一）

郑钦安：按昼明了，夜昏愦，是邪在里而不在表，故曰热入血室。但清其血分之热即可了，故曰无犯胃气，及上二焦，必自愈，是明教人不可妄用攻下之意也。（少阳二十）

下 篇

下 篇 读 法

坏病：荣卫脏腑，各有正病。病在荣卫，经医治误，牵连脏腑，表里混乱，是日坏病。结胸：荣卫之气，与胃腑经气，被下混乱，中气下伤，经气陷而不升，则为协热下利。经气陷而复升，将水饮邪热结聚于胃口之上，则为结胸。关上脉浮者，水邪格热于上，关脉沉者，水邪结于胃口也。大陷胸汤，下水下热，其力甚猛。胃中空虚四字，垂训深矣。痞证：中气下虚，不能运化，有虚兼湿寒，虚兼湿热之分。寒则阴脏本气，热则湿郁不行，阻塞木火升降之路。结胸与痞证，乃坏证之更坏证也。

先知荣卫本病，脏腑本病，然后知荣卫脏腑牵连不分之坏病。故坏病、结胸、痞证列于下篇。先知阴脏本病，只病寒不病热，然后知阴脏病热，别有原因，先知阳腑本病，只病寒不病寒，然后知阳腑病寒热，别有原因。先知阳腑本病，只病热不寒病，然后知阳腑病寒，别有原因。故阴脏热证、阳腑寒证列于下篇。先知荣卫本病，脏腑本病，少阳经本病，然后知少阳经牵连脏腑荣卫之坏病，故少阳坏病列于下篇。上篇各本体病各章，能先彻底认识，下篇各章，自能认识也。

本篇涉及《伤寒论》原条文 161 条，药方 70 首。

荣卫坏病

论荣卫坏病之提纲

165. 太阳病三日，已发汗，若吐，若下，若温针，仍不解者，此为坏病，桂枝不中与之也。知犯何逆，随证治之。（原文16前段）

彭子益：汗、吐、下、针，治病之法，治之不愈，遂成坏证。

黄元御：太阳病，治之得法，当解于本经，不至入腑传脏，而成坏病。若至三日之久，已经发汗、吐、下、温针诸治，而病不解，则不在太阳，定缘误治，入别经而成坏病。当观其脉证，知其所犯何逆，随证治之。曰坏病者，非太阳之本病故也。（太阳五十四）

郑钦安：太阳证，既经汗、吐、下、温针，治皆不愈，总其未得病之源委而误用之也，仍究察其何逆，而随机治之，然亦不得为之真坏证也。（伤寒坏病一）

166. 本发汗，而复下之，此为逆也，若先发汗，治不为逆。本先下之，而反汗之，为逆，若先下之，治不为逆。（原文90）

彭子益："本"字作"应当"二字解。

黄元御：申明上章逆字之义。风寒外闭，宜辛温发散而不宜下，燥热内结，宜苦寒攻下而不宜汗。若表邪未解，里邪复盛，则宜先汗而后下，若里邪急迫，表邪轻微，则宜先下而后汗，错则成逆矣。若治法得宜，先后不失，不为逆也。（太阳五十五）

郑钦安：少阳虽云汗、下当禁，然亦当视其可与汗者汗之，可与下者下之，总在用之得宜，庶不为逆。（少阳十五）

论荣卫坏入太阴脾脏

167. 伤寒，医下之，续得下利清谷不止，身疼痛者，急当救里。后身疼痛，清便自调者，急当救表。救里宜四逆汤，救表宜桂枝汤。（原文91）

彭子益： 里气为表气之本，故先救里。救表是陪。

黄元御： 伤寒表病，下之败其里阳，续得下利清谷不止，已成太阴自利，而身体疼痛，表证未解，是表里皆病。然急当救里，不暇及表也，救里之后，利止便调，然后表之。身疼痛者，急当救里，盖表邪不解，恐里阴复郁而生寒，故救之宜急。救里宜四逆以温中，救表宜桂枝以解外。伤寒而不用麻黄者，里阳既虚，不敢过汗也。此与太阴下利腹胀满章彼此互文。救表即攻表，攻表即发表。（太阳七十九）

郑钦安： 救表救里两法，颇与病符，不再赘。（太阳中四十四）

168. 发汗后，水药不得入口为逆，若更发汗，必吐下不止。（原文76前段）

彭子益： 脾脏阳虚之人，发汗则阳更虚也。

黄元御： 汗出阳泄，土败胃逆，水药不得入口，是谓逆治。若更发汗，阳败土崩，太阴吐利之证，必将俱作，无有止期矣。（太阳七十五）

郑钦安： 病至水药不得入口，必有寒逆、火逆、水逆之别。此则因发汗后，明系发汗过多，以致亡阳，不能镇纳浊阴，以致阴邪僭居高位，格拒胸中，宣布失职，气机不得下降，故有此候，若更汗之，则中气愈虚，而吐下更甚也，法宜扶阳、宣中、降逆为主。（太阳上十一）

169. 发汗后，身疼痛，脉沉迟者，桂枝加芍药生姜各一两，人参三两，新加汤主之。（原文62）

彭子益：身痛，脉沉迟，中虚木枯也。

黄元御：汗泄血中温气，阳虚肝陷，故脉沉迟，经脉凝涩，风木郁遏，故身疼痛。新加汤，甘草补其脾精，桂枝达其肝气，芍药清风木之燥，生姜行经络之瘀，人参补肝脾之阳，以温营血而充经脉也。（太阳八十）

郑钦安：据称发汗后，身疼脉迟，明是里分有寒也。汗则表阳被夺，而内寒卒起，闭塞经络，故见身疼。原文以桂枝加芍药人参新加汤，取姜桂以散阴寒，参芍以养血液，亦属妥切。（太阳中二十）

方42　新加汤

桂枝三两（去皮）　芍药四两　甘草二两（炙）　人参三两　大枣十二枚（擘）　生姜四两

上六味，以水一斗二升，煮取三升，去滓，温服一升。本云：桂枝汤，今加芍药、生姜、人参。

【方解】黄元御：汗泄血中温气，阳虚木陷而脉沉迟，经脉凝涩而身疼痛，宜桂枝汤，甘、枣培土，桂枝达木，加芍药以清风木，加生姜以通经络，加人参以益肝脾温气，补宣经脉也。

彭子益：发汗之后，身痛而脉沉迟。发汗伤损中气，故脉沉迟。发汗伤津，津亏不能养木，木枯风动，故身痛。桂枝白芍养木熄风，草枣补中，加芍药润木枯，加生姜行经脉，加人参补中气而生津液。

170. 太阳病，发汗后，大汗出，胃中干，烦燥不得眠，欲得饮水者，少少与饮之，令胃气和则愈。若脉浮，小便不利，微热消渴者，五苓散主之。（原文71）

彭子益：水湿阻格，相火不归，故脉浮，发热，消渴，小便不利四字为主。

黄元御：发汗后，阳盛之人，阴亡土燥，则入阳明，而成白虎证，阴盛之人，阳亡土湿，则入太阴，而成五苓证。如汗后胃中干燥，烦不得眠，欲得饮水，此将来之人参白虎证也，宜少少与饮，以在大汗之后，阳气新虚也。设燥热已甚，少水不救盛火，则用白虎，若燥热未甚，得少水和胃，则烦渴自愈，无事白虎也。若汗后脉浮，小便不利，热微消渴，则太阴之象已见端倪，宜以五苓燥土而行水。盖阳格于外，表证未解，是以脉浮。湿动于内，木气不达，是以小便不利。木郁风动，耗伤肺津，是以消渴。此之消渴，消少水而频饮，不能大消，以其湿盛而热微也（太阳七十一）。

郑钦安：太阳既发汗后，复见大汗出，汗为血液，血液过伤，胃中失养，故胃干，津液不能上下交通，故烦躁不得眠，欲得水饮者，少与之，令胃和则愈。盖水亦阴也，土燥得水以润之，自然燥者不燥，而病自见其愈也。若见小便不利，微渴者，是血液亡于外，而气化失于内也，主以五苓化太阳之气，气化一宣，则水道通，里气畅，升降不乖，病焉有不愈者乎？（太阳上二十）

171. 病在阳，应以汗解之。反以冷水潠之，若灌之，其热被劫不得去，弥更益烦，肉上粟起，意欲饮水，反不渴者，服文蛤散；若不瘥者，与五苓散。寒实结胸，无热证者，与三物小陷胸汤，白散亦可服。（原文141）

彭子益：病在阳，此"阳"字作"表"字解。"寒"字作"痰"字解。无热证，无发热表证。小陷胸汤是痰结法，白散是水结法。以五苓散为主。"寒实结胸"三句，乃下文结胸之事，应移"小结胸病在心下按之则痛"章后读。

黄元御：五苓散证，水饮在内，郁格经阳，而生外热。病在阳分，应当以汗解之，使里水化汗，病可立愈。乃反以冷水潠之、灌之，皮肤得冷，汗孔皆阖，表热被冷水却逐，而不是外去，弥更益其烦躁。卫郁欲发，升于孔窍，而外寒阖秘，不能透发，于是冲突皮肤，肉上如粟粒凝起。经热内蒸，烦热作渴，意欲饮水，而停水在内，其实反不渴者，宜服文蛤散，文蛤利水解渴也。若不瘥者，则是水旺湿多，文蛤不能胜任，仍与五苓散。若寒邪上逆，实结胸膈，肺郁生热，而外无热证，则表邪已退，宜与小陷胸汤，黄连、栝楼，泻热而涤郁，半夏降逆而开结也。白散，桔梗、贝母清降其虚热，巴豆温破其实寒，令其涌泄而去，以绝根株，亦可服也。（太阳43）

编者注：此条郑钦安未收录。

本条可分为两部分来看。第一部分"病在阳……五苓散"，指出表证用冷水潠灌引起变证的症状和治法；第二部分指出寒实结胸的证治。

方43 三物小陷胸汤

黄连一两　半夏半升（洗）　栝楼实大者一枚

上三味，以水六升，先煮栝楼，取三升，去滓；去诸药，煮取二升，去滓，分温三服。

方44 文蛤散

文蛤五两

上一味，杵为散。以沸汤五合，和服方寸匕。

方45 白散

桔梗三分　巴豆一分（去皮心，熬黑，研如脂）　贝母三分

上三味，为散；内巴豆更于白中杵之，以白饮和服。强人半钱匕，羸者减之。病在膈上必吐，在膈下必利。不利，进热粥一杯；利过不止，进冷粥一杯。

【方解】黄元御：（见五苓散方解）

彭子益：文蛤善入太阴而去皮毛之水湿也。白散：痰实结在胸间，巴豆桔梗贝母破痰实也。此方乃结胸之方；痰实有寒热之分。白散所治为寒痰。三物小陷胸汤所治为热痰。黄连、半夏、栝楼清扫热痰也。

172. 发汗后，饮水多者必喘，以水灌之亦喘。（原文75后段）

彭子益： 发汗之后，中虚不能化水，水停气逆，故喘。

黄元御： 推原上章喘字之义。汗出亡津液，燥渴饮水，饮水太多，而汗后阳虚，不能消散，水停则肺气壅遏，故必喘。以水灌之，皮毛外闭，肺气郁阻，故亦喘也。（太阳五十九）

郑钦安： 此必因发汗而津液伤，故渴欲饮水；水入亦喘者，是为水逆于中，而中州气化不宣故也。（太阳中二十一后段）

173. 发汗已，脉数，烦渴者，五苓散主之。（原文72）

彭子益： 此证小便必不利，小便若利，忌用五苓。

黄元御： 发汗已，热随汗散，乃脉见浮数而证见烦渴，是汗出阳虚，土湿而火升也。盖火秘阳蛰，全恃乎土，阳亡湿动，肺胃不降，君火升炎，故脉证如此，宜以五苓燥土泻湿。若未汗而见浮数烦渴之脉证，则宜大青龙而不宜五苓矣。（太阳七十二）

郑钦安： 太阳伤寒，既称发汗已，想是外邪已去。又见其脉浮数，烦渴，必是外邪已去，而内热未解，故其脉浮数尚见。至于烦渴者，热伤津液也，理应清解其热，热去则烦渴自解，脉数便平，何得即以五苓散主之？凡用五苓散，必要太阳邪已入腑，口渴而小便不利，原文只据一烦渴，脉数，学者每多不识。烦渴二字，亦有饮冷、饮热之分，不可不察。（太阳中九）

174. 服桂枝汤，或下之，仍头项强痛，翕翕发热，无汗，心下满，微痛，小便不利者，桂枝去桂加茯苓白术汤主之。（原文28）

彭子益： 头项强痛。乃湿阻也。

黄元御： 服桂枝汤后，或又下之，仍复头项强痛，发热无汗，甚似表证未解，而加以心下满痛，小便不利，是非风邪之外束，实缘湿邪之内动也。盖土虚湿旺，脾陷而肝郁，不能泄水，故小便不利。胃逆而胆郁，不能降浊，故心下满痛。浊气冲塞，故头痛发热。桂枝去桂枝之解表，加茯

苓、白术，泻湿而燥土也。（太阳八十五）

郑钦安：此条虽云服桂枝汤，或下之，而仍头痛、项强、翕翕发热、无汗，是邪尚在表而未解，仍宜发表为是。至于心下满而痛，小便不利，是太阳之气，不从小便而下趋，逆从于上而为心下满痛，何也？太阳之气，是由下而上至胸腹也，今既心下痛而小便不利，理应以五苓散方施之，化太阳之气，俾邪从下解，此方去桂枝加白术、茯苓，亦是五苓之意。以予拙见，桂枝似不宜去。（太阳下十）

方46　桂枝汤去桂加茯苓白术汤

芍药三两　甘草二两（炙）　生姜（切）　白术　茯苓各三两　大枣十二枚（擘）

上六味，以水八升，煮取三升，去滓，温服一升。小便利则愈。本云：桂枝汤，今去桂加茯苓、白术。

【方解】黄元御：太阳病，服桂枝未解，因复下之，致心下满而微痛，小便不利，此下伤中气，阳败湿生，胆胃上逆而肝脾下陷也。而表证未解，依然头项强痛，发热无汗，是虽以表邪外束，而实缘里气之内郁。宜桂枝汤去桂枝之发表，加茯苓、白术，去湿而燥土也。心下满者，腹满之渐也，若发汗后，腹胀满者，阳泄土败而浊阴上逆也。宜厚朴生姜甘草半夏人参汤，补中而降浊也。若下后腹满，加以心烦，外起不安者，浊阴上逆，肺气埋郁，化生败浊，阳阻而生上热也，宜栀子厚朴汤，清热而吐瘀浊，降逆而泻胀满也。

彭子益：头项强痛，有因荣卫不和者，有因湿气郁阻者。小便不利，湿也。湿阻胆经下降之路，故心下满痛，而发微热。宜桂枝汤去桂枝之调荣卫，加白术、茯苓以去湿，仍用芍药降胆经，炙草姜枣补中气也。

175. 发汗后，腹胀满者，厚朴生姜甘草半夏人参汤主之。（原文66）

彭子益：胀满为中虚阴逆。

黄元御：胃不偏燥，脾不偏湿，脾升胃降，中气转运，胸腹冲和，故不胀满。汗泄中气，阳虚湿旺，枢轴不运，脾陷胃逆，则生胀满。厚朴生姜甘草半夏人参汤，人参、甘草补中而扶阳，朴、夏、生姜降浊而行郁也。（太阳八十六）

郑钦安：此病腹胀满由于发汗后，明是汗出伤及胸中之阳，以致浊阴上干，闭其清道，壅而为满，法宜补中宣通，原方亦可用，似不若理中加行滞药为当。（太阳中二十六）

方47 厚朴生姜甘草半夏人参汤

厚朴半斤（炙，去皮） 生姜半斤（切） 半夏半升（洗） 甘草二两（炙） 人参一两

上五味，以水一斗，煮取三升，去滓，温服一升，日三服。

【方解】黄元御：（见方46：桂枝汤去桂加茯苓白术汤方解）

彭子益：发汗伤中，脾家阴湿已起，故腹胀满。参、草补中，厚朴、生姜、半夏温散阴湿也。

176. 太阳病下之，微喘者，表未解故也。桂枝加厚朴杏子汤主之。（原文43）

彭子益：表病攻里，故表不解。阴凝肺逆，故作喘。

黄元御：表病而攻其里，里阴上逆，而表邪未解，肺气郁阻，是以发喘。桂枝加厚朴、杏子，降冲逆而破壅塞也。（太阳八十三）

郑钦安：外邪蔽束肺气，法宜解表，表解已，则气顺而喘自不作。此云下之微喘，是喘因下而始见，非不下而即见，明明下伤中土，阳不胜阴，以致痰饮水湿，随气而上，干犯肺气而喘证生，又非桂枝、厚朴、杏子所宜也，学者当详辨之。余思太阳表邪，发热、恶寒、微喘，未经下者，此方实为妥切，若经下后，无发热、恶寒、与脉未浮者，此方决不可施，当以扶阳降逆为要。（太阳上三十六前段）

注：郑钦安将原文43与原文18条做一起解释。

方48　桂枝加厚朴杏子汤

桂枝三两（去皮）　甘草二两（炙）　生姜三两（切）　芍药三两　大枣十二枚（擘）　厚朴二两（炙，去皮）　杏仁五十枚（去皮尖）

上七味，以水七升，微火煮取三升，去滓，温服一升，覆取微似汗。

【方解】黄元御：微喘者，亦胃气之上逆也，胃逆而肺气郁阻，是以发喘。此较胸满颇重，当泻其逆气，宜桂枝加厚朴杏子汤，泻肺而降逆也。凡喘家用桂枝汤，必加厚朴、杏仁，利其壅塞，下其冲逆，此定法也。

彭子益：表病攻里，故表病不解而加喘满。桂枝汤解表，加杏仁、厚朴温降肺胃以消太阴之喘满也。

论荣卫坏入太阴脾脏湿热瘀阻之证

177. 伤寒下后，心烦腹满，卧起不安者，栀子厚朴汤主之。（原文79）

彭子益：腹满为湿凝，心烦为热瘀。土湿不运，阻塞上焦火气下降之路，故热瘀而作烦。

黄元御：下伤中气，枢轴不运，是以腹满。阳明上逆，浊阴不降，腐败壅塞，宫城不清，是以心烦。烦极则卧起不安。栀子厚朴汤，厚朴、枳实泻满而降逆，栀子吐浊瘀而除烦也。（太阳八十七）

郑钦安：下后，至心烦腹满，起卧不安，总缘下伤中宫之阳，遂至浊阴上壅，而为腹满，脾胃之精气，不能上输于心，故心烦，此病理应温中扶阳，何得更行清热破滞之品，庶觉不合。若果系热邪，下后而仍旧弥漫，有热象可凭，则原文定不可少，学者须知。（太阳中四十五）

方49　栀子厚朴汤

栀子十四枚擘　厚朴四两（姜炙，去皮）　枳实四枚（水浸，炙令黄）

上三味，以水三升半，煮取一升半，去滓，分二服，温进一服。

【方解】黄元御：下后腹满，加以心烦，外起不安者，浊阴上逆，肺气埋郁，化生败浊，阳阻而生上热也，宜栀子厚朴汤，清热而吐瘀浊，降逆而泻胀满也。

彭子益： 下后胃中气滞，胃热上逆，故心烦腹痛，卧起不安。栀子清涤胃逆之热，厚朴、枳实舒降胃气之滞也。

178. 伤寒，医以丸药大下之，身热不去，微烦者，栀子干姜汤主之。（原文 80）

彭子益： 中寒故外热，热瘀于上，故心烦。

黄元御： 大下败其中气，浊阴上逆。瘀生腐败，阻格君火，不得下秘，故身热而心烦。栀子干姜汤，干姜降逆而温中，栀子吐瘀而除烦也。（太阳八十八）

郑钦安： 大下非微下可比，既称大下，岂有邪下而不去之理乎？尚见身热微烦，吾恐阳从外脱，已在几希，若更吐之，能不速其亡乎？（太阳中四十六）

179. 发汗若下之，而烦热，胸中窒者，栀子豉汤主之。（原文 78）

彭子益： 胸室乃中虚不运，烦热乃热为湿瘀。

黄元御： 汗下败其中气，胃土上逆，浊气填瘀，君火不得下行，故心宫烦热，胸中窒塞。栀子豉汤，香豉调中气而开室塞，栀子吐浊瘀而除烦热也。（太阳八十九）

180. 发汗吐下后，虚烦不得眠，若剧者，必反复颠倒，心下懊恼，栀子豉汤主之。若少气者，栀子甘草豉汤主之。若呕者，栀子生姜豉汤主之。（原文 76 后段）

彭子益： 中虚热瘀，故心中懊恼。

黄元御： 发汗、吐、下，土败胃逆，君火不降，故虚烦不得卧眠。剧则陈郁填塞，浊气熏心，故反覆颠倒，心中懊恼，栀子豉汤吐其瘀浊，则

阳降而烦止矣。若少气者，加甘草以益气。若呕者，加生姜以止逆也。（太阳90）

方50　栀子干姜汤

栀子十四枚（擘）炒　干姜二两

上二味，以水三升半，煮取一升半，去滓，分二服，温进一服。得吐者，止后服。

方51　栀子豉汤

栀子十四枚（擘）　香豉四合（绵裹）

上二味，以水四升，先煮栀子，得二升半，内豉，煮取一升半，分温二服，温进一服。得吐者，止后服。

方52　栀子甘草豉汤

栀子十四个（擘）　甘草二两（炙）　香豉四合（绵裹）

上三味，以水四升，先煮栀子、甘草，取二升半，内豉，煮取一升半，去滓，分二服，温进一服。得吐者，止后服。

方53　栀子生姜豉汤

栀子十四个　生姜五两　香豉四合（绵裹）

上三味，以水四升，先煮栀子、生姜，取二升半，内豉，煮取一升半，去滓，分二服，温进一服。得吐者，止后服。

【方解】黄元御：汗后外热不退，心里微烦者，土败中寒，浊阴上涌，阳格而生外热，宜栀子干姜汤，温中清上而吐瘀浊也。若或下或汗后，心烦身热，胸中窒塞者，是败腐阻其肺气，痞郁而生上热，宜栀子豉汤，涌吐其败浊也。凡或汗或吐或下后，虚烦不得眠睡，甚而反覆颠倒，心中懊憹无奈者，皆缘肺气壅遏，败浊堙塞，悉宜栀子豉汤吐之。若烦而少气者，中气之亏也，宜栀子甘草豉汤，以扶其土。若烦而兼呕者，胃气之逆也，宜栀子生姜豉汤，以降其逆。但栀子苦寒，最泻脾阳，如病人平日大便微溏者，便是脾阳之虚，不可服也。

彭子益：大下伤中，中寒则相火不降而身热不去，胃热上逆而心微烦。干姜温中以降相火而退身热，栀子清胃热而止微烦也。

胃热上逆，又加津凝气滞，则心烦而胸中窒塞。栀子清胃热以除烦，淡豆豉以和中宣滞，以去胸窒也。

栀子豉汤证而烦，不得眠，心中懊憹。与栀子豉汤。若少气者，是中气不足，加炙草以补中气也。

若栀子豉汤证加呕者，加生姜以降胃止呕也。

181. 凡用栀子汤，病人旧微溏者，不可与服之。（原文81）

彭子益：旧时大便不实之人，寒药须慎用也。

黄元御：栀子苦寒之性，泻脾胃而滑大肠，凡用栀子诸汤，设病人旧日脾阳素虚，大便微溏者，不可与服也。（太阳91）

郑钦安：按伤寒病四十七条内，用汗、吐、下三法，所用方，总以栀子豆豉汤、栀子甘草豉汤、栀子生姜豉汤。以余所见，务要果有热象足征，方可酌用。设若下后发热，而有阳从外越者，因发汗而有阳外出者，因吐后气机因而上浮者，此中大有经权，学者切勿以栀豉等汤，定为可恃也，汗、下定要下细探求。（太阳中四十七）

编者注：郑钦安将15、16、17三条（原文78、77、81、76后段）合为其太阳中47条解释。

论荣卫坏入少阴肾脏

182. 太阳病发汗，遂漏不止，其人恶风。小便难，四肢微急，难以屈伸者，桂枝加附子汤主之。（原文20）

彭子益：肾阳泄，故汗如漏。水寒木郁，故肢急尿难。

黄元御：卫阳汗泄，皮毛失敛，是以汗漏不止。表虚，是以恶风。汗亡血中温气，木郁不能行水，是以小便难。阳亡土败，不能温养四肢，是以四肢微急，难以屈伸。肾主五液，入心为汗，肾气者，诸阳之本，汗漏不止，则肾中阳根，泄而不藏。桂枝加附子汤，桂枝达肝木之郁陷，芍药

敛风气之疏泄，姜、甘、大枣，补脾精而和中气，附子暖肾水以益阳根也。（太阳九十二）

郑钦安：发汗而至漏不止，其伤及肾阳也明甚。太阳底面，即是少阴，其人恶风者，外体疏也，小便难者，汗为水液，气化行于外，而不行于内也。四肢微急，难以屈伸者，血液外亡，而筋脉失养也。此际理应以扶阳为是，原文取桂枝加附子汤，意在用附子，取内以固其根蒂，得桂枝，外以祛其未尽之邪，内外兼备，斯无大害，庶不失立方之妙也。（太阳上二十二）

183. 发汗病不解，反恶寒者，虚故也，芍药甘草附子汤主之。（原文68）

彭子益：病不解为荣气未和，反恶寒为肾阳虚。

黄元御：汗泄血中温气，木郁阳陷，故表病不解，而反加恶寒。芍药甘草附子汤，芍药清风而敛营血，甘草培土而荣木气，附子暖水以补温气也。（太阳九十三）

郑钦安：发汗病不解，与发汗后恶寒者，皆里阳不足，因汗而阳更伤也，故见畏寒。原文以芍药附子甘草汤，使其收纳元气归根，而恶寒自已。若不恶寒而反恶热，以调胃承气汤，是为血亏火旺说法。余更有说焉，当其时发汗，有素禀元阳不足，因发汗而有元阳外越者，外大热而内寒，学者务宜细察。若果血亏，阳明胃热，必有舌苔干黄，大渴饮冷，方可与调胃承气汤。若其人因发汗而元阳外越者，虽周身大热，舌必润滑，口必不渴，二便自利，又当以回阳为要，切切不可妄与调胃承气汤，切记。（太阳中十九）

编者注：郑钦安将原文68、70合为此条

方54　桂枝加附子汤

桂枝（三两，去皮）芍药（三两）甘草（三两，炙）生姜（三两，切）大枣（十二枚，擘）附子（一枚，炮，去皮，破八片）

上六味，以水七升，煮取三升，去滓，温服一升。本云桂枝汤，今加附子。将息如前法。

方55　芍药甘草附子汤

芍药　甘草各三两（炙）　附子一枚（炮，去皮，破八片）

上三味，以水五升，煮取一升五合，去滓，分温三服。

【方解】黄元御： 太阳经病，土负水胜，则入少阴肾脏。如汗后漏泄不止，表疏恶风，小便艰难，四肢微急，屈伸不柔者，此汗泄而阳亡也。经络之阳，根于肾水，宜桂枝加附子汤，以培阳根也。若汗后表病不解，反恶寒者，亦汗亡营中之阳也。宜芍药甘草附子汤，甘草培土，芍药敛营，附子温肾水而暖营血也。若下后复汗，身体振寒，脉候微细，以下亡其里阳，汗亡其表阳，致内外俱虚故也。

彭子益： 发汗后汗漏不止。阳亡风动，故恶风、尿难、肢急。附子回肾阳，桂枝实表阳，芍药熄风敛阳，炙草、姜、枣补中气也。发汗而表病不解，反恶寒，此恶寒乃肾阳虚也。附子以补肾阳，芍药、甘草以解表也。

184. 太阳病，下之后，脉促胸满者，桂枝去芍药汤主之。若微恶寒者去芍药，方中加附子汤主之。（原文21、22）

彭子益： 脉促为表未解，胸满为胆经寒，恶寒为肾阳虚。

黄元御： 下后脉促，表邪未解，是宜桂枝。而益以胸满，则阳衰胃逆，浊气冲塞，去芍药之酸寒，以解表邪。若微恶寒者，则不止脾阳之虚，而肾阳亦败，加附子之辛温，以驱里寒也。（太阳82）

郑钦安： 按太阳果属可下，下之，俾邪从下解之法也，何致脉促胸满？必是下伤胸中之阳，以致阴气上逆而为胸满脉促，亦气机之常，理应扶中降逆，原文以桂枝去芍药者，是取姜、桂之辛散，草、枣之补中，而虑芍药阴邪之品以助邪，故去之，立法颇佳。若微恶寒，于汤中去芍加附子，亦是步步留神之意，煞费苦心。（太阳上35）

方56　桂枝去芍药汤

桂枝（三两，去皮）　甘草（二两，炙）　生姜（三两，切）　大枣（十二枚，擘）

上四味，以水七升，煮取三升，去滓，温服一升。本云桂枝汤，今去芍药。将息如前法。

方57 桂枝去芍药加附子汤

桂枝（三两，去皮） 甘草（二两，炙） 生姜（三两，切） 大枣（十二枚，擘） 附子（一枚，炮，去皮，破八片）

上五味，以水七升，煮取三升，去滓，温服一升。本云桂枝汤，今去芍药加附子。将息如前法。

【方解】黄元御：太阳病，下后胸满者，胃败而气逆也。胃气上逆，浊阴不降，肺气壅塞，是以胸满。若兼脉促，则表证未解，宜桂枝去芍药之酸寒，以解表邪。若微恶寒者，则肾阳亦败，不止脾阳之虚，宜桂枝去芍药加附子汤，温其肾水也

彭子益：桂枝汤内去芍药，荣卫表病，误下之后，脉促胸满。脉促为表未解，胸满为胆经寒。桂草姜枣以解表，去芍药之寒胆经也。若脉促胸满而又微恶寒者，此恶寒乃肾阳虚，去芍药并加附子以补肾阳也。

185. 下之后复发汗，必振寒，脉微细。所以然者，以内外俱虚故也。（原文60）

彭子益：发汗为外虚，脉微细为内虚。

黄元御：申明上章恶寒之义。汗下亡阳，必身体振寒，而经脉细微。所以然者，以下伤其内，汗泻其外，内外之阳俱虚故也。（太阳九十四）

郑钦安：汗、下两法，皆在要有可汗、可下之列，当汗而不汗不可，当下而不下亦不可，汗、下均是祛邪之良法，若汗、下而不去，则正必亏，汗则伤阳，下则伤阴，阴阳两伤，岂有脉不细而不振寒者乎？原文故称内外俱虚，此刻只宜大固元气，不可疏忽。（太阳中四十八）

186. 太阳病发汗，汗出不解，其人仍发热，心下悸，头眩，身瞤动，振振欲擗地者，真武汤主之。（原文82）

彭子益：悸眩瞤动，水寒木枯，欲擗地者，中土无根，欲居土下。

黄元御：阳虚之人，发汗过多，土败阳飞，则头目眩晕。风木动摇，则心悸肉瞤。盖木生于水而长于土，水寒土湿，木郁风生，是以悸动。根本摇撼，则悸在脐间，枝叶振摇，则悸在心下。振振欲擗地者，风动神摇，欲穴地以自安也。木郁风动，缘于土湿而水寒，真武汤，生姜降浊而止呕，苓、术泻水而燥土，芍药清风而安振摇，附子温肾水以培阳根也。真武汤，治水阴病，内有水气，腹痛下利。小便不利，四肢沉重疼痛，或呕者。（太阳九十六）

郑钦安：发汗原是解表，表解自然热退，乃不易之理，今汗出而热仍然，所现种种病形，非表邪未透之征，却是亡阳之候，必是因发汗过度，伤及肾阳。太阳底面，即是少阴，此际发热者，阳越于外也，心下悸，头眩身瞤者，阳气外亡而群阴僭上也。振振欲擗地者，阳欲藏而不得也。夫先天之真阳，喜藏而不喜露，藏则命根永固，露则危亡立生，主以真武汤，是重藏阳之意也。（太阳上二十一）

187. 发汗若下之，病仍不解，烦躁者，茯苓四逆汤主之。（原文69）

彭子益：阳逆于上则烦，阳拔于下则躁。虚寒兼湿。

黄元御：汗下亡阳，土败水侮，阳气拔根，扰乱无归，故生烦躁。茯苓四逆汤，茯苓、参、甘泻水而补土，干姜、附子温脾而暖肾也。（太阳一百六）

郑钦安：按病有当发汗者，有当下者，但要有发汗之实据，可下之病情，此统以发汗、下后，病仍不解，不解是何病情不解，以致烦躁，殊令人难以猜详。（太阳下14）

方58 茯苓四逆汤

茯苓四两　人参一两　甘草二两（炙）　干姜一两半　附子一枚（生用，去皮脐，破八片）

上五味，以水五升，煮取三升，去滓，温服七合，日二服。

【方解】黄元御：凡或汗或下，病不解而生烦躁者，皆土败水侮，阳根欲脱。宜茯苓四逆汤，参、甘培其中气，姜、附温其水土，茯苓泻其肾邪也。

彭子益：发汗之后，若又下之，表病不解，又加烦躁，阳亡而土湿也。四逆汤加人参以回阳，加茯苓以去土湿也。虽有表病，却不治表，以烦躁乃阳亡之事，故以回阳为主。

188. 下之后，复发汗，昼日烦躁不得眠，夜而安静。不呕不渴，无表证脉微沉，身无大热者，干姜附子汤主之。（原文61）

彭子益：昼日阳气在外，阳气离根，故烦而躁。夜则阳气归内，故安静。

黄元御：汗下亡阳，土败水侮，微阳拔根，不得下秘，故昼日烦躁不得眠。夜而阳气归根，是以安静。温气脱泻，乙木郁陷，故脉象沉微而身无大热。干姜附子汤，干姜温中以回脾胃之阳，附子温下以复肝肾之阳也。（太阳一百七）

郑钦安：汗下太过，足以损伤元气，至昼而烦躁，不得眠，其表阳之虚也明甚。但阴阳之道，昼宜不眠，从阳也，夜而安静，从阴也。今病昼烦躁，是伤在阳分一面，夜而安静，是未伤在阴分一面。不眠者，是烦躁已极，不能仰卧片时之意也。原文以附子干姜汤主之，实属妥切。（太阳中四十九）

方59　干姜附子汤

干姜（一两）附子（一枚，生用，去皮，切八片）

上二味，以水三升，煮取一升，去滓，顿服。

【方解】黄元御：若下之泻其里阳，又汗之亡其表阳，昼而阳气飞越，烦躁不得眠，夜而阳气收敛，安静无扰，不呕不渴，内无里证，身不大热，外无表证，而脉候微沉，是阳虚而内寒。宜干姜附子汤，温中下以回阳气也。

彭子益：汗下亡阳，阳虚则昼日烦躁，夜乃安静。大气之中，昼则阳出，夜则阳入，昼阳气少，夜阳气多，人身亦然，故昼烦躁，而夜安。干姜、附子以补阳也。

189. 未持脉时，病人叉手自冒心，师因教试令咳，而不咳者必两耳聋无所闻也，所以然者，以重发汗，虚故如此。（原文75前段）

彭子益：汗泄肾脏阳气，肾虚故两耳无所闻，木气冲塞也。

黄元御：五脏阴也，阴中有阳，清阳升发，开窍五官，浊阴下降，七窍空灵，故能闻见。汗伤中气，肝脾不升，肺胃不降，清阳下陷，浊阴上逆，浊气湮塞，听宫障蔽，是以聋也。（太阳九十八）

郑钦安：此条是教人探阴阳之妙谛，若其人令咳而能咳，则耳聪，令咳而不咳，则耳聋。故断之曰，重发汗，以致心阳虚，浊阴上干，闭其轻窍，故耳聋也，此与风寒闭束者，大有泾渭之别，学者宜细察焉。（太阳中二十四）

190. 汗家重发汗，必恍惚心乱，小便已阴痛，与禹余粮丸。（原文88）

彭子益：中虚，肾阳外泄，故心乱。水寒木陷，故阴痛。

黄元御：平素汗家，液亡神虚，重发其汗，阳亡神败，必恍惚心乱。湿动木郁，小便后阴痛。以木郁于水，疏泄不畅，便后滞气凝涩，故尿孔作痛。禹余粮敛阳神于阴精，蛰君火而达风木也。（太阳一百八）

郑钦安：按汗为心之液，素多汗之人，血液早亏，今重发其汗，汗出过多，则心阳外亡，神无所主，而恍惚生，小便已阴疼者，血液已亏，不能泽及小便也。原文以禹余粮丸主之，亦是收纳元气之意也。（太阳中十八）

方60　禹余粮丸（原方阙载）

禹余粮四两　人参三两　附子二枚　五味子三合　茯苓三两　干姜三两

上六味，蜜为丸，如梧桐子大，每服二十丸。

编者注：禹余粮丸千年来为宋本《伤寒论》所遗阙，今根据桂林古有《伤寒论》394 条录于此。

【方解】黄元御：盖阳亡则寒生，若平素汗多，而重发其汗，阳神不归，必恍惚心乱，小便之后，阴管作疼。以乙木遏陷，疏泄不畅，便后木气凝涩而不达也。

彭子益：重发汗以亡肾阳，肾阳不能交心，则恍惚心乱。阳陷不升，则小便后阴痛。当是温肾补中之法，禹余粮收摄阳气也。

191. 脉浮数者，法当汗出而愈。若下之，身重心悸者，不可发汗，当自汗出乃解。所以然者，尺中脉微，此里虚。须表里实，津液自和，便自汗出愈。（原文 49）

彭子益：湿溢则身重，水停则心悸，自汗则水湿俱去。里气渐复，则里气不乃能自己出汗，里气渐复者，肾阳复也。

黄元御：浮数之脉，当以汗解，设在下后，而见身重心悸之证，虽有浮数之脉，不可发汗，当使其自汗出乃愈。盖水旺土湿，则身体重浊，木郁风生，则心下悸动，以其伤肝脾之阳故也。所以然者，寸口虽见浮数，而尺中则脉微弱，寸口主表，尺中主里，寸口浮数，虽为表实，而尺脉微弱，则为里虚。须里气渐复，表里俱实，则里气内拒，表气外发，邪无内陷之虑，便自汗出而愈。医家于此，贵有实里解表之法，虽汗出而无虚虚之嫌，则以人巧而代天工矣。（太阳九十九）

郑钦安：条内指一脉浮紧，身痛之人，法本当汗，假令尺中虚者，不可发汗，是言其阴分本虚，发之深恐亡阳，明是教人留意于发汗之间耳。即有他证，亦俟其津液自和，自汗出愈。盖慎之深，防之密矣。（太阳中十二）

192. 发汗过多，其人叉手自冒心，心下悸欲得按者，桂枝甘草汤主之。（原文 64）

彭子益：水寒木陷，风冲悸动，肝阳上升，风气自平。

黄元御：汗亡心液，火泻神虚，故叉手自冒其心（冒者，覆也）。汗多阳亡，温气泻脱，风木不宁，而土败胃逆，浊气填塞，风木上行，升路郁阻，故心下动悸，欲得手按，以宁神宇。桂枝甘草汤，桂枝疏木而安动摇，甘草补土以培根本也。（太阳九十七）

郑钦安：汗为心之液，今发汗过多，则心阳不足，其人叉手自冒者，是欲扶心之意，外援之一助也。至心下悸欲按，皆本此。（太阳中二十三）

方61　桂枝甘草汤

桂枝（四两，去皮）甘草（二两，炙）

上二味，以水三升，煮取一升，去滓，顿服。

【方解】黄元御：凡汗多阳亡，其人叉手自冒其心，心下动悸，欲得手按者，缘于土败木郁，风动神摇。宜桂枝甘草汤，疏木而培土也。汗多阳亡，病人叉手自冒其心者，率多耳聋。以肺胃逆行，胆木不降，浊气上填，孔窍不虚灵也。

彭子益：发汗过多，心悸欲得按。汗泄肾阳，木气拔根，风动而冲于上也。风木之气即肝木之阳，肝阳下陷，则肝风上冲，肝阳上升，则肝风自平。桂枝升肝阳，炙草补中气，肝风冲到上部，中虚极矣。心悸得按，奔豚之渐也。

193. 发汗后，其人脐下悸者，欲作奔豚，茯苓桂枝甘草大枣汤主之。（原文65）

彭子益：风气冲撞，如豚之奔，扶土达木，风气乃平。

黄元御：汗亡血中温气，风木郁动，是以振悸。枝叶不宁，则悸在心下，根本不安，则悸在脐间，脐下振悸，根本撼摇，则奔豚欲作矣。奔豚者，风木奔腾，状如惊豚，上冲胸膈，及乎咽、喉、腹、胁、心、首，诸病皆作，喘呼闭塞，七窍火生，病热凶恶，莫此为剧。仲景、扁鹊，以为肾邪（仲景"霍乱"：脐上筑者，肾气动也。扁鹊《难经》：肾之积，曰奔豚），其实纯是肝气。盖木气奔冲，原于阳亡而水寒也，苓桂甘枣汤，茯苓、桂枝泻癸水而疏乙木，甘草、大枣补脾精以滋肝血也。（太阳一百）

郑钦安：既称发汗后其人脐下悸者，是必因发汗而伤及肾阳也，肾阳既衰，不能镇纳下元水气，以致脐下悸，欲作奔豚，法宜回阳为是。原文所主之方，取茯苓以伐肾邪，而使水气下泄，不致上奔，真立法之妙谛也。（太阳中二十五）

方62　茯苓桂枝甘草大枣汤

茯苓（半斤）桂枝（四两，去皮）甘草（二两，炙）大枣（十五枚，擘）

上四味，以甘澜水一斗，先煮茯苓，减二升，内诸药，煮取三升，去滓。温服一升，日三服。

作甘烂水法：取水二斗，置大盆内，以杓扬之，水上有珠子五六千颗相逐，取用之。

【方解】**黄元御**：汗后阳亡土湿，风木郁动，则生振悸。轻者悸在心下，重者悸在脐间，脐下振悸，根本摇动，是欲作奔豚之象也。奔豚之发，起于少腹，直犯心胸，冲突击撞，其痛不支，咽喉闭塞，七窍火发，病之最凶恶者。宜苓桂甘枣汤，泄湿培土，补脾精而达木郁也。

彭子益：汗伤肾阳，肾阳乃木气之根，肾阳伤，木气失根，则肝阳下陷而肝风上冲。其人脐下悸动，乃肝风上冲欲作奔豚之兆。桂枝升肝阳，以止悸降冲，茯苓、炙草、大枣补土气以御风木，大枣富有津液，最润木气而平风也。

194. 烧针令其汗，针处被寒，核起而赤者，必发奔豚。气从少腹上冲心者，灸其核上各一壮，与桂枝加桂汤，更加桂二两。（原文117）

彭子益：核起而赤者，阳拔火泄也。水寒则肝阳下陷，肝阳下陷则风气上冲，故发奔豚。

黄元御：汗后阳虚脾陷，木气不舒，一被外寒，闭其针孔，风木郁动，必发奔豚。若气从少腹上冲心胸，便是奔豚发作，宜先灸核上各一壮，散其外寒，即以桂枝加桂汤，更加桂枝，以疏风木而降奔冲也。桂枝加桂者，于桂枝汤内，更加桂枝也。（太阳一百一）

郑钦安：烧针者，温经御寒法也。针处被寒，核起而赤者，寒邪聚于皮肤，有欲从外出之势也，何得云必发奔豚？奔豚乃少阴之证，此刻邪在太阳，未犯少阴，即以桂枝加桂汤更加桂，其邪在太阳也明甚，果属奔豚上冲，又非桂枝加桂倍桂所长也，学者宜细绎之。（太阳上二十七）

方63　桂枝加桂汤

桂枝（五两，去皮）　芍药（三两）　生姜（三两，切）　甘草（二两，炙）大枣（十二枚，擘）

右五味，以水七升，煮取三升，去滓，温服一升。本云桂枝汤，今加桂满五两。所以加桂者，以能泄奔豚气也。

【方解】黄元御：凡烧针取汗，表泄阳虚，针孔被寒，核起而赤者，必发奔豚，缘外寒闭束，风木郁冲之故。宜先灸核上各一壮，散其外寒，以桂枝加桂汤，疏木而下冲也。至于下后阳虚，下焦阴气上冲者，亦皆奔豚之证，悉宜桂枝加桂汤也。

彭子益：烧针令出汗，针处起赤核，烧针之热，将肾阳引出，故针处起赤核，此肾阳大虚之征，木气必由少腹冲心而成奔豚之状。桂枝汤加桂以大升肝阳，肝阳升，冲气乃平。若不上冲，不可与桂枝加桂。灸其核上各一壮者，灸以温回浮出之肾阳也。不上冲者，肝阳未陷，故不可加桂以升肝阳。

195. 太阳病，下之后，其气上冲者，可与桂枝汤，用前法。若不上冲者，不得与之。（原文15）

彭子益：风气不冲，木气未陷，木未下陷，故不可升木气。风气即肝木阳气，肝阳下陷，则风气上冲，肝阳上升，则风气平也。

黄元御：下后其气上冲，是奔豚发作也，可与桂枝汤，用如前法，疏风木而降奔冲。若不上冲者，奔豚未作，不可与前汤也。（太阳一百二）

郑钦安：应外解之病，而误下之，脉浮，邪仍在表者，俱可以桂枝汤。若因下而病现上冲，此间须宜详察。盖以为上冲者，病邪欲外，故仍以桂枝汤，不冲者，邪不外出，故不可与。谓上冲而脉浮，可与桂枝汤，上冲而脉不浮，不可与。然上冲之候，多因误下伤及胸中之阳，不能镇纳下焦浊阴之气，以致上冲者极多，法宜收纳温固，又非桂枝所能也。学者务于病情、脉息、声音、动静、有神、无神处求之，则得其要矣。（太阳上三十二）

196. 伤寒若吐、若下后，心下逆满，气上冲胸，起则头眩，脉沉紧，发汗则经，身为振振摇者，茯苓桂枝白术甘草汤主之。（原文67）

彭子益： 振摇，土败风冲也，水寒为因，风冲为果。

黄元御： 吐伤胃阳，则病上逆，浊气冲塞，故心下逆满。阳气浮升而无根，故起则头眩。下泻脾阳，则病下陷，风木抑郁，故脉沉紧。木愈郁而愈升，升发太过，而不得平，故气上冲胸。又复发汗，以亡经中之阳，温气脱泻，木枯风动，于是身体振摇，势如悬旌。此缘于水旺土湿而风木郁动也，苓桂术甘汤，苓、术泻水，桂枝疏木，而甘草补中也。（太阳95）

郑钦安： 伤寒吐、下后伤及胸中之阳，而水饮上逆，身为振振摇者，此说明不可汗，发汗则犯虚虚之禁。郑氏谓只宜大剂扶阳，若原文之茯苓桂枝白术甘草汤，恐力不足以当此任。笔者认为可原方加附片，或用茯苓四逆汤亦可。（太阳中50）

方64　茯苓桂枝白术甘草汤

茯苓（四两）桂枝（三两，去皮）白术 甘草（各二两，炙）

上四味，以水六升，煮取三升，去滓，分温三服。

【方解】黄元御： 伤寒吐下后，心下逆满，气上冲胸，起则头眩，脉沉而紧者，土败阳虚，浊阴上乘也。又复发汗，以亡经中之阳，温气外泄，血冷木枯，风动身摇，振振不已。此其病在经络，根原脏腑，缘于水泛土湿，木郁风动。宜苓桂术甘汤，燥土而泻水，疏木而达郁也。

彭子益： 吐下伤损肾阳，则风木上冲，心悸头眩。若因其脉沉紧而又汗之。风木更冲，木冲克土，振振身摇。桂枝以达木气之阳，阳达则风冲平息而病愈，茯苓草枣所以补中土，和升降以御风木也。凡木病，中土必虚，故治风木之冲，以达木兼补土为要。

197. 伤寒脉浮，医以火迫劫之，亡阳必惊狂，起卧不安者，桂枝汤去芍药蜀漆龙骨牡蛎救逆汤主之。（原文112）

彭子益：烧针之火，引阳外出，阳气拔根，故惊狂也。

黄元御：汗多亡阳，君火飞腾，神魂失归，是以惊生。浊气上逆，化生败浊，迷塞心宫，是以狂作。桂枝去芍药加蜀漆龙骨牡蛎救逆汤，桂枝、甘草疏木而培中，生姜、大枣补脾而降逆，蜀漆吐腐瘀而疗狂，龙骨、牡蛎，敛神魂而止惊也。（太阳一百三）

郑钦安：伤寒脉浮，而医以火迫劫之，浮为阳，邪火亦阳，两阳相会，邪火内攻，扰乱心君，故惊狂不安之象所由来。致于亡阳二字，所论不切，当是亡阴，庶于此条方为合法，主以救逆汤，亦是敛阴、祛邪、安神之意也。（太阳下十一）

方65　桂枝汤去芍药蜀漆龙骨牡蛎救逆汤

桂枝（三两，去皮）甘草（二两，炙）生姜（三两，切）大枣（十二枚，擘）牡蛎（五两，熬）蜀漆（三两，洗去腥）龙骨（四两）

上七味，以水一斗二升，先煮蜀漆，减二升，内诸药，煮取三升，去滓，温服一升。本云桂枝汤，今去芍药，加蜀漆、牡蛎、龙骨。

【方解】黄元御：伤寒脉浮，应以汗解，医以火逼劫之，汗多阳亡，必惊悸发狂，起卧不安。以土败胃逆，胆木拔根则惊生，浊阴上填，迷塞心宫则狂作。宜救逆汤，桂枝去芍药之泻阳，加蜀漆吐败浊以疗狂，龙骨、牡蛎，敛神魂以止惊也。凡伤寒误用温针取汗，以亡其阳，胆木拔根，必生惊悸也。

彭子益：烧针之火，能引阳外出，阳亡惊狂，起卧不安。于桂枝汤去芍药之寒，加蜀漆以去浊痰，加龙骨牡蛎以镇摄阳气，因脉浮故用桂枝、姜、枣、草以解表。惊狂起卧不安，必有浊痰阻塞心窍也。

198. 火逆下之，因烧针烦躁者，桂枝甘草龙骨牡蛎汤主之。

（原文118）

彭子益： 烦躁，比惊狂、起卧不安为虚。

黄元御： 火劫发汗，是为火逆。火逆之证，下之亡其里阳，又复烧针发汗，亡其表阳，神气离根，因而烦躁不安。桂枝甘草龙骨牡蛎汤，桂枝、甘草疏乙木而培中土，龙骨、牡蛎敛神气而除烦躁也。（太阳一百五）

郑钦安： 按火逆则伤阴，未见下症而下之，则伤阴，复又烧针而阴又伤，此烦躁之症所由生，而阴虚之象所由见，主以桂枝甘草龙骨牡蛎者，是取其调中而交心肾也。（太阳下十二）

方66　桂枝甘草龙骨牡蛎汤

桂枝（一两，去皮）甘草（二两，炙）牡蛎（二两，熬）龙骨（二两）

上四味，以水五升，煮取二升半，去滓。温服八合，日三服。

【方解】黄元御： 太阳经病，误用火熏，助其经热，是谓火逆。火逆之证，热在表，不在里，误服下药，虚其里阳，其病不解。因复烧针发汗，亡其表阳，阳根欲脱，遂至烦躁不安。宜桂枝甘草龙骨牡蛎汤，疏木培土，敛神气而除烦躁也。

彭子益： 烧针亡阳而生烦躁，此烦躁较惊狂之阳亡病虚，故不用蜀漆之去痰，而用桂枝和表，炙草补中，龙牡镇阳也。

199. 太阳伤寒者，加温针必惊也。（原文117）

彭子益： 伤寒宜补中调荣卫，温针拔起肾阳，故惊。

黄元御： 温针发汗亡阳，土败胃逆，神魂无归，必生惊悸也。（太阳一百四）

郑钦安： 寒伤太阳，在营在卫，原有区别，此言加温针必惊，是邪在营分加温针而惊耶？是邪在卫分加温针而惊耶？以理揆之，当其时邪必在卫分，卫分属阳，断不可用温针之法，邪在营分，方可用温针之法。若邪在卫分而用之，如火上添膏，邪焉有不振惊内藏也，如此处断，学者方有趋向，万不致有用温针之害矣。（太阳中五）

论荣卫坏入厥阴肝脏

200. 病人有寒，复发汗，胃中冷，必吐蛔。（原文89）

彭子益： 胃冷吐蛔，厥阴之病，汗亡胃阳之过。

黄元御： 脏腑素有积寒，复发汗以亡胃阳，胃冷不能安蛔，必吐蛔虫。虫因木化，厥阴木郁，则生蛔虫。《素问》：厥阴者，阴之绝阳。厥阴以至阴之脏，寒极吐蛔，则水腾而火不能复，中伏死机，是以内外感伤诸病，一见吐蛔，便属阴证。阳绝则死，阳复则生，惟温病吐蛔，是热非寒，与余证不同也。（太阳一百九）

郑钦安： 病人既有寒饮而发其汗，汗则亡阳，胃阳既亡，胃中之冷更甚，必吐蛔者，蛔不安于内也。（伤寒痰病二）

201. 下利脉大者，虚也，以其强下之故也。设脉浮革，因而肠鸣者，属当归四逆汤。

彭子益： 革为寒，浮大而革为虚，木气虚寒，故肠鸣。

黄元御： 下利而脉大者，此中气脱泄，离根而外浮，阳虚之珍也。但使自利，未必如此，是其强以苦寒下之，愈亡其里阳故也。设脉见浮革，因而肠鸣者，此利亡血中温气，枯木贼土，属当归四逆之证。脉法：脉弦而大，弦则为减，大则为芤，减则为寒，芤则为虚，寒虚相抟，此名为革。革者，温气亡脱，营血虚寒，内虚外实，如鼓上皮革之象，浮大中虚之脉也。血冷木陷，郁勃不宁，阴邪宕激，是以肠鸣。当归四逆，养血达郁，使木气荣利，不至遏陷，则阳回而利止矣。（厥阴二十一）

编者注：此条郑钦安未录入。此处说虚，应是指血虚。

202. 伤寒本自寒下，医复吐之，寒格，更逆吐下，若食入口即吐者，干姜黄连黄芩人参汤主之。（原文359）

彭子益： 吐为中寒，入口即吐为上热，中寒与上热俱盛也。

黄元御：本自内寒下利，医复吐下之，中气愈败，寒邪阻隔，胃气更逆，脾气更陷，吐下不止，若食方入口即吐者，是中脘虚寒，而上焦有热。宜干姜黄连黄芩人参汤，干姜、人参，温补中脘之虚寒，黄连、黄芩，清泻上焦之虚热也。（厥阴二十五）

郑钦安：病既称寒下，又经医误下吐之，寒逆更甚，食入即吐，则中宫之气逆而又逆，寒而愈寒也明甚。此刻理应温中、降逆、回阳。原文主以干姜黄连黄芩人参汤，似非正论。况此证又无寒热错杂病情足征，何得以此方为主，恐有遗误。（厥阴中九）

方67　干姜黄芩黄连人参汤

干姜 黄芩 黄连 人参（各三两）

上四味，以水六升，煮取二升，去滓，分温再服。

【方解】黄元御：伤寒传厥阴之脏，水寒土湿，木郁后泄，必自下利。医复吐下，以亡其阳，寒邪中格，肝脾已陷而为利，胆胃更逆而为吐，甚至饮食入口即吐者，此甲木逆行，相火升炎而上热也。宜干姜黄连黄芩人参汤，参、姜，补中而温寒，芩、连，清上而泻热也。

彭子益：吐为中寒，入口即吐为上热。干姜温中寒，连、芩清上热，人参补中气。厥阴之气，下寒上热。故其病如此。

论荣卫坏入阳明胃腑

203. 太阳病，先发汗不解，而复下之，脉浮者不愈。浮为在外，而反下之，故令不愈。今脉浮，故知在外，当须解外则愈，宜桂枝汤。（原文45）

彭子益：汗下不愈，故为坏病。下后无故，则属阳明。

黄元御：太阳病，先发汗不解，而复下之，设内有腑热，则下之当愈，若使脉浮，则表邪未解，必不能愈。以浮为邪在表，遗其外邪，而反下之，故令不愈。当须解外则愈，宜主桂枝也。此太阳表证未罢，而内有腑证，固当下也，然必外解，而后可下。若发汗未解，而遽下之，设脉犹

见浮，则外必不愈，故仍以桂枝解外。（太阳五十六）

郑钦安：随机调理，乃医之道，如当外解而反下之，当下而反表之固之，皆医之咎。此条既下而脉尚浮，是邪不从下趋，而仍欲从外出，故仍用桂枝汤以导之，此真用药法窍，学者宜留心记之。（太阳上三十一）

204. 大下之后，复遽发汗，小便不利，亡津液故也，勿治之，得小便利自愈。（原文59）

彭子益：小便不利，别无他病，津液复生，小便自利。

黄元御：膀胱者，州都之官，津液藏焉，气化则能出矣。土湿金郁，气不化水，土湿木郁，不能行水，皆令小便不利。小青龙、五苓散证之小便不利，悉缘土湿而水停，则小便之不利，必因湿旺。若汗下之后，而见小便之不利，是津液亡泄，燥而非湿也。然别无热渴之证，则其燥未甚，勿用治之，俟其津液续复，得小便一利，必自愈也。

汗下之后，小便不利，阳虚之人，则阳亡而病湿，阴虚之人，则阴亡而伤燥，此不见阳亡湿动之证，故知是亡津伤燥也。此亦人参白虎证，而燥热未作，则病势最轻，故不须治之。（太阳五十七）

郑钦安：据所言汗、吐、下，以致亡血，亡津液，只要其人无甚大苦，可以勿药，俟正气来复，必自愈。明明教人不可妄用药，误用药，恐生他变也。（太阳上四十二）

编者注：郑钦安将原文58、59合为一条解释。

205. 太阳病，桂枝证，医反下之，利遂不止。脉促者，表未解也，喘而汗出者，葛根黄芩黄连汤主之。（原文34）

彭子益：利不止为阴证，脉促喘汗之利，则阳证也。脉促者句上，加一"若"字读，便明显。利遂不止为陪，脉促喘汗为主。

黄元御：太阳病，桂枝证，有表邪而无里邪，医反下之，败其中气，利遂不止，此当温里。若脉促者，是表未解也。盖病在经络，不解表而攻里，表阳乘里虚而内陷，为里阴所拒，不得下达，表里束迫，故见促象。脉来数，时一止复来者，曰促。若喘而汗出者，是胃气上逆，肺阻而为喘，肺郁生热，气蒸而为汗也。虽内有四逆证，外有桂枝证，而热在胸膈，二方俱不能受，宜葛根连芩汤主之。葛根达阳明之郁，芩、连清君相之火，胸膈肃清，然后中下之寒，徐可议温也。

桂枝证，解表而用葛根，以喘而汗出，胸膈郁蒸，宜葛根之辛凉，不宜桂枝之辛温也。（太阳八十一）

郑钦安：本应表解可了之病，而反下之，引邪深入，利遂不止，此刻邪陷于下，若恶风、自汗、身疼仍在者，可与桂枝加葛根汤救之，俾邪复还于表，不治利而利自止，此以葛根黄连黄芩汤，是为脉促、喘、汗，有邪热上攻者言之，故用芩、连之苦寒以降之、止之，用葛根以升之、解之，俾表解热退而利自愈，是亦正治法也。余谓只据脉促、喘、汗，未见有热形实据，而以芩、连之品，冀其止泻，恐未必尽善。夫下利太过，中土业已大伤，此际之脉促者，正气伤也；喘者，气不归元也；汗出者，亡阳之渐也。况喘促一证，有因火而喘者，必有火邪可征；有因外寒促者，亦有寒邪可验；有因肾气痰水上逆而致者，亦有阴象痰湿可证。虚实之间，大有分别，切切不可死守陈法，为方囿也。（太阳上三十四）

方68 葛根黄芩黄连汤

葛根（半斤） 甘草（二两，炙） 黄芩（三两） 黄连（三两）

上四味，以水八升，先煮葛根，减二升，内诸药，煮取二升，去滓，分温再服。

【方解】黄元御：中风，桂枝汤证，医反下之，败其中气，以致泄利不止。若其脉促者，是表证未解。仲景脉法：脉来数，时一止复来者，名曰促。盖下后里虚，表阳内陷，为里阴所格，不得下行，表里束迫，故见促象。若喘而汗出者，是胃逆肺壅，郁生上热，蒸其皮毛也。里宜四逆，表宜桂枝，而膈热壅阻，二方难用，宜葛根黄连黄芩汤，达胃郁而清上热，然后议温未晚也。

彭子益：利不止而脉促喘汗。脉促为表未解，喘而汗出为阳明经气之热。脉促喘汗之利，此阳明经之热利也。葛根升散手阳明经气以解表，连芩清热止利，炙草补中也。

206. 下后，不可更行桂枝汤，若汗出而喘，无大热者，可与麻黄杏仁甘草石膏汤。（原文162）

彭子益： 汗出为胃家燥热，喘为肺气实逆。无大热者，无表证之发；大热，身内即不热，即忌此方。

黄元御： 下后表寒未解，郁其肺气，肺郁生热，蒸发皮毛，而不能透泄，故汗出而喘。表寒里热，宜麻杏甘石双解之可也。

下后不可更行桂枝，亦大概言之。他如伤寒医下之，续得下利清谷章，救表宜桂枝汤，又，伤寒大下后复汗，心下痞章，解表宜桂枝汤，太阳病，先发汗不解，而复下之，脉浮者，不愈章，当须解外则愈，桂枝汤主之，未尝必禁桂枝也。（太阳六十）

郑钦安： 下后不可更行桂枝汤，此语皆非确论，其间有因下而引邪深入，其脉尚浮，病机尚欲外出，仍当以桂枝汤，因其势而导之，方为合法，何得拘泥？至"汗出而喘，无大热"句，更要仔细推求，果见脉浮紧，有热象可征，而麻杏甘膏汤，方是的对之方。若汗出，脉浮空，面舌俱青、白、黑色者，回阳犹恐不及，尚得以原文方治之乎？学者务要留心，探究阴阳消息，切勿死守陈言，为方所囿，则得矣。（太阳中二十二）

方69　麻黄杏仁甘草石膏汤

麻黄（四两，去节）　杏仁（五十个，去皮尖）　甘草（二两，炙）　石膏（半斤，碎，绵裹）

上四味，以水七升，先煮麻黄，减二升，去上沫，内诸药，煮取二升，去滓，温服一升。

【方解】黄元御： 中风汗下之后，外无大热，汗出而喘者，此表邪未解，营卫郁遏，肺气阻逆而不降也。不可再用桂枝，宜麻杏石甘汤，泻热而降逆也。

喘有寒热不同，汗后里热未清，或生外烦，因以冷水浇之，冀除其热，皮毛寒闭，郁其内热作喘，此热喘也。汗后阳虚津涸，或生渴燥，因而饮冷不消，隔其肺气作喘，此寒喘也。

彭子益：汗下后，汗出而喘。汗乃胃热，喘乃肺实。石膏清胃热，麻黄杏仁泻肺实，炙草补中气也。若身外有大热，其内必寒，不可用石膏。

207. 发汗后，不可更行桂枝汤，汗出而喘无大热者，可与麻黄杏仁石膏汤。（原文63）

彭子益：不可桂枝汤，言宜麻杏汤也，非一概不可也。

黄元御：汗后表寒未解，郁其肺气，热蒸皮毛，窍开而不能透泄，故汗出而喘，表得汗泄，故外无大热。麻黄发表，杏仁降逆，石膏清金，甘草培土，则表里俱解矣。此大青龙证之轻者，以在汗后，故不用青龙。

汗后不可更行桂枝，亦大概言之，他如发汗已解，半日许复烦，可更发汗，宜桂枝汤，未尝必禁桂枝也。（太阳五十八）

郑钦安：此条所论，与前论不符。此言发汗后，不可更行桂枝汤，若其人桂枝证仍在者，原有再用桂枝之法，此说不可用，非不符而何？又云：发汗出而喘，无大热者，可与麻杏石膏甘草汤。据余所见，果系大热、口渴、饮冷、气喘者，则为火刑于肺，而麻杏石膏甘草汤可用。若无大热、口渴等情，只见汗出而喘，吾恐汗出亡阳，若再以麻黄杏仁之方治之，能不速其亡乎？又云："发汗后，饮水多者必喘，以水灌之亦喘。"此必因发汗而津液伤，故渴欲饮水；水入亦喘者，是为水逆于中，而中州气化不宣故也。（太阳中二十一）

注：郑钦安将原文63、75后段合为此条。

208. 服桂枝汤，大汗出后，大烦渴不解，脉洪大者，白虎加人参汤。（原文26）

彭子益：大汗伤津，洪大虚脉，大汗又烦渴，故宜急救津液。脉洪此洪大重按必兼滑象也。

黄元御：服桂枝汤后，汗出表解，而津液亡泄，里热则增，是宜白虎清里。而大汗之后，大作烦渴，而脉又洪大，是亡津而气亦泄也。津由气化，《灵枢·决气》：上焦开发，宣五谷味，熏肤，充身，泽毛，若雾薄之溉，是为气，此当益气以生津，故加人参。《素问·评热论》：脉躁疾，不为汗衰者死，以精气消亡，无以渗灌其枯燥也。白虎而加人参，使清气降洒，化而为露，滋润枯涸，涤洗烦躁，莫善于此矣。（太阳六十一）

郑钦安：服桂枝汤以致大汗，其人大渴者，由汗出过多，血液被夺，伤及胃中津液故也。原文主以人参白虎汤，取人参以救津液，取石膏以清内热，的确之法也。（太阳下二十）

209. 伤寒若吐若下后，七八日不解，热结在里，表里俱热，时时恶风，大渴，舌上干燥而烦，欲饮水数升者，白虎加人参汤主之。（原文168）

彭子益："欲"字作"能"字解。里燥热，热主泄，故恶风。里热极，表亦热，此表热，非表证之热。表热重按无根，里热之热有根。

黄元御：吐下之后，气夺津伤，七八日不解，燥热内盛，而自里达表，表里俱热，热蒸窍泄，时时恶风，舌上干燥，而心内焦烦，欲饮水数升之多，主以人参白虎，清金而泻热，化气而生津也。（太阳六十二）

郑钦安：吐下后而表不解，盖吐则亡阳，下则亡阴，阴阳两虚，更不能俾邪外出，故不解。以致表邪趋入阳明地界，遂随阳明之气化，而转为热邪，故现一切症形，全是白虎汤对症之法。至饮水多者，是由下而津液大伤，故乞水以为援也。主以白虎加人参，以救欲亡之阴，实的确不易之法也。（太阳下二十四）

210. 太阳病，先下而不愈，因复发汗，此以表里俱虚，其人因致冒，冒家汗出则自愈。所以然者，汗出表和故也。里未和，然后复下之。（原文93）

彭子益：虚乃津液伤，津伤热越故冒，津伤则屎硬。

黄元御：太阳病，先下之而不愈，伤其阴液，因复发汗，伤其阳津，表阳里阴，以此俱虚。表阳虚则阴气外束，里阴虚则阳气内郁，阳气内郁而不外达，其人因致昏冒，冒家汗出则自愈，所以然者，汗出则卫气外达，经脉和畅，阴退而阳宣也。表和之后，得里未和，然后下之。（太阳六十三）

郑钦安：据下后复发汗，以致表里俱虚，其伤正也太甚，虚则易于感冒，此理之常，此刻应于补正药中，加解表之品，必自愈。推其故，汗出表和，待里未和，然后下之，待字不可忽略，实有斟酌可否之意，学者宜细求之。（太阳上四十三）

211. 发汗后恶寒者，虚故也。不恶寒反恶热者，实也，当和胃气，与调胃承气汤。（原文70）

彭子益：仅是恶热之实，只宜和胃，不宜下胃。

黄元御：阳虚之人，汗则亡阳，阴虚之人，汗则亡阴。汗后恶寒者，气泄而阳虚故也，故防入少阴，不恶寒，反恶热者，津伤而阳实故也，是已入阳明，将成大承气证，宜早以调胃承气和其胃气，预夺其实也。（太阳六十四）

郑钦安：按发汗病不解，与发汗后恶寒者，皆里阳不足，因汗而阳更伤也，故见畏寒。原文以芍药附子甘草汤，使其收纳元气归根，而恶寒自已。若不恶寒而反恶热，以调胃承气汤，是为血亏火旺说法。余更有说焉，当其时发汗，有素禀元阳不足，因发汗而有元阳外越者，外大热而内寒，学者务宜细察。若果血亏，阳明胃热，必有舌苔干黄，大渴饮冷，方可与调胃承气汤。若其人因发汗而元阳外越者，虽周身大热，舌必润滑，口必不渴，二便自利，又当以回阳为要，切切不可妄与调胃承气汤，切记。（太阳中十九）

编者注：郑钦安此处将原文68、70合为一条解释。

论荣卫坏入阳明胃腑津液虚之证

212. 太阳病，以火熏之，不得汗，其人必躁，到经不解，必清血，名为火邪。（原文 114）

彭子益：清与圊通，言入厕也。经，详传经篇。

黄元御：太阳病，当以汗解，乃以火熏之，又不得汗，内热愈增，其人必躁。到经尽之期，当解而不解，热伤血分，必当圊血，此名火邪也。（太阳六十七）

郑钦安：太阳为病，本应外解，今以火熏不汗而反躁，是邪不从外出，而从内趋也。火动于中，逼血下行，而成圊血之候，亦时势之使然也。（太阳上二十五）

213. 脉浮，宜以汗解，用火灸之，邪无从出，因火而盛，病从腰以下必重痹，名曰火逆。（原文 116 中段）

彭子益：腰下属阴，火邪伤阴，故腰下重痹。

黄元御：脉浮，宜以汗解，乃用火灸之，邪无从出，因外火而更盛，病从腰以下必重浊而痹塞，此名火逆。（太阳六十八）

郑钦安：脉浮之病，本应汗解，方为合法，医家不究脉体，而妄以火灸之，大悖经旨。况表阳也，火亦阳也，二阳相合，邪不从外出而从内攻，遂致腰以下必重而痹者，是邪伏于下，阻其太阳寒水流行之气机故也。名曰火逆者，是重在未得汗解，而水滞于下也。（太阳中六）

214. 脉浮热盛，反灸之，此为实。实以虚治，因火而动，故咽燥吐血。（原文 115）

彭子益：病热得火，故咽燥吐血也。

黄元御：脉浮热甚，当汗之以泻其热，反灸之，此为实证。实证而用

灸，是实以虚治也，内之实热，因外火而大动，必伤阴气，故咽燥而吐血。（太阳六十九）

编者注：此条郑钦安未录。此条为阳热内盛误用灸治而致咽燥吐血的变证，是火邪上炎灼伤阳络的吐血证。原文114条则为火邪下迫，热伤阴络的便血证。

215. 微数之脉，慎不可灸。因火为邪，则为烦逆，追虚逐实，血散脉中，火气虽微，内攻有力，焦骨伤筋，血难复也。（原文116上段）

彭子益：误用热药，亦能致此。

黄元御：微数之脉，营血虚亏，慎不可灸，误灸而因火为邪，则为烦躁而气逆。追阴气之已虚，逐阳火之原实，因令血散脉中，耗亡失守。一灸之火虽微，而其煎熬内攻，则甚有力，焦骨伤筋，日就枯槁，营血消烁，终难复旧也。（太阳七十）

郑钦安：据脉微数，数主有热，故不可灸，若妄灸之，则为害不浅，故见种种病形，此是为有余之候言之，而非为不足者言之。病人苟现面白唇青，舌润不渴，小便清利，脉现洪大、洪数、弦劲，此系元阳外越之候，回阳又虑不及，尚得以不可灸言之乎？余思原文加一慎字，此中隐已包括虚实两法在于中也。（太阳上二十六）

216. 太阳病，二日反燥，反熨其背，而大汗出，大热入胃，胃中水竭，躁烦，必发谵语。十余日振栗自利者，此为欲解也。故其汗从腰以下不得汗，欲小便不得，反呕，欲失溲，足下恶风，大便硬，小便当数，而反不数，及不多大便已，头卓然而痛，其人足心必热，谷气下流故也。（原文110）

彭子益：振栗自利，热泄阴复。"故"字上有若不自利意。失溲、恶风等，皆津伤木郁。降而复升则头痛。

黄元御：太阳病，皮毛被感，表郁为热，内尚无热。俟其表热传胃，日久失清，乃见烦躁。今二日之内，方入阳明，不应躁而反躁，其胃阳素盛可知。乃不用清凉，反熨其背，而大汗出。火炎就燥，邪热入胃，胃中水竭，乃生烦躁。燥热熏心，必发谵语。若十余日后，微阴内复，忽振栗而自下利，则胃热下泄，此为欲解也。方其熨背取汗，火热蒸腾，上虽热而下则寒，故从腰以下绝无汗意。外寒郁其内热，故膀胱闭涩，欲小便而不得。阳气升泄，不根于水，膀胱无约，时欲失溲，如此则小便当数而反不数者，津液枯也。水枯则大便干硬。便干肠结，胃热不得下达，故气逆作呕。火热上逆，故足下逆冷而恶风寒。及振栗下利，大便已行，则谷气宣畅四达，头痛而火从上散，足热而阳从下达，胃中燥热，解散无余，缘谷气以便通而下流故也。便通而头痛者，如炉底壅塞，火焰不升，一通则火即上炎也。（太阳六十六）

郑钦安：太阳二日，系阳明主气之候，邪已入胃，应当察其邪从阳化为病，从阴化为病，随其所化而治之，方为合法。粗工不知，反熨其背而大汗出，火热入胃，势必夺其胃中津液，津液被夺，则邪热炽，热乘于心，神无所主而谵语生，邪延十余日，忽振栗自下者，是里热下行，病有从下解之意，其汗从腰以下不得，欲小便不得者，太阳气化不宣，津液被热夺也。反呕者，气机上逆也。欲失溲，而足下恶风，下元之气不足也。迨至大便多，则里气畅，头卓然而痛，是邪仍欲从三阳表分而出，足下必发热者，阳气复回之征，皆佳兆也。（太阳上二十四）

217. 太阳病中风，以火劫发汗，邪风被火热，血气流溢，失其常度，两阳相熏灼，其身发黄。阳盛则欲衄，阴虚则小便难。阴阳俱虚竭，身体则枯燥，但头汗出，剂颈而还，腹满微喘，口干咽烂，或不大便，久则谵语，甚者至哕，手足躁扰，捻衣摸床。小便利者，其人可治。（原文111）

彭子益：两阳熏灼，故曰阳盛。阳盛则阴伤而无小便，阴气复，故小便利。

黄元御：太阳中风，以火劫发汗，邪风一被火热，血气流溢，而失其常度，外劫之火与内郁之阳，两相熏灼，其身发黄。上之阳盛则欲衄，下之阴虚则小便难。阴液阳津，俱至虚竭，身体则枯燥不润。阳气上燔，但头汗出，剂颈而还。里气股郁，而为胀满。肺气壅阻，而为微喘。火炎于上，口干而咽烂，其时或不大便。久则卫郁莫泄，浊气熏心，而为谵语。甚者胃气冲逆，而为呕哕，或手足躁扰，捻衣摸床，凡此诸证，总以表里壅遏，热无泄路，故郁闷懊恼烦乱如是。宜以辛凉之药，双泄表里。若小便利者，是阴气未绝，其人可治也。

此证湿热郁蒸，宜以麻黄、石膏泻其表热，大黄、芒硝泻其里热，半夏、生姜降其逆，猪苓、滑石渗其湿，表里双清，则神气慧爽矣。（太阳六十五）

郑钦安：据此条所见种种病形，都缘误用火劫发汗，遂至亢阳为灾，邪火燎原，竟有不可扑灭之势，但视其人小便尚利，一线之元阴犹存，故曰可治。若小便全无，则元阴已尽，危亡即在转瞬之间。（太阳上二十三）

218. 太阳病，吐之。但太阳病当恶寒，今反不恶寒，不欲近衣，此为吐之内烦也。（原文121）

彭子益：吐伤胃气，胃逆生热，胃虚逆热，故生内烦。

黄元御：太阳病，伤寒、中风，表邪外闭，营卫不达，当见恶寒。吐伤胃气，里阳上逆，外达皮毛，故反不恶寒，而欲去衣被。此为吐之令阳火离根，而内烦故也。（太阳七十七）

郑钦安：吐治法，亦寓发散之意，但无恶寒，则不得为太阳证，不欲近衣，内定有热，而曰吐内烦，是此病形，全是吐之过，何也？吐则气机发外，有不可禁止之势，故现此内烦，俟气定神安，而能近衣，则病自愈。若气定而仍不欲近衣，则又不得以吐内烦称之也，学者宜细辨之。（太阳上二十九）

219. 太阳病，当恶寒发热，今自汗出，不恶寒发热，关上脉细数者，以医吐之过也。一二日吐之者，腹中饥，口不能食；三四日吐之者，不喜糜粥，欲食冷食，朝食暮吐。以医吐之所致也。此为小逆。（原文120）

彭子益：胃阳浮微，忌用凉药；胃虚热逆，故欲冷食；胃虚不运，故仍吐出。

黄元御：吐伤胃阳，虚浮无根，故关脉细数。一二日胃病尚浅，吐则伤轻，胃中虚馁，故饥。而胃气上升，故不能食。三四日胃病颇深，吐则伤重，阳火虚浮，故不喜糜粥，欲食冷食。而胃中虚冷，不能化谷，故朝食暮吐。此亦过吐伤胃，是谓小逆，迟则微阳续复，逆气乃下也。

汗、吐、下、温针诸逆之中，惟吐为轻。凡胸腹之内，腐败壅塞，隔碍真阳，郁闷懊侬，头痛心烦，吐之清气通畅，即刻轻安，最妙之法。即吐之过当，中虚内烦，亦无汗下亡阳诸祸，一温中气，虚烦立止，最易治疗，故曰小逆也。（太阳七十八）

郑钦安：此条既无发热恶寒，则无外邪可知，咎在医家误吐之过，屡吐不止，渐至朝食暮吐，其胃阳之衰败已极，原文称为小逆，学者不得遽谓之小逆也。（太阳上二十八）

结胸痞证

论结胸痞证之提纲

220. 病发于阳而反下之，热入因作结胸。病发于阴而反下之，因作痞也。所以成结胸者，以下之太早故也。（原文131前段）

彭子益：腑阳当下，下早结胸。脏阴忌下，误下成痞。

黄元御：承病有发热恶寒者，发于阳也，无热恶寒者，发于阴也。（"在太阳首篇"）

病发于阳，风伤卫也。风伤卫气，遏逼营血，而生内热，藏阴衰者，多传于阳明。当其经热方盛，法宜解表，俟至表热传胃，乃可攻下。邪之内传，腑热未成，脚热先作，以阳盛于上也。热未入腑，下之若早，中气受伤，升降倒置。胃土上逆，胆木不得下行，君相合邪，刑克肺金，肺热愈隆。而皮毛不泄，经络之热，遂内入胸膈。经腑之气，两相拒格，硬满作痛，是为结胸。病发于阴，寒伤营也。寒伤营血，束闭卫气，而生外寒，腑阳弱者，多传于太阴。误下则脾阳下陷，阴邪上填，堵塞心下，是谓痞证。未下之前，经热非盛，故下后原无热入，但痞满不消，久而郁甚，则生热耳。内伤脾虚之证，往往心下痞满，误投寒凉，其痞愈甚，即此病也。

结胸上热下寒，而下寒不甚，故用陷胸汤泻上焦之湿热。痞证亦上热下寒，而下寒较重，故用泻心汤清上而温下，结胸证惟阳明、少阳有之，以阳旺而生上热也，阳明上逆，则少阳不降，二气郁升，膈热壅逼，皮毛不泄，故经热内入。痞证惟太阴有之，以阴旺而生下寒也。结胸因于下早，痞证因于误下，大不同也。结胸、痞证，总因胃气不舒，甲木上逆，但有阴阳之分。（太阳一百十）

郑钦安：病发于阳，指太阳表分受病也。病发于阴，指少阴里分受病也。二者皆非可下之证，结胸与痞，皆由误下之过，亦非下早之过。总之，医之过也。（太阳上四十七）

论结胸

221. 太阳病，脉浮而动数，浮则为风，数则为热，动则为痛，数则为虚，头痛发热，微盗汗出，而反恶寒者，表未解也。医反下之，动数变迟，膈内拒痛，胃中空虚，客气动膈，短气躁烦，心中懊恼，阳气内陷，心下因硬，则为结胸，大陷胸汤主之。若不结胸，但头汗出，余处无汗，剂颈而还，小便不利者，身必发黄也。（原文134）

彭子益：胃中空虚，故客气动膈。客气，应往下降反逆不降之气。尿利，周身有汗，湿热有出路，则不发黄也。

黄元御：太阳病，脉浮而兼动数，浮则为表中于风，数则为营郁发热，动则为经气莫泄，郁迫而生疼痛，数从浮见，尚非内实，是以曰虚，其证头痛发热，微盗汗出，而反恶寒者，表邪来解故也。医不解表，而反下之，动数之脉，变而为迟，则胃气败矣。阳败胃逆，碍胆木降路，逆冲胸膈，胆胃相拒，则膈内疼痛。甲木下行，化相火而归癸水，相火在水，是为下焦主气。今阳败胃虚，甲木逆行，以下焦主气，客居膈上，冲动不已，此拒痛所由来也。心肺之气，以下降为顺，胃胆逆阻，心肺莫降，相火上炎、助君火而刑辛金，则烦躁懊憹，气短胸盈。膈热郁发，皮毛不开，经中阳气，亦遂内陷。经腑之热，彼此壅塞，心中坚凝，是为结胸。肺金郁遏，雾气淫蒸，津液瘀浊，化生痰涎。大陷胸汤，硝、黄清其郁热，甘遂决其痰饮，胸中邪热，推荡无余矣。若其不成结胸，但头汗出，余处无汗，齐颈而还，下见小便不利者，是苦寒泻其脾阳，湿气内郁，而无降路，身必发黄也。表热传胃，则为阳明证，阳明有阳而无阴，故病燥热，表热入膈，则为结胸证，结胸上阳而下阴，故病湿热。脏气发舒，则津液流溢，脏气埋塞，则痰涎凝结，无二理也。

按：大陷胸证，表阳即陷，而经邪未解，是宜内清胸膈之热，外解皮毛之邪，使上郁之里热，固自里散，内陷之表阳，还从表出。仲景用大陷胸汤，但泻上焦湿热，而不用表药，是救急之法。此处尚可变通，愚意用石膏、甘遂、枳实、麻黄双解表里，得仲景法外之意矣。

程氏曰：结胸证，用枳实理中丸甚效。欲破其结，而软其坚，则黄芩、栝楼、牡蛎为佳。（太阳百十一）

郑钦安：太阳既称脉浮数动，以及恶寒表未解句，明言风热之邪尚在，其病究竟未当下时，而医即下之，动数浮大之脉，忽变为迟，是阳邪变为阴邪也明甚。阴邪盘踞中宫，故见膈内拒痛，胃中既因下而空虚，故短气懊憹，心烦、硬满之症作。此刻满腔全是纯阴用事，阴气闭塞，理应温中化气，则所理诸证自能潜消，兹以大陷胸汤主之。夫陷胸汤，乃硝、黄、甘遂苦寒已极之品，是为热结于心下者宜之，若浮数变迟，中虚之候用之，实为大不恰切。又曰若不结胸，但头汗出齐颈而还，小便不利，身必发黄。夫发黄之候，原是阳明热邪遏郁所致，此但以小便不利，头汗出，而断为必发黄，亦未必尽如斯言，学者当以病形、脉息、声音、有神无神各处求之，便得其要也。（太阳上四十八）

方70　大陷胸汤

大黄(六两，去皮)　芒硝(一升)　甘遂(一钱匕)

上三味，以水六升，先煮大黄，取二升，去滓，内芒硝，煮一两沸，内甘遂末。温服一升，得快利，止后服。

【方解】黄元御：结胸者，将来之阳明腑证，下早而成者。胃腑燥热，汗亡里阴，则入阳明，胸膈湿热，下陷表阳，则成结胸。阳明戊土，化气于燥金，是以胃热则生燥，太阴辛金，化气于湿土，是以肺热则生湿。腑热将作，胸热先生，故未入阳明，而遽下之，则成结胸。

如太阳病，脉浮而兼动数，风中于表则脉浮，热盛于经则脉数，表闭里郁则脉动，动而不得外泄则痛生。然数从浮见，尚非内实，浮则表证不解，其人头痛，发热，汗出，恶寒者，表未解也。表未解者不可下，下则表阳内陷。医不解表，而反下之，动数之脉，变而为迟，以其腑热未起，下则阳负而阴胜也。胃主降浊，土败胃逆，甲木上冲，胆胃之气，两相格拒，于是胸中作痛。甲木下行，而化相火，在下为主，在上为客，心肺之气，为甲木逆上之客气所冲，不得下达，相火郁发，外无泄路，于是息短胸盈，烦躁懊憹，膈热内郁而经阳外束，既不外泄，势必内陷。经腑之气，闭塞坚凝，心中硬满，是为结胸。气滞则生饮，宜大陷胸汤，泻热而排饮也。

若不成结胸，而下伤中气，其在阳分，则湿热郁蒸而头上汗出，其在阴分，则湿寒凝涩而小便不利。土败湿作，身必发黄也。

彭子益：表未解而误下，荣卫经气下陷不升，则成协热下利。陷而复升，将水与热结于胸间，心下硬痛，脉沉热实，短气烦躁，心中懊憹，则成结胸。硝黄攻结热，甘遂攻结水也。

222. 伤寒六七日，结胸，热实脉沉而紧，心下痛，按之石硬者，大陷胸汤主之。（原文135）

彭子益： 沉为实象，紧为结聚之象，有实故石硬。

黄元御： 伤寒六七日后，结胸而膈热内实，心下满痛，按之如石之硬者，是真大陷胸证也。

结胸之脉，寸浮而关沉，后章寸脉浮，关脉沉，名曰结胸是也。脉沉而紧，指关上言，抵当汤证，脉微而沉，反不结胸，盖结胸之脉，关上必沉也。后章小结胸病，正在心下，脉浮滑者，太阳病下之，脉浮者，必结胸也，皆指寸脉言。（太阳百十二）

郑钦安： 此条明言热邪盘聚胸中，以致心下痛，按之如石鞕，故取大陷胸汤以治之，急欲逐去热邪之意也。前太阳上篇三十七条内云：脉浮者必结胸，此何不见脉浮也？脉沉紧者，必欲呕，此何不见呕也？总之，专以脉定病，决乎不可，况气机变化莫测，焉能以二十八脉象，以定亿万病象乎？学者切不可为脉所囿，则得矣。（太阳中三十八）

223. 太阳病，重发汗而复下之，不大便五六日，舌上燥而渴，日晡所小有潮热，从心下至少腹，硬满而痛，不可近者，大陷胸汤主之。（原文137）

彭子益： 硬满而痛，水邪结实，经气不能运行也。

黄元御： 结胸证，攻下后，下寒逼热在上，病但在胸，不至少腹，此从心下至于少腹硬满而痛，是结胸而兼阳明腑证也。合之舌上燥渴，日晡潮热，全是胃腑燥热。但小有潮热，腑邪尚轻，故用陷胸而不用承气也。（太阳百十三）

郑钦安： 重发汗，亦是表而再表之义，再表而邪不去，故复下之，又不大便五六日，邪既不由表解，又不由里解，固结于中，竟有负隅之势，所现一派病情，非陷胸汤决不能拔，原文主之，深得其旨。（太阳上四十九）

224. 结胸者项亦强，如柔痉状，下之和，宜大陷胸丸。（原文 131 后段）

彭子益：前胸阴亏，则项反折。病连颈项，不可急攻。

黄元御：胸膈痞塞，湿热熏冲，俯则病甚，故项常反折，状如柔痉。大陷胸丸，硝、黄荡其结热，杏仁破其滞气，葶苈苗泻其水饮。变汤为丸，病连项颈，恐汤之速下也。（太阳百十四）

郑钦安：按结胸而项亦强，有如柔痉状者，此是邪结于胸，阻其任脉流行之气机而言也。下之以大陷胸丸者，逐其胸中积聚，积聚亦去，任脉通而气机复畅，故有自和之说也。但痉症则周身手足俱牵强，此独项强，故称为如柔痉状，学者须知。（太阳上五十）

方71　大陷胸丸

大黄(半斤)　葶苈子(半升，熬)　芒硝(半升)　杏仁(半升，去皮尖，熬黑)

上四味，捣筛二味，内杏仁、芒硝，合研如脂，和散，取如弹丸一枚，别捣甘遂末一钱匕，白蜜二合，水二升，煮取一升。温顿服之，一宿乃下，如不下，更服，取下为效。禁如药法。

【方解】**黄元御**：伤寒六七日。经尽当解，而一有结胸，则至期不解。其膈热郁蒸，已成实邪，心下满痛，按之坚硬如石，关脉浮紧，是浊阴格其清阳，结塞不开，宜大陷胸汤也。若连发其汗，又复下之，津亡燥动，舌干发渴，日晡之时，小发潮热，不大便五六日，从心下以至少腹硬满疼痛，手不敢近，是邪热已深，湿将化燥，结胸而下连胃脐也。腑证合用承气，但潮热非甚，亦宜用大陷胸汤也。

若项亦强直，状如柔痉，是湿热熏蒸，津涸筋燥，结胸而上连颈项也。亦宜陷胸，汤恐速下，变而为丸，大黄、芒硝，清其热，葶苈、杏仁，泻其湿也。

结胸之证，下阴上阳，寸浮关沉，而其可以下愈，以其下焦之阳，未至绝根，故推陷上焦之阳，使之下接阳根。若其脉浮大，绝无沉意，是阳根已绝，万不可下，下之则死矣。若迁延日久，结胸之证，无一不俱，一见烦躁，则上热已极，阳根尽泄，虽不下而亦死矣。

彭子益：如大陷胸证而兼项强，病连荣卫，不可急攻，宜用丸药缓攻。硝黄清结热，杏仁降滞气，葶苈去结水也。

225. 结胸证，其脉浮大者，不可下，下之则死。（原文132）

彭子益：关脉沉实，下其实也。浮大不沉，中下虚也。此证经文未列方，附子理中丸甚合。

黄元御：结胸之脉，寸浮关沉，寸浮则上热，关沉则中寒。上热甚而中寒不甚，则浮多而沉少，是以可下。若其脉浮大，绝无沉意，是非无中寒也，乃中寒之极。阳气全格于上，是以但见浮大，而不见其沉。下之中气败竭，必死无疑也。（太阳百十五）

郑钦安：结胸而称脉浮大者，明是阳邪结胸，理应清凉以解之、开之，方为合法，若攻下之，则引邪深入，结胸愈结而不解者，焉得不死。（太阳上五十一）

226. 结胸证悉具，烦躁者亦死。（原文133）

彭子益：结胸烦躁，中下阳脱也。

黄元御：迁延日久，结胸证无一不具，若见烦躁，则热极矣。上热极者，下寒必极，如是者，虽不下，而亦死。非死于上热，非死于下寒，乃死于中气之败也。（太阳百十六）

郑钦安：证具结胸，阻其上下交通之机，故烦躁作。盖烦出于心，躁出于肾，病机正在坎离交会之处，不交则烦躁立作，故决之必死也。（太阳上五十二）

227. 小结胸，病在心下，按之则痛，脉浮滑者，小陷胸汤主之。（原文138）

彭子益：滑脉，重按不空，按之痛，为有邪实。

黄元御：小结胸病，正在心下，位与大结胸同。但按之则痛，未如大结胸之不按亦痛也，脉则浮滑，亦不如大结胸之寸浮关沉。白虎汤证，脉浮滑者，此里有热，表有寒也。此虽不如大结胸之热实，而亦有里热，较之大结胸，证同而病轻。小陷胸汤，黄连泄热，半夏降逆而涤饮，栝楼清

金而去垢，是即大陷胸之制，变而从轻者也。（太阳百十七）

郑钦安：既名结胸，何分大小，要知有热结于胸者，有寒结于胸者，有痰结于胸者，有食结于胸者，总要分辨的确，庶无差错。若小陷胸汤，与热结者宜，而非寒、痰、食所宜，即以原文脉之浮滑而论，浮主风，而滑主痰，宜是内痰，若小陷胸汤，则未必妥切。（太阳中三十九）

方72　小陷胸汤

黄连（一两）　半夏（半升，洗）　栝楼实（大者一枚）

右三味，以水六升，先煮栝楼，取三升，去滓，内诸药，煮取二升，去滓，分温三服。

【方解】黄元御：小结胸，亦在心下，但按之则痛，与大结胸之不按亦痛异，脉候浮数滑，与大结胸之寸浮关沉异。此亦湿热郁蒸之病，宜小陷胸汤，黄连清其热，半夏降其逆，栝楼涤其痰也。

彭子益：结胸脉不沉而浮滑，心下不按不痛，按之则痛。此热痰结在心下，宜黄连栝楼半夏清降热痰，不可攻也。

228. 太阳病，二三日，不得卧，但欲起，心下必结，脉微者，此本有寒分也。反下之，若利止，必作结胸，未止者四日复下之，此作协热利也。（原文139）

彭子益：不卧，心结脉微，中下虚寒也。二三日，阳明、少阳经期。

黄元御：太阳病，二三日，正传阳明、少阳之时，但欲起，不能卧，外烦如是，知其心下必结。盖病入阳明、少阳，胃逆胆壅，经气郁迫，故心下结硬，相火上炎，是以烦生。若脉见微弱，此必有寒气在内，格其阳火，乃反下之，寒盛脾亏，必当下利。若下利已止，脾气不陷，而寒邪在中，不得下泄，必当上逆，胆胃壅塞，则病结胸。若下利未止，脾气方陷，四日见其外热愈甚，而复下之，则里寒益增，外热更剧，寒益增而利益甚，此作协热利也。

结胸与协热利，皆有寒分之邪在内。寒邪上冲，则胃逆而为结胸，寒

邪下泄，则脾陷而为协热利，其病标异而本同。协热利者，内寒协合外热而下利也。（太阳百二十二）

郑钦安：二三日，系阳明少阳主气之候，或经或腑，总有一定病情，此并未有二阳经腑证形足征，但云不能卧，但欲起者，是阴阳不交，而神不安也。心下必结者，胸中之阳不宣也。所称脉微弱，而曰本有寒分，明是正气之不足，无热邪之内扰，亦可概见。医反下之，大失其旨，若利止必结胸，是由下伤中宫之阳，不能镇下焦浊阴之气，以致上僭而为逆，未止者复下之，是果何所见而必当下耶？又未见有里热足征，而断为协热利耶？总之，原文所论，可见医家之咎。（太阳上四十六）

229. 太阳病下之，其脉促，不结胸者，此为欲解也。脉浮者必结胸也。脉紧者，必咽痛。脉弦者，必两胁拘急。脉细数者，头痛未止。脉沉紧者，必欲呕。脉沉滑者，协热利。脉浮滑者，必下血。（原文140）

彭子益：脉浮结胸，理中汤证。紧乃闭束，弦乃木邪，细数津枯，沉细寒束，沉滑、浮滑，则经热也。

黄元御：太阳病，下之，里邪既去，经热不得内传，而表邪未解，经热不能外达，表里迫束，故脉见促象。而不结胸者，则表阳未陷，经气郁勃，必当外发为汗，此为欲解也。若寸脉浮者，阴邪逆冲，膈热郁迫，必作结胸。脉紧者，表热被束，邪火上燔，必苦咽痛。肝胆之经，傍循胁肋，其脉象为弦，脉弦者，木气不舒，必两胁拘急。脉细数者，阳虚不能下秘，为浊阴冲逼，升浮无根，头痛发作，必当未止。脉沉紧者，胃气郁迫，容纳失职，必作呕吐。脉沉滑者，脾阳郁陷，肝木疏泄，必协热下利。脉浮滑者，乙木升发，而生气不畅，郁而生风，疏泄失藏，必病下血也。（太阳百二十一）

郑钦安：既经下后，邪从下趋，里气既通，则表气宜畅，病亦立解。原文以脉促不结胸为欲解，意者不结胸为内无邪滞，脉促为邪欲外出，亦近理之论。通条又何必举某脉必现某病耶？夫脉之变化无穷，现证亦多不测，学者亦不必执脉以求病，总在临时随机应变为是。（太阳上三十七）

论脏结，以证结胸

230. 问曰：病有结胸，有脏结，其状何如，答曰：按之痛，寸脉浮，关脉沉，名曰结胸也。何谓脏结，答曰：如结胸状，饮食如故，时时下利，寸脉浮，关脉细小沉紧，名曰脏结。舌上白苔滑者，难治。（原文128、129）

彭子益： 下利，苔白滑，脉上盛下虚，火土将亡也。

黄元御： 结胸证，不按亦痛，前章膈内拒痛，从心下至小腹硬满而痛，心下不按亦痛也，此曰按之痛者，按之则痛剧耳。寸脉浮者，膈上有热也，关脉沉者，腹中寒也。脏结，如结胸状，病因阴邪逆冲，即太阴之胸下结硬而上无热者也。其脉寸浮关沉，亦与结胸无异，加以脉小细紧，则阴邪独结而无阳也。关主中焦，人之卫气，出于下焦，升清阳于浊阴者，中焦也，宗气出于上焦，降浊阴于清阳者，中焦也。今关脉细小沉紧，则积寒内结，有阴无阳，是谓死阴，故名脏结。心窍于舌，白苔滑者，心火败而肺津凝也。金性收敛，得火以温之，则雾气飘洒而不凝，所谓相克而实相成也。火衰则肺气不布，而津液郁浊，胶塞心宫，故舌上苔生，滑者，气滞而津凝也。土燥则津枯而黄涩，金湿则液凝而白滑，寒热之分也。舌苔白滑，火败金郁，是以难治。（太阳百十八）

郑钦安： 结胸、脏结两证，答曰寸浮、关沉紧；寸浮、关细沉紧，皆非确论。若寸浮、关沉而不结胸；寸浮、关细沉紧而不脏结，则又当何说？以余鄙见，当时胸高突起，结于胸之上部者，可名结胸。如物盘状，结于少腹两侧，或在脐旁，可名脏结。然后以脉象参之，庶为近理。若仅以脉象而论，恐未必尽如是说也，学者须知。（太阳中三十七）

231. 病胁下素有痞，连在脐旁，痛引少腹，入阴筋者，此名

脏结、死。（原文167）

彭子益：少腹属肾，阴筋属肝，水木皆寒，生机将灭。

黄元御肝脉行于两胁，素有痞者，肝气之郁结也。脐当脾胃之交，中气所在，胁下之痞。连在脐旁，土败木郁，肝邪之乘脾也。肝主筋，自少腹而结阴器，前阴者，宗筋之聚，肝气郁结，则痛引少腹，而入阴筋。土木郁迫，痞塞不开，此名脏结。久而木贼土崩，必主死矣。（太阳百十九）

编者注：郑钦安将原文167、130合为一条，注解见下条。

232. 脏结无阳证，不往来寒热，其人反静，舌上苔滑者，不可攻也。（原文130）

彭子益：脏结无阳证，纯阴也。如能作热，尚有生机。

黄元御：脏结之证，阴胜则寒，阳复则热，寒为死机，热则生兆。阴阳相争，多见烦躁。复之过者，邪热如焚，亦有下证。若绝无阳证，不往来寒热，其人反静，舌上苔滑者，是为绝阴，不可攻也。

肝胆同气，寒热往来，而生烦者，胆木之阳复也，寒热不作，而反静者，肝木之阴胜也。（太阳百二十）

郑钦安：两胁属肝地面，素有痞连在脐旁，是阴寒久聚于厥阴而未解，阴邪甚则痛直入阴筋，故决其死。而曰脏结者，肝为阴脏故也。无阳证，不往来寒热，其人安静，舌滑苔，则是阴证之实据，言不可攻，是教人不可妄用药以攻其结也。（太阳中三十六）

论痞证

233. 太阳病，外证未解，而数下之，遂协热而利。利下不止，心下痞硬，表里不解者，桂枝人参汤主之。（原文163）

彭子益：利下不止上，加一"若"字读，便明显。痞硬寒利，协热而利为陪，利下不止，心下痞硬为主。此章与上文葛根黄连黄芩汤为对待之法。

黄元御：太阳病，外证不解，而数下之，外热不退，而内寒亦增，遂协合外热，而为下利。利而不止，清阳既陷，则浊阴上逆，填于胃口，而心下痞硬。缘中气虚败，不能分理阴阳，升降倒行，清浊易位，是里证不解，而外热不退，是表证亦不解。表里不解，当内外兼医，桂枝人参汤，桂枝通经而解表热，参、术、姜、甘，温补中气，以转升降之机也。

太阴之胸下结硬，即痞证也，自利益甚，即下利不止也。中气伤败，痞与下利兼见，人参汤（即理中汤）助中气之推迁，降阳中之浊阴则痞消，升阴中之清阳则利止，是痞证之正法。诸泻心则因其下寒上热，从此而变通者也。（太阳百二十三）

郑钦安：下利本非正病，因子下而致之也，痞硬亦非本有之病，因过下伤中，阴邪得以僭居高位也。原文以桂枝人参汤治之，方中药品，乃理中汤全方，加桂枝一味耳。不名理中，而名桂枝加人参汤者，重太阳之意，全是温中化气，补中祛邪之法也。（太阳上三十三）

方73　桂枝人参汤

桂枝（四两，别切）甘草（四两，炙）白术（三两）人参三两 干姜（三两）

上五味，以水九升，先煮四味，取五升，内桂，更煮取三升，去滓。温服一升，日再夜一服。

【方解】黄元御：痞证者，将来之太阴脏证，误下而成者。胃主降浊，脾主升清，人之心下虚空者，清阳升而浊阴降也。下伤中气，升降失职，浊阴上逆，则心下痞塞，清阳下陷，则大便泄利，故痞证必兼下利，以其中气之败也。太阴病，腹满自利，下之则胸下结硬。腹满者，痞之根，然尚未成痞，下之而胸下结硬，乃成痞矣。如太阳伤寒，多入三阴。表证未解，应当解表，而医数下之，败其脾阳，遂协合外热而为泄利。缘表证不解，则外热不退，下后内愈寒而外愈热，是谓协热利。清气下陷而泄利不止，则浊气上逆而心下痞硬，内寒外热，表里不解。宜桂枝人参汤，桂枝解其表，姜、甘、参、术，解其里也。

彭子益：表未解而数次下之，当经气下陷，而病协热下利。今不病热利，而病下利不止之寒利，以至心下痞硬，宜人参汤以温寒止利，桂枝以解表。人参汤即理中汤。

234. 伤寒，大下后，复发汗，心下痞。恶寒者，表未解也，不可攻痞，当先解表，表解乃可攻痞。解表宜桂枝汤，攻痞宜大黄黄连泻心汤主之。（原文164）

彭子益：先用凉药攻痞，则荣卫内陷。里为表之本，故解表乃可攻痞。

黄元御：伤寒下后复汗，阳亡土败，遂成痞证。而外见恶寒者，表未解也。盖阴气外束，阳郁不达，则见恶寒。外见恶寒，则内必发热，内热痞郁，法应攻之。而表未解者，不可攻也，当先解表，表解乃可攻痞。解表宜从中风例，用桂枝汤，病在汗下后，是以不用麻黄，攻痞宜大黄黄连泻心汤，去其痞郁之上热也。

上章用桂枝人参汤双解表里，此用桂枝汤解表，大黄黄连攻痞者，以上则外热而内寒，此则外寒而内热，攻补不同也。温中解表，可以并用，攻里发表，不可双行，故仲景于宜攻之病而有表证，皆先表而后下。（太阳百二十四）

郑钦安：既称下汗后，以致心下痞，明是下汗，亏损表里之阳，以致浊阴上干，结于心下而为痞，法宜温中扶阳，宣中散逆为是。又云：恶寒者表未解，恶寒二字，虽云太阳面目，究竟阳虚而畏外寒，亦见恶寒，况既大下发汗后，果见脉尚浮紧，周身尚在疼痛，发热，恶寒，如此可以解表，不然，只见恶寒两字，不得即当解表。至于攻痞之说，虽有次第，以此症而论，则攻痞之大黄黄连泻心汤，亦未恰切，何也？未见有热象足征，只有痞象一症，况此由下汗而成，并非未经汗下而见，前之大下，是大黄苦寒一派而致痞，既前之大黄不效，今又用之，又岂能必其效乎？吾想再下之，而命不永也。（太阳中二十九）

方74 大黄黄连泻心汤

大黄（二两）黄连（一两）
上二味，以麻沸汤二升渍之，须臾绞去滓，分温再服。

【方解】黄元御：若伤寒大下之后，复发其汗，阳败阴乘，心下痞硬，理宜攻痞。如外见恶寒者，亦是表未解也，不可攻痞，攻痞则陷其表阳。当先解其表，表解后，乃可攻痞，解表宜桂枝汤，攻痞宜大黄黄连泻心汤也。

前用桂枝人参，双解表里，此用桂枝解表，大黄黄连攻里者，以上则外热，此则外寒。阴阳之理，外热者必内寒，外寒者必内热。表证未解，阴邪束闭，阳郁不达，则外见恶寒，外寒则内必发热。此以外寒包其内热，故用桂枝以解外寒，大黄黄连以攻内热。痞证阴盛格阳，郁生上热，以大黄黄连推其上热，使之下达，则肺热肃清。设其下寒续生，则宜改温药矣。

彭子益： 下后又发汗，中气大伤，湿热上逆而成胸痞。泻心汤大黄黄连泻心下湿热而消痞。若痞而仍恶寒者，是病证尚在，当先用桂枝汤以解表，然后用大黄黄连以泻心。渍而不煎，又只渍少顷，轻之至也。若不用轻剂，泻着胃中，则大坏也。

235. 脉浮而紧，而复下之，紧反入里，则作痞。按之自濡，但气痞耳。心下痞，按之濡，其脉关上浮者，大黄黄连泻心汤主之。心下痞而复恶寒汗出者，附子泻心汤主之。（原文151、154、155）

彭子益： 濡为湿热，恶寒乃阳虚，汗出乃上热也。

黄元御： 脉浮而紧，应以汗解，而复下之，紧反入里，浮紧变为沉紧，则作痞证。痞证阳气格郁，必生上热，阴气凝塞，必生下寒，寒热相通，二气抟结，则心下石硬，而关脉沉紧，是当用诸泻心清上温下之法。若按之心下自濡，诊之关上脉浮者，是下寒未生，但是阳气痞塞，郁生上热，宜用大黄黄连泻其上热，无用温药。若下寒已生，则心下不濡而关上不浮，其上热逼蒸，别无去路，是必开其皮毛，泄而为汗。如是心下痞硬，而复恶寒汗出者，是其下寒已动，宜附子泻心汤，大黄、芩、连，泻其上热，附子温其下寒也。

此以下伤其中气，土败胃逆，胆心不降，君相二火皆升，大黄泻胃而降逆，黄连泻其心火，黄芩泻其胆火。第日泻心者，相火以君火为主也。（太阳百二十五）

郑钦安： 按脉浮而紧，是寒伤的候，理应解表，医者不知解表，而复下之，紧反入里，明明引邪深入而成痞满之象，但按之濡，是无形之热邪结于心下。至于关上浮大，足见中州之实有热助之，而原文之大黄黄连泻心汤，是的确之法。若心下痞，而见恶寒汗出者，则又阳虚之征，因误下所致，原文以附子泻心汤主之，附子可用，而芩连必不可用，何也？恶寒者，阳衰之验，汗出者，亡阳之机，心下痞者，阴邪上逆之据，法宜大剂扶阳宣散为是，学者宜细察之。（太阳中30）

方75　附子泻心汤

大黄（二两）　黄连（一两）　黄芩（一两）　附子（一枚，炮，去皮，破，别煮取汁）

上四味，切三味，以麻沸汤二升渍之，须臾绞去滓，内附子汁，分温再服。

【方解】黄元御：伤寒脉候浮紧，应以汗解，乃反下之，表阳内陷，紧反入里，浮紧变为沉紧，里阴逆上，于是作痞。痞证阴阳拒格，下寒上热，合用诸泻心清上温下之法。

其主大黄黄连泻心者，以浊阴逆凑，痞闷不开，阳气遏郁，必生上热，阴气凝冱，必生下寒。下寒已作，逼其上热，二气搏结，证则心下石硬，脉则关上沉紧，一定之理。若按之心下濡而不硬，诊之关上浮而不沉者，是胃阳之不降，浊气之埋郁，上热已生而下寒未作也。此缘下伤中气，胆胃逆升，土木壅遏，结滞不散，相火燔腾，故生上热。大黄黄连泻胆胃之郁热，则气降而痞消，名曰泻心，是泻少阳胆木之相火也。若下寒已作，则此法难用矣。

下寒既动，心下块硬，关上脉沉，固无用矣，而上热逼蒸，下无去路，则开发皮毛，泄而为汗。使其心下硬满，而复恶寒汗出者，则是下寒已动。宜附子泻心汤，大黄、芩、连，泻其上热，而加附子，以温下寒也。此与桂枝人参、大黄黄连，自是一证。其始中焦阴凝，未生上热，故用桂枝解其表邪，人参理其中气。迟则上热已生，故变桂枝人参之法，桂枝解其表寒，而易大黄黄连泻其里热。继则下寒已动，故变大黄黄连之法，大黄、芩、连，清其上热，而加附子，温其下寒。下寒生则上热逼郁而愈甚，故增黄芩，以清胆火也。

彭子益：心下痞，关上脉浮，此为上热。大黄、黄连泻热消痞。若心下痞而复恶寒出汗者，汗出为上热，恶寒为下寒。附子温下寒，三黄清上热也。用附子故加黄芩，附子动木热，黄芩清木热。

236. 太阳中风，下利，呕逆，表解者，乃可攻之。其人漐漐汗出，发作有时，头痛，心下痞硬，硬满引胁下痛，干呕短气，汗出不恶寒者，此表解里未和也，十枣汤主之。（原文152）

彭子益：水气阻碍上焦降气，故现诸证。

黄元御：太阳中风，下利呕逆，是有水湿在内，于法可攻，然必表邪外解，乃可攻之。其人内有水气，格阳于外，气蒸窍泄，漐漐汗出者，而阴阳胜复，发作有时。水饮阻格，浊气不降，头为之痛。阴邪上填，心下痞结硬满，而引胁下疼痛。胃气上逆，而生干呕。肺气上逆，而苦短气。使非水饮郁格，何以至此！若其漐漐汗出而不复恶寒者，是表邪已解而里气未和也，宜十枣汤，大枣保其脾精，芫、遂、大戟，泻其水饮也。（太阳百二十六）

郑钦安：中风而见下利呕逆，其病（夫下利呕逆）似不在太阳，而在太阴也。太阴受伤，转输失职，不能分运水湿之气，以致水气泛溢，上行于皮肤，故见漐漐汗出，水停心下，故见痞硬，水流于胁，故见胁痛，至于头痛、干呕、短气，种种病形，皆是一水气之所致也，主以十枣汤，取大枣以培土去湿，湿去而诸症自释。原文直指太阳，盖太阳为一身之纲领，主皮肤，统营卫、脏腑，百脉、经络，主寒水，司冬令，行水气，外从皮肤毛窍而出，内自小便而出，气化不乖，水行无滞，往来灌溉，何病之有？今为风邪所中，阻滞气机，气化不宣，水逆于上而为呕，水逆于下而为利，水流于左而胁痛生，水逆于心而硬痞作，水发于上而现头痛，水阻于中，上下往来之气不畅，而短气立至，此刻水气弥漫，表里焉得自和，主以十枣汤，直决其水，恐水去而正不支，故取枣之甘以补正，庶不致害。前所论主在太阴者，以吐利乃太阴之提纲说法也；后所论为太阳者，本篇之大旨也。所论虽未尽当，亦可开后学之心思也，高明正之。（太阳上四十五）

方76 十枣汤

芫花（熬）　甘遂　大戟

上三味，等份，各别捣为散，以水一升半，先煮大枣肥者十枚，取八合，去滓，内药末。强人服一钱匕，羸人服半钱，温服之，平旦服。若下少，病不除者，明日更服，加半钱，得快下利后，糜粥自养。

【方解】黄元御：痞证阴阳格拒，寒热逼蒸，则生水气，所谓阴阳交，则生湿也。

太阳中风，而有下利呕逆之证，是水旺土湿，胃逆而为呕，脾陷而为利也。是宜攻其水，然必表解者，方可攻之。

若其湿邪郁阻，浊气升塞，头痛干呕短气，心胁痞硬作疼，而外则汗出而不恶寒者，是表解里未和也。宜十枣汤，大枣培土，芫、遂、大戟，泻其里水也。

彭子益：若头痛心下痞而硬痛，引胁下痛，干呕短气汗出不恶寒。不恶寒表已解也。此有水气聚在胸胁，并无肾寒，宜芫花甘遂大戟攻水，大枣保中气顾津液也。表解乃可攻水。

237. 伤寒汗出解之后，胃中不和，心下痞硬，干噫食臭，胁下有水气，腹中雷鸣下利者，生姜泻心汤主之。（原文157）

彭子益：水气因外热而乱溢，胆胃因中寒而不运，故现诸证。

黄元御：伤寒，汗出解后，胃中不和，心下痞硬。水谷不消，陈宿停留，浊气冲脚，而干呕食臭。胆邪克土，土虚不能制水，水郁胆部，而积于胁下。土败木贼，阴气激宕，腹中雷鸣，而病下利。生姜泻心汤，生姜、半夏，降其浊阴，黄芩、黄连，清其心胆，姜、甘、参、枣，温补中气，以转枢轴也。（太阳百二十七）

郑钦安：此证既称汗解，是外邪已去，何至胃中不和，心下痞硬？此是因发汗过多，以致浊阴上逆于心而成痞乎？是因挟有宿食滞于心下而成痞硬乎？是因有邪热结于心下而成痞硬乎？是因有寒水逆于心下而成痞硬乎？不能无疑。又云："干噫食臭，胁下有水气，至雷鸣下利"句，定是

太阳气化失职，以致寒水弥漫四旁，一切病情，俱由此而生。但原文以生姜泻心汤主之，似不恰切。（太阳中二十七）

方77　生姜泻心汤

生姜（四两，切）　甘草（三两，炙）　人参（三两）　干姜（一两）　黄芩（三两）　半夏（半升，洗）　黄连（一两）　大枣（十二枚，擘）

上八味，以水一斗，煮取六升，去滓，再煎取三升。温服一升，日三服。附子泻心汤，本云加附子。半夏泻心汤，甘草泻心汤，同体别名耳。生姜泻心汤，本云理中人参黄芩汤，去桂枝、术，加黄连并泻肝法。

【方解】黄元御：若伤寒汗出解后，胃中气不调和，心下痞硬，干噫食臭，胁下有水气，腹中雷鸣下利者，此甲木克土，土虚不能制水，水郁胆部而积于胁下，水合木邪，以贼中气，脾土陷泄而胃土逆塞也。宜生姜泻心汤，姜、甘、参、夏，温补中气，以转枢机，芩、连，清其胆火也。

彭子益：心下痞硬，干噫食臭，腹中雷鸣下利。胁下有水，故腹中雷鸣，中气虚寒，上热不降，故干噫食臭而心痞，中气虚寒，寒热混合，故下利。宜炙草、人参补中虚，连芩清上热，干姜温中寒，半夏生姜降逆利水也。

238. 伤寒中风，医反下之，其人下利日数十行，谷不化，腹中雷鸣，心下痞硬而满，干呕心烦不得安。医见其心下痞，谓病不尽，复下之，其痞益甚。此非结热，但以胃中虚，客气上逆，故使硬也，甘草泻心汤主之。（原文158）

彭子益：原理与上章相同，中气较上章虚寒。

黄元御：伤寒、中风，应当解表，医反下之，败其中气，水谷不化，土木皆郁，升降倒行。脾陷而贼于乙木，则腹中雷鸣而下利。胃逆而迫于甲木，则心下痞硬而干呕。君相二火皆升而心烦。医以痞为结热，而复下之，其痞益甚。不知此非结热，但以胃中阳虚，不能堤障阴邪，阴中客气，上逆阳位，故使心下结硬也。甘草泻心汤，甘草、姜、枣，补中而温下寒，半夏、芩、连，降逆而清上热也。（太阳百二十八）

郑钦安：此条既已误下，而又复下，所现之症，既称虚冷，此非结热，原文以甘草泻心汤主之，方中芩连之苦寒，而复可用乎？仲景不当处此。（太阳中二十八）

方78 甘草泻心汤

甘草（四两，炙） 黄芩（三两） 干姜（三两） 半夏（半升，洗） 大枣（十二枚，擘） 黄连（一两）

上六味，以水一斗，煮取六升，去滓，再煎取三升。温服一升，日三服。

【方解】黄元御：伤寒中风，医不解表，而反下之，败其中气，腹中雷鸣下利，日数十行，完谷不化，心下痞满，干呕心烦，不得安静。医见心下之痞，以为热结在中，下之未尽，乃复下之，中气更败，其痞愈甚。不知此非结热，但以中脘虚亏，不能制伏阴邪，客气上逆，故成硬满。宜甘草泻心汤，甘、枣、姜、夏，温补胃气而降浊阴，芩、连，清其胆火也。

彭子益：心下痞硬而满，干呕心烦，日利数十行，又遭攻下，痞硬更甚。此中气下伤，宜炙甘草大枣以补中，干姜以温中，连芩清热，半夏降逆也。

239. 伤寒服汤药，下利不止，心下痞硬，服泻心汤已，复以他药下之，利不止。医以理中与之，利益甚。理中者，理中焦，此利在下焦，赤石脂禹余粮汤主之。复利不止者，当利其小便。（原文159）

彭子益：中不虚寒，误服温补，中愈滞故利愈甚。

黄元御：伤寒，误服寒凉汤药，伤其中气，利下不止，心下痞硬。服泻心汤已，下利未止，谓其中有积热，复以他药下之，阳气脱陷，下利不止。医又意中寒，以理中与之，其利益甚。理中者，但理中焦，此之下利，在于下焦滑脱，何以能止？宜赤石脂禹余粮汤，固下焦之滑脱，利乃可止也。若使复利不止者，必由土湿水停，前窍不通，而后注二肠，当利其小便，水道开而谷道合矣。（太阳百二十九）

郑钦安：据所称伤寒，服汤药下利不止，而至心下痞，明是下伤胸中之阳，遂使浊阴僭居高位而成痞，虽服泻心汤而病未解，又复下之，一误再误，所失愈多，医以理中汤治之，下利益甚。非下利甚之可怪，实由中州转运，而积阴下泄，虽泄甚一时，而收功已在旦夕，昧者不察，以为病在下焦，非理中可了，又复以赤石脂禹余粮汤治之，仍不效，而曰当利小便，不知下利，有小便尚利者，有小便不利者，不利者可利，而小便利者决不可利。以余所见，全是误下所致，理中是不易良法，理中内加桂、苓、砂、半是绝妙法，原文所论之方，皆在似是而非之例，学者详细辨之。（太阳中三十三）

方79 赤石脂禹余粮汤

赤石脂（一斤，碎） 太一禹余粮（一斤，碎）

右二味，以水六升，煮取二升，去滓，分温三服。

【方解】黄元御：伤寒服泻下汤药，下利不止，心下痞硬，服泻心汤已，下利如故。医谓内热，复以他药下之，其利不止。又谓内寒，以理中与之，其利益甚。不知理中者，分理中焦，此其利在下焦滑脱，非理中所能。宜赤石脂禹余粮汤，固其滑脱，利乃可止。若使复利不止者，此土湿木陷，后窍疏泄而失藏也，当利其小便，开其水道，则谷道闭矣。

下利上痞，总因湿旺。凡误下心痞，与泻心汤不解，口燥心烦，小便不利者，悉缘土湿木郁，不能疏泄水道。宜五苓散，燥土而泻湿也。

彭子益：若痞而下利不止，服理中其利益甚者，病在下焦，不能收涩，不可温补中气。宜用赤石脂禹余粮以收涩下焦也。

240. 本以下之故，心下痞，与泻心汤，痞不解。其人渴而口燥烦，小便不利者，五苓散主之。（原文156）

彭子益：水湿阻在心下，亦能心痞。五苓证，尿不利。

黄元御：本以攻下之，故得心下痞证，是宜服泻心。乃与泻心汤，而痞不解，其人土湿水停，口渴心烦，小便不利者，宜五苓散，泄水燥土，以利小便，土燥则中气转运，浊降清升，痞硬自消也。

痞证必兼下利，上章复利不止者，当利其小便，利小便之法，五苓散是也。五苓痞证与下利兼医，此但言痞而不言下利者，省文也。（太阳百三十）

郑钦安：痞由误下而致，服泻心汤而不解，又复见燥烦口渴，小便不利，原文以五苓散主之，可见初非下证，实太阳之证。因下而引入太阳之腑也。可见医家不可妄下，总要斟酌妥贴为妙。（太阳中三十二）

241. 伤寒，发汗，若吐，若下，解后，心下痞硬，噫气不除者，旋覆花代赭石汤主之。（原文161）

彭子益：中伤胃逆，故痞硬气噫。

黄元御：伤寒，汗、吐、下解后，心下痞硬，噫气不除，以外证虽解，而汗下伤中，土败胃逆，碍胆经降路，胃口痞塞，肺气郁蒸，而化痰饮，胃土壅遏，而生哕噫。旋覆花代赭石汤，参、甘、大枣，补其中脘，半夏、姜、赭，降其逆气，旋覆花行痰饮而开郁浊也。

浊气上填，痞闷噫气，以旋覆花代赭石汤补虚降逆，噫气立除。若除后再用，则病下陷，不可常服也。（太阳百三十一）

郑钦安：按伤寒病，至用汗、吐、下三法，外病已解，而见心下痞，噫气不除者，由或汗、或吐、或下，伤及胸中之阳，以致浊阴上干，逆于心下，阻其升降之气机而为噫。原文以旋复代赭石汤主之，实属至当之法。（太阳中三十五）

方80　旋覆花代赭石汤

旋覆花（三两）　人参（二两）　生姜（五两）　代赭（一两）　甘草（三两，炙）　半夏（半升，洗）　大枣（十二枚，擘）

上七味，以水一斗，煮取六升，去滓，再煎取三升。温服一升，日三服。

【方解】**黄元御**：凡伤寒，发汗吐下解后，心下痞硬，噫气不除者，缘土败湿滋，胃气上逆，肺郁痰化，清道壅塞。宜旋覆花代赭石汤，参、甘、大枣，补其中气，半夏、姜、赭，降其冲逆，旋覆，行其痰饮也。

彭子益：若下利等病已愈，只是心下痞硬，噫气不除。此仅中虚胃逆。参枣炙草补中虚，旋覆花半夏赭石生姜降胃逆也。

242. 病如桂枝证，头不痛，项不强，寸脉微浮，胸中痞硬，气上冲咽喉不得息者，此为胸有寒也，当吐之，宜瓜蒂散，诸亡血家不可与之。（原文166）

彭子益："寒"字作"痰"字解，痰在上焦，故可用吐法。果胸寒，则忌吐。

黄元御：病如桂枝汤证，但头不痛，项不强，寸脉微浮，其内则胸中痞硬，气上冲于咽喉，不得喘息，此为胸有寒痰，阻塞窍隧，故令肺气壅塞，不得布散也。法当吐之，宜瓜蒂散，香豉行其滞，小豆泻其湿，瓜蒂涌其寒痰。若诸亡血之家，血惯上逆，不可与也。（太阳百三十二）

郑钦安：按此条头项既不强痛，又无恶寒、恶风情状，何得如桂枝证，此皆不经之论。应当云寸脉微浮，胸中痞硬，气上冲咽喉，不得息者，胸有寒也，后人即按胸有寒结治之，何等直切，此病亦不在可吐之例，至亡血家更不在吐之例也。（伤寒痰病一）

方81　瓜蒂散

瓜蒂（一分，熬黄）　赤小豆（一分）

右二味，各别捣筛，为散已，合治之，取一钱匕，以香豉一合，用热汤七合，煮作稀糜，去滓，取汁和散。温顿服之。不吐者，少少加，得快吐乃止。诸亡血虚家，不可与瓜蒂散。

【方解】黄元御：他若病如桂枝证，头不痛，项不强，寸脉微浮，心中痞硬，气冲咽喉，不得喘息，此为湿盛胃逆，浊阴填塞，肺郁而化寒痰，停瘀胸膈，故气冲而不下也。法当吐之，以瓜蒂散，涌其寒痰。但吐法颇升膈上清阳，诸亡血之家，肺气素逆，勿用此法。

彭子益：若病如荣卫之恶寒发热，但不头痛项强。而胸痞气冲，不得呼吸，此为胸中有痰。当用瓜蒂赤小豆涌吐胸中之痰也。此赤小豆乃半红半黑者，红如朱，黑如漆，有毒，非金匮赤小豆当归散之赤小豆。赤小豆当归散之赤小豆，乃食品之红饭豆。

243. 伤寒吐下后，发汗，虚烦，脉甚微，八九日心下痞硬，胁下痛，气上冲咽喉，眩冒，经脉动惕者，久而成痿。（原文160）

彭子益： 有上逆诸证，而经脉动惕，津血枯极，故久则成痿。

黄元御： 吐下而又发汗，阳虚生烦，脉甚微弱，至八九日，心下痞硬，胁下疼痛，缘阳亡土败，胃气上逆，碍胆经降路。胆脉自胃口而循两胁，胆经壅塞，故心下痞而胁下痛，胃口堵塞，肺气不得下行，故上冲咽喉。肺胃上逆，阳气升浮，旋转不宁，故头目眩冒。浊气郁蓄，而不疏通，经脉莫容，故动惕不安。如是者，久而成痿。盖肝司营血，而主筋脉，血旺筋柔，是以不痿。甲水逆升，相火上炎，乙木下陷，郁而生风，营血瘀涩，经气不畅，风木抑遏，是以动摇。久而经脉失养，故成痿病也。

《素问·痿论》：治痿独取阳明。阳明者，五脏六腑之海，主润宗筋，宗筋主束骨而利机关也。冲脉者，经络之海，主渗灌溪谷，与阳明合于宗筋。阴阳总宗前之会，会于气冲，而阳明为之长，皆属于带脉，而络于督脉。故阳明虚而宗筋纵，带脉不引，故足痿不用也。阳明下降，则化金水，金水收藏，相火下秘，而温肾肝，木气滋荣，故筋脉轻健而不痿软。阳明不降，胃逆胆升，火泻而水寒，生气枯槁，筋脉不荣，是以成痿。（太阳百三十三）

郑钦安： 汗、吐、下以致虚烦，脉微，元气之衰可知，至八九日，心下痞硬，经脉动，原文以为久而成痿，此全是亏损太过，寒水弥漫，阴逆上冲，故见胁下痛，与咽喉眩冒，经脉动者，皆汗、下、吐伤及血液，以致筋脉失养，成痿者，言气衰而不振也。（太阳中五十一）

244. 太阳病，医发汗，遂发热恶寒，因复下之，心下痞，表里俱虚，阴阳气俱竭。无阳则阴独，复加烧针，因胸烦，面色青黄，肤𦠅者，难治。今色微黄，手足温者，易愈。（原文153）

彭子益：烧针伤阴，木枯克土。微黄肢温，木土尚和，独少也。

黄元御：太阳病，医发其汗，营卫俱虚，卫气内陷则发热，营血外束则恶寒。医见汗之不愈，因复下之，阳亡土败，心下痞结。汗泄其表，下泄其里，表里俱虚，内外之气并竭。表里阳亡，但有独阴，复加烧针，以泻心肺之气，因而胸膈生烦。若面色青黄，皮肤瞤动者，是土败木贼，风动而经郁也，其病难治。若色微黄而不青，手足温暖而不冷，是土气续复而无木邪，四末阳回而非独阴，其病易愈也。（太阳百三十四）

郑钦安：太阳证总要外邪未解，方可发汗，岂有无发热恶寒，而反即汗之理？此言因发汗，遂见发热恶寒，焉知非误汗而逼阳外越乎？此症总缘汗下失宜，以致表里俱虚，阴阳并竭，无阳则阴独，此刻系纯阴用事，痞塞之症所由生，后加烧针，因而胸烦，面色青黄，则土木相刑之机，全神毕露，故曰难治。若色微黄，而无青色，手足尚温，是后天之根犹存，故纯可治。（太阳上五十三）

太阴脾脏热病

论太阴脾脏湿郁木气，木郁生热证

245. 伤寒，胸中有热，胃中有邪气，腹中痛，欲呕吐者，黄连汤主之。（原文173）

彭子益：中下湿寒，中上湿热。

黄元御：伤寒，胸中有热，而胃中有肝胆之邪气，肝邪克脾，腹中疼痛，胆邪克胃，欲作呕吐者，是土气湿寒而木气郁遏也。黄连汤，黄连、半夏，清上热而止呕吐，参、甘、姜、枣，温中寒而止疼痛，桂枝疏木而通经也。（太阴七）

郑钦安：太阳之气，由下而上至胸腹，今因寒邪怫郁于内而热生，以致胃中不和，腹痛欲呕吐者，此是上热下寒之征也。原文以黄连汤主之，是用黄连以清上焦之热，干姜、桂枝、半夏以祛中下之寒邪，用参、枣以

和中，是调和上下之妙剂也。（太阳下十五）

方82　黄连汤

黄连（三两）甘草（三两，炙）干姜（三两）桂枝（三两，去皮）人参（二两）半夏（半升，洗）大枣（十二枚，擘）

上七味，以水一斗，煮取六升，去滓。温服，昼三夜二。疑非仲景方。

【方解】黄元御：伤寒胸中有热，腹中有肝胆之邪，肝邪克脾，则腹中疼痛，胆邪克胃，则欲作呕吐，是中脘虚寒，肝脾下陷而胆胃上逆，相火郁升而生上热也。宜黄连汤，黄连清上逆之相火，桂枝达下陷之风木，干姜温脾家之寒，半夏降胃气之逆，参、甘、大枣，补中脘之虚也。

彭子益：腹中痛，欲呕吐。欲呕吐为胸中有热，腹中痛为胃中有寒。上热中寒中气之虚。黄连清热，干姜温寒，参枣炙草补中气，半夏降胃阴以收热，桂枝达肝阳以散寒，寒热不调，故名邪气。

246. 伤寒，脉浮而缓，手足自温者，系在太阴。太阴当身发黄，若小便自利者，不能发黄。至七八日，虽暴烦下利，日十余行，必自止。以脾家实，腐秽当去故也。（原文278）

彭子益：脾湿瘀热，故病发黄。腐秽，即脾家实物。

黄元御：伤寒浮缓之脉，而见手足自温，浮为太阳，缓为阳明、太阴，脾胃同主四肢。中焦阳旺，四肢自温，其为阳明、太阴，无以辨也，且以系在太阴。太阴湿土，表病湿郁，身当发黄，若小便自利者，湿气下泄，又不能发黄。何以别之？必验之大便，阳明则大便自硬，太阴则大便自利矣。至续自便利，则系在太阴确矣。然手足温而小便利，则脾家未衰，至七八日，虽暴烦下利，日十余行，必当自止。以此之自利，乃脾家之实，腐秽当去之故，非益甚之自利也。此与"阳明至七八日，大便硬"章彼此互文，提下发黄诸章之纲。（太阴十一）

郑钦安：论发黄与不发黄，专视乎小便之利与不利，利者气机不能遏郁，故不发黄，不利者气机遏郁，故见发黄。此条专在小便之利与不利上分，大有卓见。至暴烦下利，日十余行，而曰脾家实，腐秽当去，是气机下降，非若阳明之便硬便难，故知其属太阴无疑也。（太阴五）

247. 伤寒，身黄发热者，栀子柏皮汤主之。（原文261）

彭子益： 身黄发热，尿必不利，热瘀湿中故也。

黄元御： 瘀热在里，则身热而腹满，瘀热在表，则身黄而发热，栀子柏皮汤，甘草培土而补中气，栀子、柏皮，泻湿而清表热也。（太阴十四）

郑钦安： 此言身黄发热，而在太阳，并非阳明，必是太阳之气，怫郁于皮肤，而成此候，原文以栀子柏皮汤，是从小便以逐邪之意也。（太阳中五十八）

248. 伤寒，瘀热在里，身必发黄，麻黄连翘赤小豆汤主之。（原文262）

彭子益： 土败湿生，郁阻木气，木郁生热，热瘀之由。

黄元御： 伤寒表病，湿瘀而生里热，不得汗尿疏泄，身必发黄。麻黄连翘赤小豆汤，麻黄泻皮毛之郁，杏仁降肺气之逆，生梓白皮清相火而疏木，连翘、赤小豆，泻湿热而利水，姜、甘、大枣，和中气而补脾精也。以湿旺腹满，胆胃逆升，相火郁遏，湿化为热，外无出路，是以发黄。发汗利水，使湿气渗泄，则黄消矣。（太阴十三）

郑钦安： 瘀热在里，未必尽成发黄之症，是必有湿邪相凑方成。（太阳中五十六）

249. 伤寒七八日，身黄如橘子色，小便不利，腹微满者，茵陈蒿汤主之。（原文260）

彭子益： 热因湿瘀，湿因热聚，热下尿通，湿乃出去。

黄元御： 伤寒七八日，表寒郁其里湿，而生内热，湿热瘀蒸，身上发黄如橘子色，小便不利，腹微满者，以土湿木郁，疏泄不行，则小便不利，木郁克土，脾气胀塞，则腹里微急，脾被肝刑，土色外见，则皮肤熏黄，缘木主五色，入土化黄故也。茵陈蒿汤，茵陈利水而除湿，栀子、大黄，泻热而荡瘀也。（太阴十二）

郑钦安：此明主湿热在里，熏蒸而成，若小便利，则必不能发黄。因小便不利，湿热之气不得下趋，故成此候。而曰腹微满者，太阳蓄尿之验也。原文以茵陈蒿汤主之，妥切。但此为蓄尿发黄，而非阳明发黄，原方可加入五苓方中，庶无大谬。（太阳中五十七）

方83　栀子柏皮汤

肥栀子（十五个，擘）　甘草（一两，炙）　黄柏（二两）

上三味，以水四升，煮取一升半，去滓，分温再服。

方84　麻黄连翘赤小豆汤

麻黄（二两，去节）　连翘（二两，连翘根）　杏仁（四十个，去皮尖）赤小豆（一升）　大枣（十二枚，擘）　生梓白皮（切，一升）　生姜（二两，切）　甘草（二两，炙）

上八味，以潦水一斗，先煮麻黄再沸，去上沫，内诸药，煮取三升，去滓。分温三服，半日服尽。

方85　茵陈蒿汤

茵陈蒿（六两）　栀子（十四枚，擘）　大黄（二两，去皮）

上三味，以水一斗二升，先煮茵陈，减六升，内二味，煮取三升，去滓。分温三服，小便当利，尿如皂荚汁状，色正赤，一宿腹减，黄从小便去也。

【方解】黄元御：伤寒脉浮而缓，手足自温者，是谓太阴脏证。太阴湿土，为表邪所闭，身当发黄。若小便自利者，湿随便去，则不当发黄。此是脾阳未衰，至七八日间，虽见太阴自利之证，必当自止。以脾家内实，腐秽不容，当后泄而去，非自利益甚之证也。

若伤寒七八日，身黄如橘子色，小便不利，腹微满者，是湿无泄路，瘀而生热，宜茵陈蒿汤，泻其湿热也。凡伤寒瘀热在里，身必发黄，以木主五色，入土化黄，土湿则木郁，木郁于土，必发黄色，宜麻黄连翘赤小豆汤，外泻皮毛而内泻湿热也。若伤寒身黄而发热者，是瘀热之在表也，宜栀子柏皮汤，清表中之湿热也。

若伤寒发汗之后，身目皆黄，则是湿寒而非表热，以汗则热泄故也。此慎不可下，宜用温燥之药也。

彭子益：脾湿夹热则发黄。栀子柏皮清热以行湿，炙草补中以培土也。

黄病乃瘀热在里。热瘀之由，由于汗孔不开，尿道不利，中气不足。麻黄杏仁开汗孔，连翘赤小豆利尿道，炙草姜枣补中气，生梓白皮清瘀热也。此赤小豆是红饭豆，乃食品无毒。不是半红半黑之赤小豆。

黄病而至腹满，小便不利，乃湿热结聚之实证。大黄下结聚，栀子茵陈清湿热也。太阴阴湿，小便不利，不可下之。惟湿热结聚之小便不利，非下去湿热之结聚，小便不能利也。

论太阴脾脏热病之下证

250. 本太阳证，医反下之，因而腹满时痛者，属太阴也，桂枝加芍药汤主之。（原文 279 前段）

彭子益：脾伤不运，木气遂结。太阴阴寒，无下证也。

黄元御：本太阳表证，医不解表，而反下之，脾败肝郁，因而腹满时痛者，此属太阴也。桂枝加芍药汤，桂枝解太阳之表邪，芍药清乙木之风燥也。（太阴八）

郑钦安：此条原系太阳因误下，而邪陷于脾，故见腹满时痛，理应温中醒脾，似非桂枝汤所宜，学者细酌之。邪陷下而用桂枝汤，使邪复从于表而解，所加芍者，和脾络之意也，亦妙。（太阴六）

251. 大实痛者，桂枝加大黄汤主之。（原文 279 后段）

彭子益：木邪由结而实，下结实之木邪，非下太阴土气。

黄元御：满痛而加大实，非泻不可，桂枝加大黄汤，倍芍药以清木燥，而加大黄，以泻土郁。（太阴九）

郑钦安： 按大实痛而在太阴，理应大承气汤以逐其邪，于桂枝何取乎？此亦太阳之邪，陷于脾而邪实，故表里两解之，亦妙法也。（太阴七）

方86　桂枝加芍药汤

桂枝（三两，去皮）　芍药（六两）　甘草（二两，炙）　大枣（十二枚，擘）　生姜（三两，切）

上五味，以水七升，煮取三升，去滓，温分三服。本云桂枝汤，今加芍药。

方87　桂枝加大黄汤

桂枝（三两，去皮）　大黄（二两）　芍药（六两）　生姜（三两，切）甘草（三两，炙）　大枣（十二枚，擘）

上六味，以水七升，煮取三升，去滓。温服一升，日三服。

【方解】黄元御： 若本太阳之表病，医不解表，而反下之，土虚木贼，因而腹满时痛者，是属太阴脏病，宜桂枝加芍药汤，桂枝达肝气之郁，芍药清风木之燥也。

其大实痛者，风木贼土，郁结成实，宜桂枝加大黄汤，泻其土郁也。太阴为病，而脉候软弱，便是脾阳之虚，其人续当自行便利，设当用大黄、芍药者，宜减之，以其胃气虚弱而易动也。

彭子益： 太阴脏病，无满痛者。其满而痛，乃湿热阻遏木气，木气结聚之故。于桂枝汤加重芍药，以泻木气之结聚也。

如腹满而痛至于大痛实痛，此木邪结聚已深，须于桂枝加芍药汤中加大黄以重泻木气。太阴土气病则阴寒，大黄泻木气之结，非泻太阴也。桂枝汤乃调和木气之第一方，其中炙草姜枣调中气生津液，尤为调和木气要药，故攻泻木气，宜用此汤加芍药大黄。

252. 太阴为病，脉弱，其人续自便利，设当行大黄芍药者，宜减之，以其胃气弱，易动故也。（原文280）

彭子益： 太阴阳微无下证。芍药大黄，性寒败阳。

黄元御：太阴为病，其脉软弱，其人当续自便利。设腹满时痛，以至大实，当行芍药、大黄者，宜稍减之。以其人太阴既病，胃气必弱，易于伤动故也。（太阴十）

郑钦安：脉弱而又见自利，其不足甚已，焉有再行大黄之理，似近画蛇添足，殊非确论。（太阴八）

253. 伤寒，发汗已，身目为黄。所以然者，以寒湿在里不解故也。以为不可下也，当于寒湿中求之。（原文259）

彭子益：湿寒黄为土气本病，湿热黄为木气瘀热。下木气之结，非下太阴也。

黄元御：黄缘湿热里瘀，若发汗以后，身目为黄，则是湿寒而非湿热，以汗后热泄而寒生，阳消而湿长也。寒湿不可下，当于寒湿中求之，用温寒去湿之法也。（太阴十五）

郑钦安：既称发汗已，而曰身目为黄，明言此为阴黄，而非阳黄也。阳黄有热形可征，此无阳象实据，故曰寒湿中求之，明言阴黄无疑。法宜温中除湿为主。（太阳中五十五）

少阴肾脏热病

论少阴肾脏阳复生热

254. 少阴病，欲吐不吐，心烦，但欲寐，五六日，自利而渴者，属少阴也。虚故引水自救。若小便色白者，少阴病形悉具。小便白者，以下焦虚有寒，不能制水，故令色白也。（原文282）

彭子益：欲吐、心烦为阳复，利伤津故渴，"若小便色白"以下，以虚寒证明阳复也。

黄元御：心火上腾则生烦，肾水下旺故欲寐，五六日，自利而渴者，此属少阴也。利亡津液，于是作渴。津愈亡而阳愈泻，口虽作渴，而实属阳虚，阳虚津亡，故引水自救。若小便色白，则少阴病形悉具矣。小便之白者，以下焦阳虚而有寒，不能制水，故令色白也。制水者土，土郁则克水，湿热郁蒸而小便黄者，土色之下传也，土败阳亡，不能制水，故小便色白。（少阴十七）

郑钦安： 阴邪上干，故欲吐而不吐，以致心烦，但欲寐者，少阴之征，五六日，自利而渴者，气机下泄，肾气不充于上也。虚故引水自救，学者于此，当以饮冷、饮热判之，舌苔之干、润判之。因邪热自利之渴者，当以救肾水为急，因虚自利之渴者，当以救肾阳为先。至小便白，下焦火化不足，虚寒之的候，可以无疑也。（少阴上五）

255. 少阴病，二三日，咽痛者，可与甘草汤。不瘥者，与桔梗汤。（原文311）

彭子益： 肾阳复，生心火，火不降，则咽痛，中气虚也。

黄元御： 二三日，初觉咽痛者，可与甘草汤，以少阴水旺，君相皆腾，二火逆冲，是以咽痛，甘草泄热而缓急迫也。不瘥者，与桔梗汤，甘草泻热而缓急迫，桔梗降逆而开结滞也。（少阴十二）

郑钦安： 甘草汤与桔梗汤，二方皆苦甘化阴之方，实治少阴协火而动，上攻于咽之方也，不可概作此论。（少阴下十一）

256. 少阴病，咽中痛，半夏散及汤主之。（原文313）

彭子益： 阳复上冲，化火咽痛。

黄元御： 浊阴上逆，冲击咽喉，因而作痛。半夏、桂枝，降其冲气，甘草缓其急迫也。（少阴十三）

编者注：郑钦安注释见下条。

257. 少阴病，咽中生疮，不能言语，声音不出者，苦酒汤主

之。（原文312）

彭子益： 少阴阳复，是生心火，火逆伤肺之证也。

黄元御： 寒水下旺，火盛咽伤，故生疮，不能语言。金被火刑，故声不出。苦酒汤，苦酒败结而消肿，半夏降逆而驱浊，鸡子白清肺而发声也。（少阴十四）

郑钦安： 此条皆少阴协火而动，上攻咽喉所致，观所主之方，纯是苦甘之剂，则得此病之实据也。（少阴下十二）

编者注：郑钦安将原文313、312条合为此条注释。

258. 少阴病，下利，咽痛，胸满，心烦者，猪肤汤主之。

彭子益： 阳复，化热伤津，滋补津液以养阳气，故愈。

黄元御： 寒水侮土，肝脾郁陷，而为下利。胆胃俱逆，相火炎升，故咽喉痛肿，胸满心烦。猪肤、白蜜，清金而止痛，润燥而除烦。白粉收泄利而涩滑溏也。（少阴十五）

郑钦安： 少阴证，而用猪肤汤者，协火而动之的候也。若协水而动，断不用此，学者务宜于六经定法上探求，协火协水病情，便得其要也。（少阴下十）

方88　甘草汤

甘草（二两）

上一味，以水三升，煮取一升半，去滓。温服七合，日二服。

方89　桔梗汤

桔梗（一两）　甘草（二两）

上二味，以水三升，煮取一升，去滓，温分再服。

方90　半夏散及汤

半夏（洗）　桂枝（去皮）　甘草（炙）

上三味，等份，各别捣筛已，合治之。白饮和服方寸匕，日三服。若不能散服者，以水一升，煎七沸，内散两方寸匕，更煮三沸，下火令小冷。少少咽之。半夏有毒，不当散服。

方91　苦酒汤

半夏（洗，破如枣核十四枚）　鸡子（一枚，去黄，内上苦酒，着鸡子壳中）

上二味，内半夏，着苦酒中，以鸡子壳置刀环中，安火上，令三沸，去滓。少少含咽之，不瘥，更作三剂。

方92　猪肤汤

猪肤（一斤）

上一味，以水一斗，煮取五升，去滓，加白蜜一升，白粉五合，熬香，和令相得，温分六服。

【方解】黄元御：病人脉尺寸俱紧，是表里皆实，法当无汗，而反汗出者，阳亡而不守也，此属少阴脏病，必当咽痛而复吐利。以少阴水旺土湿，升降倒行，胃逆而贼于甲木，则为呕吐，脾陷而贼于乙木，则为泄利，甲木上冲，浊气壅塞，是以咽痛也。

凡少阴病二三日咽痛者，可与甘草汤，泻热而缓迫急也。不瘥者，与桔梗汤，散结而下冲逆也。咽喉疼痛，率缘浊气冲逆不降，宜半夏散，半夏降其浊，桂枝下其冲也。若咽喉生疮，不能语言，声音不出者，是浊气冲逆，伤其上窍也，宜苦酒汤，半夏降其浊，苦酒消其肿，鸡子发其声音也。

若上病咽痛，下病泄利，胸满而心烦者，以胆胃上逆，故咽痛胸满，肝脾下陷，故泄利，宜猪肤汤，猪肤、白蜜，润燥而除烦，清热而止痛，白粉收滑脱而止泄利也。

彭子益：少阴之气，水火同宫，病则寒水克火。故伤寒少阴病，属于肾脏阴盛，故以附子温肾阳为主。少阴阳亡病寒，少阴阳复则又病热。因中气已伤，升降之力弱少，故阳复之后，阳升不降，于是病热，咽痛即阳复生热不能下降之病。甘草补中降热也。

服甘草汤，病不瘥，此必热气伤肺，咽中已现白点。白点者，肺家津液被热灼伤而成脓也。炙草补中降热，桔梗降肺排脓。有脓之处，热结难散，必须排脓，热乃能散，桔梗降肺排脓，是其特长。

少阴咽痛，有木气化风上冲者。木气化风，肝阳下陷也。桂枝升肝阳以熄风，半夏降逆，炙草补中。凡下陷上逆，中气必虚。

少阴咽痛，声音难出，其痛如锁。此湿伤肺家，肺气结聚。鸡子白润肺经，半夏破结降逆，苦酒散结聚生津液，收敛火气下降也。苦酒即酒醋。二味用鸡蛋壳装，搅匀，柴火于壳下煮三沸。

咽痛而下利，胸满心烦。此津液大伤，猪肤白蜜温和润泽，极滋津液，白粉收涩止利也。白粉即铅粉。

259. 病人吐利，脉阴阳俱紧，反汗出者，阳亡于外也，此属少阴，法当咽痛而复。（原文283）

彭子益：阳亡亦咽痛，上热因下寒也，补上章之义。

黄元御：阴阳俱紧，阴阳即尺寸也。伤寒之脉，不应有汗，反汗出者，阳亡于外也。则此之脉紧，乃里阴之内盛，非表寒之外束矣。此属少阴，法当咽痛而复吐利，水旺火盛则咽痛，水旺土湿则吐利也。

此提少阴咽痛吐利之纲，下分应之。（少阴十一）

郑钦安：少阴乃封藏之所，脉现细微，乃是本象，今所现者紧，而反汗出，是阳亡于外，上逆而为吐，为咽痛，阳既上逆，而下部即寒，故见自利。（少阴上六）

260. 少阴病，下利六七日，咳而呕渴，心烦不得眠者，猪苓汤主之。（原文319）

彭子益：阳复化燥，土气又湿。

黄元御：脾陷而为利，胃逆而为呕，肺逆而为咳，火升而为烦渴，阳泄而废卧眠，是皆水泛而土湿故也。宜猪苓汤，二苓、滑、泽渗己土而泻湿，阿胶滋乙木而润燥也。（少阴二十一）

郑钦安：此条乃少阴协热下利之的候也。咳而呕者，热上壅也；渴而心烦不得眠者，内热扰攘不安之象也，法宜清润为要。（少阴下十四）

方93 猪苓汤

猪苓（去皮）　茯苓　泽泻　阿胶　滑石（碎，各一两）

上五味，以水四升，先煮四味，取二升，去滓，内阿胶烊消。温服七合，日三服。

【方解】黄元御：若脉浮发热，渴欲饮水而小便不利者，是土湿木郁，风动津耗而疏泄不行也，宜猪苓汤，二苓、滑、泽，泻湿而燥土，阿胶清风而润木也。

彭子益：少阴下利，咳而呕渴心烦不得眠。下利为湿为风，烦渴咳呕失眠为燥。猪苓茯苓泽泻以去湿，滑石阿胶以润燥熄风，而安眠也。

261. 少阴病，得之二三日以上，心中烦不得卧，黄连阿胶汤主之。（原文303）

彭子益：阳复化热，灼伤阴液之证。

黄元御：少阴病，但欲卧也，得之二三日以上，心中烦，不得卧者，燥土克水，而烁心液也。心之液，水之根也，液耗水涸，精不藏神，故心烦，不得卧寐。黄连阿胶汤，黄连、芩、芍，清君火而除烦热，阿胶、鸡子黄，补脾精而滋燥土也。

少阴水脏，在阳明则燥土克水，是为不足，在少阴则寒水侮土，是为有余。有余则但欲寐，本篇之首章是也，不足则不得卧，阳明篇时有微热，喘冒不得卧是也。阳动阴静，异同天渊，少阴癸水之脏，无二三日前方病湿寒，二三日后忽转阳明，遽变燥热之理，此盖阳明腑病之伤及少阴，非少阴之自病也。阳明之燥，未伤肾阴，自是阳明病，伤及肾阴，则阳明益盛而少阴益亏。亏而不已，倏就枯竭，便成死证，故阳明病不必急，而阳明伤及少阴，则莫急于此矣。是以急下三证，既列阳明，并入少阴之篇。此章是承气之初证，勿容急下，以下三章，则如救焚毁，不得不急矣。（少阴四十一）

郑钦安：此条即少阴挟火而动之候，余于六经定法已言之，兹不赘。

（少阴下七）

方94　黄连阿胶汤

黄连（四两）　黄芩（二两）　芍药（二两）　鸡子黄（二枚）　阿胶（三两，一云三挺）

上五味，以水六升，先煮三物，取二升，去滓，内胶烊尽，小冷，内鸡子黄，搅令相得。温服七合，日三服。

【方解】黄元御：少阴肾水，甚不宜旺，旺则灭火而侮土。土胜而水负则生，水胜而土负则死，以阳主生而阴主死也。少阴不病则已，病则水必胜而土必负，凡诸死证，皆死于水邪泛滥，火灭而土败也。故阳明负于少阴则为逆，少阴负于阳明则为顺。

若得之二三日以上，心中烦扰，不得卧寐，是土胜而水负，燥土消其心液也。肾水根于离宫，心液消烁，则阴精枯燥，不能藏神，故火泄而烦生。宜黄连阿胶汤，连、芩、芍药，泻火而除烦，鸡子、阿胶，泽土而润燥也。

少阴寒水之脏，无始病湿寒，忽变燥热之理，此阳明之伤及少阴者也。

彭子益：少阴阳复，心烦不得卧。此阳复生热，灼伤心液。连芩芍药清热，阿胶养心液，鸡子黄温肾补液，以上交于心也。鸡子黄性大热，此方与黄连黄芩并用，使心肾相交，故烦止得眠。其义深矣。

262. 少阴病，八九日，一身手足尽热者，以热在膀胱，必便血也。（原文293）

彭子益：膀胱经行身外，故身尽热，热不藏，故便血。

黄元御：少阴与太阳为表里，八九日，一身手足尽热者，以热在膀胱。膀胱，太阳之经，为诸阳主气，总统皮毛，故腑热一身俱热，是必病便血。《素问·五脏别论》：五脏者，藏精气而不泄，六腑者，传化物而不藏。肾，脏也，膀胱，腑也，肾温则阳气秘藏而血不流溢，肾寒则脏中之阳散于膀胱之腑，腑热，故血海不秘，随膀胱而输泄，必便血也。

癸水上升，而化丁火，故少阴水火同经，而独以君火主令。水升而化火，则癸水不寒。丙火下降，而化壬水，故太阳水火同气，而独以寒水司权。火降而化水，则丙火不热。病则癸水不化丁火，故少阴肾善于病寒，丙火不化壬水，故太阳膀胱善于病热，此其中有甲乙之木邪焉。肝以风木而主疏泄，胆以相火而主秘藏，肾之温暖而蛰封者，相火之秘藏也，膀胱之清凉而通利者，风木之疏泄也。病而风木不能疏泄，故水道不通，相火不能秘藏，故膀胱有热。

足少阳自头走足，病则上逆，手少阳自手走头，病则下陷。膀胱之热者，手少阳三焦之相火离肾脏而泄于膀胱，一身手足之热者，足少阳胆经之相火离肾脏而泻于肢体也。肝木藏血，而其性疏泄，木陷于水，疏泄不行，怒而生风，愈欲疏泄。泄而不畅，其轻则为水淋，其重则为血淋。淋血之家，痛涩而频数者，风木强泄而不畅也。便血之证，热在膀胱，而肾脏则寒。盖肾寒不能生木，而后木郁而生风，风性善泄，愈泄而愈陷，愈陷而愈泄，故血不上行，而病下脱。其胆火之逆于肢体者，风木之疏泄也，其三焦之泄于膀胱者，风木之郁陷也。（少阴二十九）

郑钦安：膀胱有热，必口渴饮冷，小便不利，或短赤等情，此以少阴病而延至八九日，一身手足尽热，是邪在表，而并未在里，又焉知非阳越于外乎？况又未见膀胱腑证情形，而曰热在膀胱，必便血，不能无疑。（少阴下五）

263. 少阴病，四逆，其人或咳，或悸，或小便不利，或腹中痛，或泄利下重者，四逆散主之。（原文318）

彭子益：阳复生热，热生木滞，故现诸证。

黄元御：寒水侮土，四肢厥逆，其人或肺逆而为咳，或木郁而为悸，或土湿木遏而小便不利，或寒气凝滞而腹中痛，或清气沉陷而泄利下重者，是皆土郁而木贼也。宜四逆散，甘草、枳实，培土而泻滞，柴胡、芍药，疏木而清风也。（少阴二十二）

郑钦安：按少阴病，而至四逆，阳微阴盛也。其中或咳或悸者，水气上干也；小便不利者，阳不化阴也；腹痛下重，阴寒之极也。法宜大剂回阳为是，而此以四逆散主之，吾甚不解。（少阴下十三）

方95 四逆散

甘草（炙）　枳实（破，水渍，炙干）　柴胡　芍药

上四味，各十分，捣筛。白饮和服方寸匕，日三服。咳者，加五味子、干姜各五分，并主下利；悸者，加桂枝五分；小便不利者，加茯苓五分；腹中痛者，加附子一枚，炮令坼；泄利下重者，先以水五升，煮薤白三升，煮取三升，去滓，以散三方寸匕内汤中，煮取一升半，分温再服。

264. 少阴病，便脓血者，可刺。（原文308）

彭子益： 阳复化热，热伤阴血，刺法所以泄热也。

黄元御：《灵枢·脉度》：盛者泻之，虚者饮药以补之。桃花汤之治便脓血之虚者也，若稍盛而生热者，可刺经穴以泻之。（少阴二十八）

265. 少阴病，下利便脓血者，桃花汤主之。（原文306）

彭子益： 申明上章少阴便脓血之本病，原是寒也。

黄元御： 少阴水脏，下利而便脓血，总是湿寒，万无湿热之理，桃花汤实为主方，不可易也。（少阴二十七）

郑钦安： 按桃花汤，乃治少阴虚寒下利的方，若湿热下利者，断乎不可。（少阴下九）

编者注：郑钦安将原文306、308合为此条解释。

论少阴阳复之吐证

266. 少阴病，饮食入口则吐，心中温温欲吐，复不能吐，始得之，手足寒，脉弦迟者，此胸中实，不可下也，当吐之。若膈上有寒饮干呕者，急温之，宜四逆汤。（也324）

彭子益： 肢寒弦迟，乃实痰在胸，阻滞阳气不通之证。

黄元御： 入口即吐者，新入之饮食，心中温温欲吐，复不能吐者，旧

日之痰涎。此先有痰涎在胸，故食入即吐，而宿痰胶滞，故不能吐。温温者，痰阻清道，君火郁遏，浊气翻腾之象也，手足寒者，阳郁不能四达也。阳衰湿旺，是以脉迟。土湿木郁，是以脉弦。此胸中邪实，不可下也，腐败壅塞，法当吐之。若膈上有寒饮，干呕，则土败胃逆，不可吐也，当急温之，宜四逆汤。（少阴十六）

郑钦安：饮食入口即吐，有寒逆热逆之别，此则手足寒，而脉见弦迟，是寒饮上逆之候。而非热逆之候。既属寒逆，法当温中降逆，故云不可吐，不可下，主以四逆辈，实千古不易之确论也。（少阴上十八）

论少阴下证

267. 少阴负趺阳者，顺也。（原文362后段）

彭子益：少阴寒水，趺阳中土，土旺为顺，言阳胜阴负乃为顺也。

黄元御：少阴，肾脉也，趺阳，胃脉也，足阳明胃之经，自头走足，行于趺上，动脉曰冲阳，故仲景名为趺阳。土本克水，而水盛反侮土。凡病则水胜而土负，至于伤寒少阴脏证，更无土胜水负之理。土胜则生，水胜则死，少阴之死，皆死于水胜而土负，故少阴肾水，必负于趺阳胃土，乃为顺也。少阴水负而趺阳土胜者，阳明承气证是也。此下列阳明土胜水负四证，以明少阴负趺阳为顺之义。

阳贵阴贱，古训昭载，而后世庸愚，乃开补水之门，以祸天下。代有粗工下士，祖述其说。自宋元以来，讫于今日，群儿谬妄，邪说纷纭，方书数百千部，其于先圣至理，绝无略解一字者，此天下后世，亿万苍生，一大害也！每检医方，辄为怒发！口众我寡，但积悲叹耳。（少阴四十）

郑钦安：少阴为水脏，趺阳为土脏，今少阴负趺阳者，土足以制水，水即汜溢，得土以拌之，水有所归，不至横流为灾，故为顺也。（少阴上二十七）

268. 少阴病，得之二三日，口燥咽干，急下之，宜大承气

汤。（原文320）

彭子益：水负太过，亦不宜也。

黄元御：少阴之经，循喉咙而挟舌本，燥土克水，阴液枯焦，故口燥咽干。肾水被烁，故当急下。此与阳明发热汗多章义同。

此下三章，皆少阴负跌阳之太过者。少阴固宜负跌阳，而负之太过，则肾水涸竭，亦必至死，故急下阳明，以救少阴。少阴三承气证，即是阳明急下三证，以其伤在少阴，故又列之少阴篇中，实非少阴之本病也。（少阴四十二）

郑钦安：少阴病，而用至大承气汤者，以少阴为水脏，宜乎口咽润泽，今见口燥咽干，是少阴协火而旺之的候。火盛则阴亏，恐真阴为火灼尽，而命不永，故宜急下之以存阴。但此证只凭口燥咽干而定为急下，余每常见口燥咽干而不渴，舌尚润滑，小便清长，治之不外扶阳，阳气上升，则口燥咽干自愈。若此证，断为急下，务要察其口咽干而喜饮冷，气粗而蒸手，小便短赤痛，脉健有力，方可以主急下法，否则，断乎不可。（少阴下十五）

269. 少阴病，自利清水，色纯青，心下必痛，口干燥者，急下之，宜大承气汤。（原文321）

彭子益：少阴之急下证，乃水负太过之证。

黄元御：肝主疏泄，故见自利。青为木色。厥阴之经，布胁肋而贯膈，脉循心下，经脉燥急，故痛作焉。厥阴之经，循喉咙而环唇，风动津耗，故口干燥。燥土克水，水涸则木枯，木枯则风动，肾水愈消，更当急下。此与阳明目中不了了章义同。（少阴四十三）

郑钦安：少阴下利清水，青色，似乎虚寒，不知邪火入于少阴，火动于中，水液不藏，不待转枢，随气机而下泄，兼见心痛，口干燥者，邪火伤阴之明验也。若不急为下之，火盛阴亏，便非佳兆。若此等证。务要细心，不可猛浪，总要求其真实火象，便不错误。（少阴下十六）

270. 少阴病，六七日，腹胀不大便者，急下之，宜大承气汤。（原文322）

彭子益：少阴病，燥土克伤水分之病，非少阴本病。一为燥土克伤少阴心液，二为燥土克伤肝液，三为燥土克伤脾液。上列急下三证，特别少有。下燥土也，非下少阴也。此病伤寒少有。

黄元御：脾病则陷，陷则脐以下胀，胃病则逆，逆则脐以上胀。太阴之腹胀，则湿盛而便利，阳明之腹胀，则燥盛而便结，腹胀而不大便，是阳明燥盛而烁脾阴也。燥土克水，水涸而脾精枯槁，戊己合邪，以临残阴，水愈不支，更当急下。此与阳明发汗不解，腹满痛章义同。

急下之三证，三阴俱伤，非第少阴，而悉属之少阴者，《素问·上古天真论》：肾者主水，受五脏六腑之精而藏之，肾水者，脏阴之根本也，故五脏亡阴之证，皆属之少阴。（少阴四十四）

郑钦安：腹胀不大便，亦有寒热之别，寒结于下，闭其大便运行之机，为之寒闭，法宜大辛大温，俾寒解气通，自然胀者不胀，而不便者便矣。若热闭下焦，阻其运行之机而作者，法宜急下，此不易之法。大约此证，是为热结少阴者说法也。（少阴下十七）

厥阴肝脏热病

论厥阴肝脏

271. 凡厥者，阴阳气不相顺接，便为厥。厥者，手足逆冷是也。诸四逆厥者，不可下，虚家亦然。（原文330、337）

彭子益：降极而升，升极而降，阴阳相接，便不见厥。

黄元御：平人阳降而交阴，阴升而交阳，两相顺接，乃不厥冷。阳上而不下，阴下而不上，不相顺接，则生逆冷。不顺而逆，故曰厥逆。足三阳以下行为顺，足三阴以上行为顺，顺行则接，逆行则阴阳离析，两不相接。其所以逆行而不接者，中气之不运也。足之三阳，随阳明而下降，足之三阴，随太阴而上升，中气转运，胃降脾升，则阴阳顺接，中气不运，胃逆脾陷，此阴阳不接之原也。中气之所以不转运者，阴盛而阳虚也。四肢秉气于脾胃，脾胃阳旺，行气于四肢，则四肢暖而手足温，所谓阳盛而四肢实也（《素问》语）。缘土旺于四季，故阳受气于四末（《素问》语），四末温暖，是之谓顺。水盛火负，阳虚土败，脾胃寒湿，不能温养四肢，是以厥冷。四肢，阳盛之地，而阴反居之，变温而为冷，是反顺而为逆也，因名厥逆。厥逆之家，木郁火动则发热，木火未盛而寒水方旺，则为厥。诸四逆厥者，是其阴气方盛，阳气未复之时，故不可下。凡虚损之家，阳衰阴旺，证亦同此，不可下也。（厥阴三）

郑钦安：厥证原有阳厥阴厥之别，阳厥可下，阴厥不可下，此乃一定之理。（厥阴上五）

272. 伤寒，一二日以至四五日而厥者，必发热。前热者后必厥，厥深者，热亦深，厥微者，热亦微。厥应下之，而反发汗者，必口伤烂赤。（原文335）

彭子益：阴阳往复，厥热迭现。"下"字作"清"字解。

黄元御：伤寒一二日，以至四五日而见厥者，此后必发热。既已发热，则此后必又厥。前之厥深者，后之热亦深，前之厥微者，后之热亦微。盖前之阴盛而为厥，后必相复而发热，阴阳之胜复不偏，则厥热之浅深相等也。阳胜而热则病退，阴胜而厥则病进，是热本吉兆，然不可太过。厥将终而热将作，应当下之，以救营血而息肝风，而反发汗者，亡其血液，风动火炎，必口伤烂赤。

上章诸四逆厥者，不可下之，此日厥应下之者，以其将发热也。缘今之厥深者，后之热亦必深，俟其热盛亡阴，所丧多矣。于其热未发时，应当下之，使阳与阴平，则热可不作，热去则厥亦不来，是至善之法也。不然，热来则伤肾肝之阴，厥来又伤心肺之阳，厥热之胜复不已，则正气之

损伤为重，养虎贻患，非计之得者也。（厥阴四）

郑钦安：热深厥深，是为阳亢热伏者说法，本宜破阳扶阴为主，其中有反发汗，以致口糜烂赤者。凡发药皆上升之品，邪火得升而上浮，焉得不有此口糜赤烂之患耶？（厥阴上九）

273. 伤寒，厥五日，热亦五日，设六日当复厥，不厥者自愈。厥终不过五日，以热五日，故知自愈。（原文336）

彭子益：升降匀和，则六日不厥。

黄元御：阴胜而厥者五日，阳复而热者亦五日，设至六日，则阴当又胜而复厥。阴胜则病进，复厥者，病必不愈，若不厥者，则阴不偏胜，必自愈也。盖天地之数，五日一候，则气化为之一变，是以阴胜而厥，终不过乎五日。阴胜而阳不能复，则病不愈，以阳复而热者，亦是五日，阴不偏胜，而阳不偏负，故知自愈。（厥阴五）

郑钦安：热与厥，俱属五日，乃阴阳平应之候，故断之曰必自愈。（厥阴上十）

274. 伤寒，厥四日，热反三日，复厥五日，其病为进。寒多热少，阳气退，故为进也。（原文342）

彭子益：厥多为阳退，则上章厥应下之，乃热深也。热深亦厥，阳退亦厥，寒热之分，全凭脉证。

黄元御：阴胜而厥者四日，阳复而热者反止三日，复阴胜而厥者又是五日，则其病为进，不能自愈。以寒多而热少，阳气退败，故为病进也。（厥阴六）

编者注：此条郑钦安无收录注释。此条说明人体的阴阳是相对平衡的，阴阳的偏盛偏衰则会导致疾病的发生。仲景于文中根据厥热的先后，时间的长短来推测人体阴阳的消长。在原文中，331条指明先厥后热复厥者，病进；342条指明厥多于热者，为阴盛阳不足，病进；341条指明热多于厥者，其病当愈；336条指明厥热相等者，为阴阳和协，其病当愈；学者应多比较学习方可领会仲景之意。

275. 伤寒，始发热六日，厥反九日而利。凡厥利者，当不能食，今反能食，恐为除中，食以索饼，不发热者，知胃气尚在，必愈，恐暴热来出而复去也。后三日，脉之，其热续在者，期之旦日夜半愈。所以然者，本发热六日，厥反九日，复发热三日，并前六日，亦为九日，与厥相应，故期之旦日夜半愈。后三日脉之而脉数，其热不罢者，此为热气有余，必发痈脓也。（原文332）

彭子益：六日九日设词。食后发热，胃阳外散也。阳复生热，仍以阳退生寒以明之也。

黄元御：始发热六日，厥反九日，而兼下利。凡厥而下利者，土亏阳败，当不能食，今反能食者，恐为除中。及食以索饼，而不发暴热者，知胃气尚在，非除中也，其病必愈。盖阴盛而病厥利，而一见能食，必是阳复而发热。阳复之热，续在而不去，除中之热，暴来而暴去，恐厥后暴热之来，自内出外，不久复去，便成除中。迨至后三日脉之，其热续在而不去者，期之旦日夜半必愈。所以然者，始本热六日，厥反九日，今复发热三日，并前发热之六日，亦为九日，与厥之日期相应，厥热相平，彼此不偏，故期之旦日夜半愈也。然热不可太过，三日之后，其热渐除，乃可痊愈，若后三日脉之，而脉犹见数，其热不罢者，此为热气有余，必郁蒸血肉，而发痈脓也。（厥阴十）

郑钦安：厥与利，皆在不能食之例，今反能食，近似除中，当在发热与不发热两字判之。若尚能发热，则知胃气尚存，但不可暴出也。暴是脱机，微是生机，苟无发热，则除中决矣。期之半夜愈者，就在这一点微热决之耳。至必发痈脓，胃阳有余，遏郁太甚也。又云：以索饼不发热，既不发热，胃气已去，尚得云知胃气尚存乎？不字定是微字，方与论合。（厥阴上七）

论厥阴肝脏阳复生热伤血

276. 伤寒，发热四日，厥反三日，复热四日，厥少热多，其病当愈。四日至七日热不除者，必便脓血。（原文341）

彭子益：厥少热多，阳气复旺，阴经之热，最伤血也。

黄元御：阳胜而发热四日，阴复而厥者反止三日，复阳胜而发热者又是四日，厥少而热多，其病当愈。然热不宜太胜，四日至七日，而热不除者，积热伤阴，必便脓血也。（厥阴七）

郑钦安：热多厥少，是阳有余，特患者热不除耳，热除自愈。热不除者，阳胜血亏，即有逼血下行之事，故断之曰便脓血。至寒多热少者，阴有余，阳必亏，其病为进者，即小人道长，君子道消之意也，知此可与论药论方也。（厥阴上十三）

277. 伤寒，热少厥微，指头寒，默默不欲食，烦躁数日，小便利，色白者，此热除也，欲得食，其病为愈，若厥而呕，胸胁烦满着，其后必便脓血。（原文339）

彭子益：厥与呕烦并见，热蓄于阴经之中，故便脓血。

黄元御：热少者，阳将退也。厥微指寒者，阴欲复也。默默不欲食而烦躁者，阳未全退，阴未全复也。追至数日，小便利而色白者，是阳退阴复而热除也。热除则默默不欲食者，必欲得食，其病为愈也。若厥逆而呕吐，胸胁烦满者，则热未尝除，其后必便血。盖阳外而阴内，平人阴阳相交，故外而偏热而内不偏寒。病而阴胜，则格阳于外，内寒而外热，病而阳胜，则关阴于外，内热而外寒。此之厥微指寒者，阴气内复，故渐自外退也。而阴未全复，阳气犹旺，故不食而烦躁。追至便利色白，则热除烦退，而病愈矣。若厥而不微，是阴未内复，而兼之呕吐，胸膈烦满者，是胆木刑胃，胃气冲逆，必不能食，较之默默不食而烦躁者，其病颇剧。甲木逆行，则相火升炎，内热不除。肝胆同司营血，营血欲静而风火不息，

金水失其收藏，木火行其疏泄，其后必便血也。（厥阴八）

郑钦安：热少厥微，是阳厥之最轻者也。至于默默不欲食，烦躁，至小便白色，此时内无热邪可征，故曰热除。欲得食，是胃气渐复之机，故为欲愈。倘呕而胸胁烦满，此中宫不宣，胃气滞塞，断为便血者，是因其气机之滞而决之也。（厥阴上十二）

278. 下利，脉数而渴者，今自愈。设不瘥，必圊脓血，以有热故也。（原文367）

彭子益：阴经阳复之热，最伤阴血故也。

黄元御：下利，脉数而渴者，阳已复矣，可令自愈。设利不瘥，必圊脓血，以其阳复之过，而有余热以伤阴也。（厥阴四十一）

郑钦安：下利一证，以脉象求之，脉弱而渴，里有寒也，寒邪下泄，而津液不上潮，故口渴，有微热者，是阴证而得阳也，故曰自愈。脉数而渴，里有热也，热邪下行，热伤津液，故口渴，邪脉相合，故曰自愈；设不瘥，而圊脓血，是余热未尽故也。至于下利脉数，有微热汗出，是气机鼓动，有上升之机，故不利可自愈；设脉紧，紧为寒邪，寒伏于内，故为未解。（厥阴中十七）

编者注：郑钦安将原文360、361、367条合为此条。

279. 伤寒，先厥，后发热而下利者，必自止。见厥复利。（原文331）

彭子益：由阴转阳，故利自止。由阳转阴，故复利。

黄元御：厥而下利，是阴盛也。若先厥利，而后见发热，则阳进阴退，利必自止。若再见厥逆，则阴进阳退，当复利也。（厥阴十一）

编者注：此条郑钦安未录入注释。

此条辨厥热下利的关系。伤寒病入厥阴，若属厥阴寒证，病愈之机全赖阳气来复，如果阳复不及，症现手足厥冷者，表明阳退阴进，故复见下利，这是阳气衰，阴寒复胜之象。

280. 伤寒，先厥后热，下利必自止。而反汗出，咽中痛者，其喉为痹。（原文334前段）

彭子益：汗出伤阴，咽痛热滞，故喉痹。痹者，血伤也。

黄元御：先厥后热，利必自止。然热不可过，发热利止，而反汗出，咽痛者，是热气上蒸皮毛，而冲咽喉，其喉当痹塞也。（厥阴十二）

郑钦安：厥后发热而利，发热乃阳回之征，故可决其必自止。但利止而反汗出，咽疼为喉痹，是厥阴挟风邪而上攻，若利不止，必便脓血，是热邪下攻故也。利止与不止间，上攻下攻之病，不问自明也。（厥阴上八）

281. 发热无汗，而利必自止。若不止，必便脓血。便脓血者，其喉不痹。（原文334后段）

彭子益：热伤阴部，故便脓血，热血俱去，故喉通也。

黄元御：发热无汗，是阳不外蒸，里气温暖，利必自止。若其不止，则内蒸营阴，必便脓血。便脓血者，热邪下行，其喉不痹也。（厥阴十三）

编者注：郑钦安将上两条合为一条注释。

282. 下利，寸脉浮数，尺脉自涩者，必圊脓血。（原文363）

彭子益：浮数经热，尺涩阴热。阴经属血，热故脓血。

黄元御：下利而寸脉反见浮数，是阳复而上盛也。尺中自涩者，是阴退而下虚也。阳盛必俯侵阴位，郁蒸营分，而圊脓血也。（厥阴四十二）

郑钦安：寸为阳，尺为阴，寸见浮数，阳邪之征，尺见浮涩，血虚之验。清脓血者，邪气太盛，逼血下行耳。（厥阴下一）

283. 下利，有微热而渴，脉弱者，令自愈。（原文360）

彭子益：微热而渴为阳复，脉弱乃阳复本象。

黄元御：有微热而渴，是阳复矣，脉弱则无余热，故令自愈。

盖脉数则阳复，数而大则热有余，而便脓血，数而弱则热不胜，而令自愈。前章：脉微弱数者，为欲自止，正此义也。（厥阴四十三）

编者注：郑钦安对本条解释见278条注释。

284. 厥阴病欲饮水者，少少与之，愈。（原文329）

彭子益：欲饮为阳复之热。微阳初复，难消化水也。

黄元御：阳复而欲饮水，有内热也，少少与之，滋其渴燥，必当自愈。阳气初复，未可过与，以伤胃气也。此白头翁汤之轻者。（厥阴四十五）

郑钦安：此乃厥阴挟有微热也。学者于此，当细求阴阳实据为要。（厥阴上四）

285. 下利欲饮水者，以有热也，白头翁汤主之。（原文373）

彭子益：木陷阳复，故下利有热。热清，木气自升。

黄元御：欲饮水者，阳复而有内热也。白头翁汤，白头翁清少阳之相火，黄连清少阴之君火，黄柏、秦皮，泻厥阴之湿热也。（厥阴四十四）

郑钦安：下利饮水，明是热伤津液也，故以白头翁汤清热之剂主之。（厥阴下四）

方96　白头翁汤

白头翁（二两）　黄柏（三两）　黄连（三两）　秦皮（三两）

上四味，以水七升，煮取二升，去滓。温服一升，不愈，更服一升。

【方解】**黄元御**：下利而渴，欲饮水者，以其阳回而有热也。宜白头翁汤，白头翁泻其相火，黄连泻其君火，黄柏、秦皮清其肝火也。大抵厥阴之病，渴欲饮水者，皆阳复而热生，可少少与水，滋其干燥，自能愈也。若热利下重者，则肝木郁陷，而生下热，宜白头翁汤，清其肝火也。

彭子益：厥阴阳复，木气生热，木郁于下则下利，热伤津液则口渴，木陷不胜则下重。白头翁、黄连、黄柏、秦皮，清木气之热，热清则木气上升也。

286. 热利下重者，白头翁汤主之。（原文371）

彭子益：木热下陷，而又疏泄，疏泄不通，故下重。

黄元御：阳回热过，肝气郁陷，泄利未止，而益以后重，宜白头翁汤清其郁热也。（厥阴四十六）

郑钦安：下利而曰热，法宜清热，不独白头翁汤可治，学者总宜圆通，认理为要。（厥阴下三）

287. 下利后更烦，按之心下濡者，为虚烦也，宜栀子豉汤。（原文375）

彭子益：厥阴阳复，阴阳未调，故烦。心下濡，有湿也。

黄元御：利后阳泄，不应生烦，乃更烦者，是阳复而有内热也。承气证之烦，其心下必当硬满，是为实烦，若按之心下濡者，是为虚烦。缘阳复热升，熏蒸肺津，而化涎沫，心气郁阻，是以生烦。宜栀子豉汤，以清烦热也。（厥阴四十八）

郑钦安：下利过甚，中气骤伤，阴阳不交，故见虚烦，用药宜慎，不可执一栀豉汤，为不可易，当细辨之。（厥阴下六）

288. 下利谵语者，有燥屎也，宜小承气汤。（原文374）

彭子益：此燥屎，乃阴液被阳复之热所伤而成者。凡可下之利，必水中夹硬粒，且利时有屁，舌有黄苔。

黄元御：下利谵语者，阳复热过，传于土位，胃热而有燥屎也。宜小承气下其燥屎，以泻胃热。

上章是湿热下利，其伤在脾，脾伤则气陷，故病下重，此章是燥热下利，其伤在胃，胃伤则气逆，故病谵语。厥阴阴极阳复，热过伤津，亦有小承气证，厥阴自病，则无是也。（厥阴四十七）

郑钦安：下利谵语一证，亦有虚实之不同，不得尽为有燥矢而用小承气汤，但利有新久之分，谵语有虚实之异，务在临时斟酌，于饮冷、饮热、舌润、舌干、小便清、黄，如此求之则得矣。（厥阴下五）

论厥阴肝脏阳复之吐证

289. 病人手足厥冷，脉乍紧者，邪结在胸中。心下满而烦，饥而不能食者，病在胸中，当吐之，宜瓜蒂散。（原文355）

彭子益：肢冷脉紧，痰阻清阳，风木郁冲，故饥不食。

黄元御：病人手足厥冷，而脉乍紧者，或觉邪结在胸中，心下满而烦，饥不能食者，此其病在胸中，当须吐之，宜瓜蒂散。盖胃气下行，浊阴敛降，则心胸清旷而不满结。此缘胃气上逆，浊阴不降，故心下胀满，饥不能食。胃口痞塞，肺气郁遏，淫生痰涎，阻隔窍隧，阳气不能四达，故手足厥冷。脉候乍紧，脉法所谓支饮急弦也。吐之宿物尽去，清气流通，则诸证悉瘳矣。（厥阴十六）

郑钦安：手足厥冷，乃寒结于胸，阳气不能达于四末也。胸满而不能食，中宫为寒所阻滞，运力微耳。原文主瓜蒂散以吐之，是为邪塞于上说法也。但此证乃寒邪阻滞，吐之能不更伤其中乎？以余拙见，理应大剂温中醒脾为是。（厥阴中五）

阳明胃腑寒病

论阳明胃腑阳退寒证

290. 阳明病，若能食，名中风，不能食，名中寒。（原文190）

彭子益："中"字作"病"字解，"风"字是陪词，热之意也。

黄元御：阳明之为病，胃家实也，胃实则当能食。若能食者，名为中风，是风中于表也，不能食者，名为中寒，是寒生于里也。阳明承气之证，来自中风者多。能食者，腑中阳旺，乃异日胃家燥热之根，不能食者，是阳虚而中寒，胃阳已不用事，脾阴将司其权，不得与实家之中风并论也。

下篇胃中虚冷与上篇胃家实也，虚实相对。实者，阳明之始基，虚者，太阴之初气也。（阳明五十一）

郑钦安：能食为中风，风为阳，阳能消谷也。不能食为中寒，寒为阴，阴不能消谷也。但阳明病，果是何等病情，而见此能食不能食也。（阳明上三）

291. 阳明病，若中寒不能食，手足濈然汗出，此欲作固瘕，必大便初硬后溏。所以然者，胃中冷，水谷不别故也。（原文191）

彭子益：胃中冷，不是外寒入胃冷的。此汗出无燥证。大便下白物为固瘕。

黄元御：阳明病，若中寒不能食，土湿而小便不利，手足阳泄而濈然汗出，此寒气凝结，欲作坚固之癥瘕，大便必初硬后溏。所以然者，胃中寒冷，不能蒸化水谷，水谷不别，俱入二肠，而成泄利故也。

凡水寒土湿，阴气凝结，瘕块坚硬，多病溏泄。服暖水燥土之剂，阳回泄止，寒消块化，续从大便而出，滑白黏连，状如痰涕，是即固瘕之泮解而后行者也。五十七难所谓大瘕泄者，即此。（阳明五十二）

郑钦安：中寒故不能食，不食则中宫气衰，转输失职，故小便不利。手足自汗者，脾主四肢，不能收束脾中血液也，其所以然之故，曰胃冷，其所现一切，俱胃冷所致，毋庸别议。至于固瘕者，盖溏泄久而不止之谓也。（阳明上二十二）

292. 脉浮而迟，表热里寒，下利清谷者，四逆汤主之。若胃中虚冷，不能食者，饮水则哕。（原文225）

彭子益：水之消化，较难于谷。哕者，恶心欲吐之意。

黄元御：水寒侮土，胃中虚冷，不能食者，饮水则以水济水，必发哕也。（阳明五十三）

郑钦安：外热内寒不利，法主四逆，颇为合宜。又曰胃冷，饮水必哕，胃冷已极，而又以水滋之，阴气更为上僭，乌得不哕？（阳明上二十五）

293. 阳明病，不能食，攻其热，必哕。所以然者，胃中虚冷故也。（原文194）

彭子益：胃气大败，则哕不能食。虚又被攻，故大败。

黄元御：外热内寒，误谓内热而攻之，土败胃逆，必发呕哕。（阳明五十四）

郑钦安：经云：胃热则能消谷。此云不能食，明是胃寒不能消谷也。即或有挟热情形，当于温中药内，稍加一二苦寒，则得调燮之妙。若专于攻热，而不温中，岂非雪地加霜，能不致哕乎？（阳明上二十四）

294. 病人脉数，数为热，当消谷引食。而反吐者，此以发汗令阳气微，膈气虚，脉乃数也。数为客热，不能消谷，以胃中虚冷故也。（原文122）

彭子益：火气藏于下为主，逆于上为客。火逆于上，中下皆寒，中寒不能运四维，故脉数也。

黄元御：阴阳互根，阳虚脱根，升浮于上，是以脉数。数为客热升浮，不能消化水谷，故作呕吐，缘其阳亡而胃中虚冷也。（太阳七十六）

编者注：此条郑钦安未收录注释。此条列于太阳篇，为发汗不当引起中虚胃寒的脉证。数脉为热，当消谷善饥，且脉数有力；若脉数而无力，不能消谷而反吐，为胃中虚寒。

295. 伤寒，大吐大下之，极虚，复极汗出者，以其人外气怫

郁，复与之水发其汗，因得哕。所以然者，胃中虚冷故也。（原文380）

彭子益： 怫郁者，皮肤作痒也。外气不交内气，则怫郁而为痒，中寒故也。

黄元御： 吐下亡阳，中气极虚，而卫泄失敛，复极汗出者，以其人表阳怫郁，离根外浮，误谓表邪，复与之水，以发其汗，土败胃逆，故作呕哕。（阳明五十五）

编者注：此条郑钦安未收录注释。此条列入原文厥阴篇。指出误汗伤阳，胃寒致哕的机制。伤寒大吐大下，必然伤人正气，其哕逆病机是极汗则阳气外越而中阳更虚，胃中寒冷而气逆不降，所以哕逆。

296. 阳明病，法多汗，反无汗，其身如虫行皮中状者，此久虚故也。（原文196）

彭子益： 申明上章外气怫郁之证，阳气虚越，故痒。

黄元御： 气虚不能透发，郁于皮腠，故痒如虫行也。（阳明五十七）

郑钦安： 阳明法多汗者，以其内有热也。热蒸于内则汗出。其无汗，身如虫行状者，内无大热，而气机怫郁于皮肤，由表阳太弱，不能运化而出也。（阳明上二十六）

297. 阳明病，心下硬满者，不可攻之。攻之利遂不止者，死，利止者愈。（原文205）

彭子益： 硬满为中寒，利不止则中气亡故也。

黄元御： 心下痞者，太阴之证，太阴病，腹满而吐，自利益甚，下之必胸下结硬是也。阳明之病，而见太阴心下硬满之证，阴盛即弱，故不可攻之。攻之脾阳陷败，利遂不止者死，阳回利止者，则愈也。（阳明六十三）

郑钦安： 心下硬满，有可攻者，有不可攻者，有热结者，有寒结者，总之详辨的确，可攻则攻，可攻则勿妄攻，攻之利不止者，死，以其利甚

则亡阴，阴亡而阳与之俱亡，故断其必死。若下利而能自止者，是中气犹存，阳不即亡，故知其必生。（阳明上十三）

298. 伤寒，呕多，虽有阳明证，不可攻之。（原文204）

彭子益： 胆经不降则呕。胆逆则中下皆寒，故忌攻。

黄元御： 伤寒经腑郁迫，不能容受，是以作呕。呕缘土虚胃逆，虽有阳明里证，不可攻之也。（阳明六十一）

郑钦安： "呕多"二字，有热呕寒呕之别，虽有阳明证，不可妄加指责攻，务要审慎的确为是。（阳明上十四）

299. 发汗多，若重发汗者，亡其阳，谵语，脉短者，死。脉自和者，不死。（原文211）

彭子益： 亡阳谵语，心气失根，心主脉，脉短，无生意。

黄元御： 汗多亡阳，神败而发谵语，脉短者，阳绝乃死，脉自和者，阳复则生。（阳明六十六）

郑钦安： 阳明发汗，多属有余，阳旺阴必亏，若重发汗，阴必亡，阴亡阳亦与之俱亡，谵语、脉短，阴阳两不相互之候，不死何待？若脉尚自和者，阴血未尽灭也，故断其不死。（阳明中十九）

300. 直视，谵语，喘满者，死。下利者，亦死。（原文210后段）

彭子益： 直视，谵语，喘满，肝心肺胃绝。下利，脾肾绝。

黄元御： 直视谵语，阳亡而神败也。喘满则胃逆而阳上脱，下利则脾陷而阳下脱，是以皆死。（阳明六十七）

郑钦安： 直视、谵语、喘满者，明是胃火灼尽阴精，此条专举胃火旺极者言也。更有少阴真阳衰极，真精不能上荣于目亦直视，危亡已在瞬息之间。直视而见喘满者，阴精将尽，而又下利，更竭其液，不死何待？

（阳明中十八）

301. 夫实则谵语，虚则郑声，郑声者，重语也。（原文 210 前段）

彭子益：申明上两章亡阳之谵语，乃是虚证也。此胃家阳不实也。

黄元御：阳实则为谵语，阳虚则为郑声。郑声之义，语之繁絮重复者。实者，上篇之胃家实是也，虚者，本篇之胃中虚冷是也。此申明上章"亡阳谵语"之义。（阳明六十八）

郑钦安：此条举虚实，以明阴阳现证之异。异者何？声厉、声低是也；有神、无神是也；张目、瞑目是也；安静、不宁是也。学者不可粗心，务要将谵语、郑声情形实据，熟习于胸，临证分辨，庶不误人。（阳明中十七）

论阳明胃腑阳虚又兼上热证

302. 食谷欲呕者，属阳明也，吴茱萸汤主之。得汤反剧者，属上焦也。（原文 243）

彭子益：胃冷宜温，中寒不运，上焦反热。

黄元御：土败胃逆，则作呕吐，食谷欲吐者，属阳明也。吴茱萸汤，人参、大枣培土而补中，茱萸、生姜温胃而降逆。若得汤反剧者，则由上焦之痞热，非关中焦之虚寒也。（阳明六十）

郑钦安：吴茱萸汤，乃治少阴吐利之方，非阳明之正方也。此刻食谷欲呕，乃属阳明，必是胃中邪热弥漫，隔拒上焦，故得吴萸辛燥之品而反剧，可知非虚寒也明甚。原文如此模糊，何不先判明阴阳，而曰食谷欲呕，喜饮热汤者，可与吴茱萸汤。呕而欲饮冷者，此属上焦有热，以此推去、方不负立法之意。（阳明上十五）

303. 阳明病无汗，小便不利，心中懊憹者，身必发黄。（原

文 199）

彭子益：热、湿、瘀积膈膜之上，水之化源不通，故黄。

黄元御：饮入于胃，胃阳蒸动，化而为气，气降则水化。阳气升发，则化水之气外泄而为汗，阳气收藏，则气化之水下注而为尿，汗出水利，湿热发泄，故不发黄。无汗而小便不利，湿气莫泄，郁而生热，熏蒸于上，则心中懊恼，身必发黄也。（阳明七十七）

郑钦安：邪至阳明而从热化，无汗者，邪不得外泄，小便不利者，邪不得下泄，抑郁于中而懊恼，懊恼者，心不安之谓，所以断其必发黄也。（原文上三十四）

304. 阳明病，面合赤色，不可攻之，必发热，色黄，小便不利。（原文 206）

彭子益：面赤为火越，攻之火散无归，故发黄也。

黄元御：表寒外束，郁其经热，则面见赤色，此可汗而不可攻。以面之赤色，是经热而非腑热，腑热则毛蒸汗泄，阳气发越，而无赤色。攻之则阳败湿作，而表寒未解，湿郁经络，必发热色黄，小便不利也。（阳明七十六）

郑钦安：据阳明而面赤色，又当察其可攻与不可攻，如气粗面赤，唇焦，饮冷甚者，宜攻之；若虽面赤而无热象足征，又不可攻，攻之则必发热者，是真阳因攻而浮于上，浮于上，即不能化下焦之阴，小便亦见不利。学者切勿执一阳明病，而定为热证，妄施攻下也。此条所谓不可攻，攻之则必发热，焉知非戴阳而何？（阳明上三十三）

305. 阳明病，发热汗出者，此为热越，不能发黄也。但头汗出，身无汗，剂颈而还，小便不利，渴欲饮水浆者，此为瘀热在里，身必发黄，茵陈蒿汤主之。（原文 236）

彭子益：但头汗出，热也，小便不利，湿也，故病黄。

黄元御：汗出而湿热发泄，则不发黄。但头汗而身无汗，湿热莫泄，而小便又复不利，故身必发黄。茵陈蒿汤，茵陈利水而泻湿，栀子、大黄，除烦而荡热也。（原文七十九）

郑钦安：条中所言热外越者，不发黄，是因汗出，知其表气通，而热得外泄故也。若头汗出，身无汗，小便不利，渴欲饮水者，此是热伏于内，抑郁太甚，而邪无由路出，故成阳黄之候，茵陈蒿汤主之，实为的证之方，妥切之甚者也。（阳明上三十二）

306. 阳明病，下之，其外有热，手足温，不结胸。心中懊恼，饥不能食，但头汗出者，栀子豉汤主之。（原文228）

彭子益：肢温，头汗，热在上也。膈上热瘀，故懊恼也。

黄元御：下伤中气，阳浮于表，故外有热而手足温。胃中空虚，客气动膈，故成结胸。义在结胸，今不成结胸，只觉心中懊恼，饥不能饮食者，膈下之阴与膈上之阳逼迫郁蒸，而生瘀浊故也。膈热熏腾，故头上汗出。此宜栀子豉汤，吐瘀浊而清烦热也。

此申明六十五章若下之，胃中空虚，客气动膈，心中懊恼，舌上苔者，栀子豉汤主之一段之义。（阳明六十九）

郑钦安：既云下之，其邪热必由下而解，自然脉静身凉，方可全瘳。兹称其外有热，手足尚温，必然肌肉之间，而邪未尽解，虽未结胸，是邪热未伏于膈间耳。其人心中懊恼，是里气虽因下而稍舒，但表分之邪气怫郁未畅，畅则旷怡，不畅则心烦不安，此懊恼之所由来也。饥不欲食者，是脾气已虚，而胃气不运。兼之头汗出者，阳气发泄于上，有从上解之机也。但栀豉汤，虽曰交通水火，似觉未恰。余意当于脉息处探其盛衰，热之微盛，审其真假，心之懊恼，究其虚实，汗之解病与不解病，详其底蕴，又于口之饮热饮冷，二便之利与不利处搜求，自然得其要也。此以栀豉汤，是为有热者言之，而非为虚寒者言之也。学者不可专凭原文一二语，以论药论方，则得一贯之旨矣。（阳明上二十九）

307. 阳明病，被火，额上微汗出，小便不利者，必发黄。（原文200）

彭子益： 火熏则生热，热瘀湿中，故黄。额上汗，热也。

黄元御： 阳明病，无汗，是阳虚而土湿者。以火熏发汗，但额上微汗出，而身上无汗，小便不利者，湿无泄路，郁而生热，必发黄也。（阳明七十八）

郑钦安： 阳明本属燥地，又得阳邪，又复被火，火势内攻，小便不通，热邪无从下泄，遏热太甚，是以决其必发黄也。（阳明上三十五）

308. 阳明病，脉迟，食难用饱，饱则微烦，头眩，必小便难，此欲作谷瘅，虽下之，腹满如故。所以然者，脉迟故也。（原文195）

彭子益： 此脉迟为胃虚，胃虚遭下，所以不愈。

黄元御： 阴盛则脉迟。阳虚胃逆，饮食不甘，故难以至饱。饱则脾不能化，中焦郁满，浊气不降，故心烦头眩。土湿木郁，必小便艰难。此欲作谷疸，缘谷气陈宿，是以郁而发黄也。虽下之，而腹满不减，以其阴盛而脉迟故也。（阳明八十）

郑钦安： 此论而推其所以然之故，曰脉迟。迟则为寒，寒甚即不消谷，理之常也。本非热结可下之证，即下之，而胀仍如故，是下之更失宜，欲作谷瘅，亦阴黄之属也。小便难者，亦中宫转输失职之所致，学者当于迟字处理会可也。（阳明上二十一）

309. 伤寒，哕而腹满，视其前后，知何部不利，利之则愈。（原文381）

彭子益： 腹满而哕，湿热虚证，二便清通，湿热出路。

黄元御： 哕而腹满，阳明之浊气不降，太阴之清气不升也，前后二阴，必有不利之部。前部不利，利其水道，后部不利，利其谷道，腹满之

病，不过气水停郁二者而已。（阳明五十六）

编者注：此条郑钦安未录入注释。此条列原文厥阴篇最后一条，指出哕逆实证的治疗原则，可根据大小便不利的具体症状，选用五苓散、猪苓汤来利小便，承气汤通大便，若大小便都不通，应先通大便，大便通，小便可自通。

论阳明胃腑虚而又兼少阳经之病

310. 阳明病，发潮热，大便溏，小便自可，胸胁满不去者，小柴胡汤主之。（原文229）

彭子益：少阳胆经，由耳下胸，循胁。便溏，尿利，非脾湿，乃胆热。潮热，胆胃热也。

黄元御：阳明胃腑，为少阳经邪所郁，阳气遏逼，故发潮热。糟粕莫容，故便滑溏。胃逆胆壅，经气不降，故胸胁满结。宜小柴胡汤，半补阳明之里气，半泻少阳之表邪也。（阳明八十二）

郑钦安：大便溏，胃虚而不实也；小便自可，内无热也；胸胁满者，浊阴闭塞也；发潮热者，阳气浮也。此际正当温中，又非柴胡汤所宜也。此条意着重在两胁上，究其端倪，故以小柴胡汤主之。（阳明下一）

311. 阳明病，胁下硬满，不大便而呕，舌上白苔者，可与小柴胡汤。上焦得通，津液得下，胃气因和，身濈然而汗出解也。（原文230）

彭子益：上焦津液不通，故舌上苔白。胃和则汗出。

黄元御：阳明为少阳所遏，下脘之气陷，则病溏泄，上脘之气逆，则病呕吐。胃逆而津液不降，心部瘀浊，故舌起白苔，由肺壅塞，而上焦不通也。柴、芩泻少阳经邪，松其郁迫，故上焦通而津液下，胃气和而汗出解也。（阳明八十三）

郑钦安：此证，乃阳明而兼少阳也。夫两胁者，少阳之地界也。今两胁硬满，是少阳气机不舒之候，不大便者，胃实之征，舌上白苔色者，寒也，呕时而作，少阳喜呕也。余意此证，可小柴胡内重加大黄，俾土木之气舒则内畅，而津液通，胃气自和，只用小柴胡汤而不用大黄，似不恰切。（阳明下二）

少阳胆经坏病

论少阳经坏病之提纲

312. 本来太阳病不解，转入少阳者，胁下硬满，干呕，不能食，往来寒热，尚未吐下，脉沉紧者，与小柴胡汤。若已吐下，发汗，温针谵语，柴胡证罢，此为坏病。知犯何逆，以法治之。（原文266、267）

彭子益：转入少阳，实少阳自病。少阳经结，故脉沉紧。

黄元御：本太阳表证不解，传入少阳者，胁下硬满，干呕，不能食，往来寒热，此皆柴胡本证。少阳之脉，弦细沉紧，若尚未吐下，而脉候沉紧者，又有柴胡本脉，与小柴胡汤，病自解矣。若已经吐、下、发汗、温针，谵语不明，柴胡证罢，非入阳明之腑，即入三阴之脏，此为少阳坏病。柴胡，少阳之方，不中与也，审犯何逆，以法治之。（少阳二十三）

郑钦安：太阳之邪不解，应当传入阳明，何得越位而转入少阳也？然太阳寒水之气，亦许结于胁下硬满，如此而言。亦可谓转属少阳也。迨至干呕不欲食，往来寒热，少阳之本证具也，未经吐、下，可与小柴胡汤以和解之，若已经汗、吐、下，温针而见谵语，未见柴胡证，似从谵语法治之，亦不得尽目之为坏病也。学者又当于临证时，细细求之可也。（伤寒坏病二）

论少阳胆经坏入太阴脾脏

313. 伤寒五六日，已发汗而复下之，胸胁满，微结，小便不

利，渴而不呕，但头汗出，往来寒热，心烦者，此为未解也。柴胡桂枝干姜汤主之。（原文147）

彭子益：满，结，渴，汗，寒热，心烦，少阳证。小便不利，太阴证。

黄元御：伤寒五六日，已发汗而复下之，伤其中气，胆胃俱逆，胸胁满结。脾湿肝遏，小便不利。胆火刑肺，是以渴生。胃逆未甚，不至作呕。相火逆升，故头上汗出。营卫交争，故往来寒热。君相升泄，是以心烦。此为少阳之经而传太阴之脏，表里俱未解也。柴胡桂枝干姜汤，柴胡、黄芩，疏甲木而清相火，桂枝、栝楼，达乙木而清燥金，姜、甘，温中而培土，牡蛎除满而消结也。（少阳三十二）

郑钦安：按少阳证，法当和解，汗、下皆在所禁之例，今既汗、下之，而胸胁满微结者，是下之伤中，浊阴得以上僭也。汗之而太阳伤，以致气化失运，小便所以不利也。又见寒热往来，少阳证仍在，主小柴胡汤加桂枝、干姜，三阳并治，实为妥切。（少阳十一）

方97 柴胡桂枝干姜汤

柴胡（半斤）　桂枝（三两，去皮）　干姜（二两）　栝楼根（四两）　黄芩（三两）　牡蛎（二两，熬）　甘草（二两，炙）

右七味，以水一斗二升，煮取六升，去滓，再煎取三升。温服一升，日三服。初服微烦，复服汗出，便愈。

【方解】黄元御：伤寒六七日，已经发汗，而复下之，土败胃逆，胆木壅遏，以致胸胁满结，小便不利，烦渴不呕，往来寒热，但头上汗出，此上热中寒，外显少阳阳明之郁冲，内隐太阴厥阴之滞陷。宜柴胡桂枝干姜汤，柴胡、黄芩，清相火而降烦热，牡蛎、栝楼，消满结而解烦渴，姜、甘，温中而培土，桂枝疏木而达郁也。

若得病六七日，脉迟而浮弱，外恶风寒，手足温暖，是太阳中风，欲传太阴之藏也。医反二三下之，败其胃气，不能饮食，而少阳不降，胁下满痛，筋脉不荣，头项强直，土湿木遏，小便不利，面目身体悉发黄色。此阴盛阳虚，胆胃郁冲，肝脾滞陷，一与柴胡汤，寒泻肝脾，清气愈陷，后必下重。

凡渴而饮水即呕者，便是太阴湿旺，柴胡汤不中与也。饮水渴者，食谷必哕，以其胃气之败也。

彭子益：少阳经病，汗下并施。胆经伤则寒热往来，胸胁满结，脾土伤，则湿生尿短，中气伤则相火不降，烦渴头汗。柴芩解少阳，除寒热，舒胸胁，牡蛎消满结，瓜蒌合黄芩以降相火。四维皆病，中气虚寒，干姜炙草以温补中气，桂枝泄小便以去土湿也。

314. 伤寒八九日，下之，胸满，烦惊，小便不利，谵语，一身尽重，不可转侧者，柴胡加龙骨牡蛎汤主之。（原文107）

彭子益：相火拔根，则烦惊谵语。土湿则身尽重。

黄元御：下伤中气，胃逆而为胸满。胆木拔根，而为烦惊。心神扰乱，而为谵语。乙木郁遏，疏泄不行，则小便不利。己土湿动，机关壅滞，则一身尽重，不可转侧。柴胡加龙骨牡蛎汤，大枣、参、芩，补土而泻湿，大黄、柴胡、桂枝，泻火而疏木，生姜、半夏，下冲而降浊，龙骨、牡蛎、铅丹，敛魂而镇逆也。（少阳二十八）

郑钦安：此条果系下证，下则病去无遗，何至有胸满烦惊，小便不利，谵语，一身尽重不能转侧者？明是下伤胸中之阳，以致浊阴上泛，而为胸满烦惊者，心肾之阳为下所伤也。小便不利者，下焦之阳衰，不能化下焦之阴也。谵语者，浊阴上闭神明昏乱也。一身尽重不能转侧者，少阴之阴寒甚，而无阳以化也。法非四逆、白通不能了。若原文之方，决不妥当。（太阳中四十二）

方98　柴胡加龙骨牡蛎汤

柴胡（四两）　龙骨　黄芩　生姜（切）　铅丹　人参　桂枝（去皮）　茯苓（各一两半）　半夏（二合半，洗）　大黄（二两）　牡蛎（一两半，熬）大枣（六枚，擘）

上十二味，以水八升，煮取四升，内大黄，切如棋子，更煮一两沸，去滓，温服一升。本云柴胡汤，今加龙骨等。

【方解】黄元御：若伤寒八九日，医误下之，以致胸满心烦，惊悸谵语，小便不利，一身尽重，不可转侧者，是下伤中气，湿动胃逆，胆木拔根，神魂不谧，相火升炎，郁生上热也，而经邪未解，表里皆病。宜柴胡加龙骨牡蛎汤，茯苓去湿，大黄泻热，人参、大枣补中，半夏、铅丹降逆，龙骨、牡蛎，敛其神魂，姜、桂、柴胡，行其经络也。

彭子益：少阳被下，胆经逆则胸满烦惊谵语，脾土伤则湿生尿短，身尽重。柴胡半夏人参姜枣，疏降胆经，茯苓桂枝，疏利土湿，铅丹龙牡，镇敛胆经，大黄泄胸下停积之相火化生之热，与土气中瘀住之热也。

315. 得病六七日，脉迟浮弱，恶风寒，手足温，医二三下之，不能食，而胁下满痛，面目及身黄，项强，小便难者，与柴胡汤必下重。本渴饮水而呕者，柴胡汤不中与也。食谷者哕。（原文98）

彭子益：身黄，项强，尿难，太阴湿也，服寒药则下重。

黄元御：得病六七日，脉迟浮弱，而恶风寒，是太阳中风脉证。手足温，是少阳证，而亦阳明、太阴中气之未败也。医乃二三下之，伤其中气，胆胃俱逆，故不能食而胁下满痛。浊气冲塞，颈项亦强。脾湿肝遏，遍身发黄而小便难者，与柴胡汤，黄芩寒中，肝脾郁陷，后必下重。本来作渴，而饮水则呕者，此土湿中寒，柴胡不中与也。不能容水，亦当不能纳食，饮水既呕，食谷亦哕也。（少阳三十三）

编者注：此条郑钦安未收录解释。本条为阳虚外感误用攻下后的变证。脾胃素虚之人，感受外邪，因多次误用攻下之法而导致中阳损伤，表邪未解。若医者再用小柴胡汤，必然导致胃气衰败而出现食谷则哕的变证。

论少阳胆经坏入阳明胃腑

316. 伤寒，脉弦细，头痛发热者，属少阳。少阳不可发汗，发汗则谵语，此属胃，胃和则愈，不和则烦而悸。（原文265）

彭子益：弦细谵语，津液耗伤，津伤火浮，故烦悸也。

黄元御：少阳为三阳之始，阳气未盛，故脉弦细。少阳经脉，自头走足，病则经气逆升，壅于头上，故善头痛。少阳从相火化气，病则相火郁蒸，故善发热。相火熏烁，津液既损，故不可发汗。汗之津亡土燥，则作谵语，此属胃病。盖君相下根，全由胃土之降，汗亡津液，土燥胃逆，二火飞腾，神明扰乱，故作谵语。胃津续复，行其清降之令，二火渐下，不至为病。若胃燥而不和，二火拨根，则心家烦生，而风木郁神，必作悸动也。法详下章。（少阳二十四）

郑钦安：少阳证，本宜和解，原不在发汗之例，强发其汗，血液被夺，则胃必燥，胃燥而谵语生，此条可谓少阳转阳明，立论方可。（少阳三）

317. 伤寒二三日，心中悸而烦者，小建中汤主之。（原文102）

彭子益：木土液伤，相火不降，则烦悸。三日少阳期，详传经篇。

黄元御：少阳甲木，化气于相火，随戊土下行，而交癸水，与少阴君火，并根坎府，是以神宇清宁，不生烦乱。汗泄中脘，津亡土燥，胃逆不能降蛰相火，相火升炎，消烁心液，故生烦扰。胆胃两经，痞塞心胁，阻碍厥阴升达之路，风木郁冲，振摇不已，是以动悸。风火交侵，伤耗胃脘津液，小建中汤，胶饴、甘、枣，补脾精而生胃液，姜、桂、芍药，疏甲木而清相火也。（少阳二十五）

郑钦安：太阳司寒水之令，今二三日未见别经病情，只见心悸而烦，必是太阳失气化之令，以致水停心下，为悸而烦，今主建中汤以化太阳之气，气化而行，则升降不乖，而心悸与烦，则立化为乌有。但呕家不可用建中，以甘能上涌也，须知。（太阳中四）

318. 伤寒脉结代，心动悸者，炙甘草汤主之。（原文177）

彭子益：土木津液亏极，则动悸结代，医药之误也。

黄元御：少阳经脉，自头走足，循胃口而下两胁，病则经气上逆，冲逼戊土，胃气郁满，横隔胆经隧道，是以心胁痞硬。经络壅塞，营血不得畅流，相火升炎，渐而营血消亡，经络梗涩，是以经脉结代。血亡木燥，风木郁冲，而升路阻隔，来能顺达，是以悸动。相火上燔，辛金受刑，甲木上郁，戊土被克，土金俱败，则病传阳明，而中气伤矣。炙甘草汤，参、甘、大枣，益胃气而补脾精，胶、地、麻仁，滋经脉而泽枯槁，姜、桂，行营血之瘀塞，麦冬清肺金之燥热也。（少阳二十六）

郑钦安：据脉而论，结促之止，止无常数，代脉之止，止有常数。结促之脉，病尚可治者多，而代脉之见者，十难九痊，仲景以复脉汤主之，亦是尽治病之道而已。

编者注：郑钦安将原文177、178条合为太阳中四十三解释。

方99 炙甘草汤

甘草（四两，炙）　生姜（三两，切）　人参（二两）　生地黄（一斤）桂枝（三两，去皮）　阿胶（二两）　麦门冬（半升，去心）　麻仁（半升）大枣（三十枚，擘）

上九味，以清酒七升，水八升，先煮八味，取三升，去滓，内胶烊消尽。温服一升，日三服。一名复脉汤。

【方解】**黄元御**：伤寒脉候弦细，头痛发热者，是属少阳。少阳以甲木而化相火，不可发汗，汗亡心液，火炎神乱，则生谵语，便是里入胃腑。胃和则愈，胃腑燥热不和，则君相升浮，摇荡不安，烦而且悸也。以相火下蛰，则神魂宁谧，而相火顺降，全凭胃土，胃土右转，阳气清凉而化金水，收藏得政，是以阳秘而不泄。胃土不和，燥热升逆，甲木莫降，拔根而上炎，神魂失归，故烦乱而悸动也。凡伤寒二三日，其心中悸动而烦扰者，是阳明土燥，相火失归，拔根上炎，欲传胃腑。宜小建中汤，滋燥土而清相火也。若伤寒脉结代，心动悸者，是相火升炎，血枯木燥，经络梗涩也。宜炙甘草汤，参、甘、大枣，补中培土，胶、地、麻仁，滋经润燥，姜、桂，行其瘀涩，麦冬清其燥热也。

彭子益：少阳经病，误汗伤其津液，脉行阻滞，继续不匀而现结代，心动作悸，结代动悸，津液既伤，中气尤虚。草枣人参大补中气，地胶麦麻润肺养肝以滋津液，桂枝生姜助肝肺之阳，以行地胶等润药之力也。

319. 太阳病，过经十余日，反二三下之，后四五日，柴胡证仍在者，先与小柴胡汤。呕不止，心下急，郁郁微烦者，为未解也，大柴胡汤下之则愈。（原文103）

彭子益：急、郁、烦三证，须右脉实大，或沉紧、沉滑，方可下。

黄元御：下后柴胡证仍在，若但有少阳经证而无阳明腑证，先与小柴胡汤，应当解矣。若呕不止，心下急，郁郁微烦者，是经迫而腑郁，为未解也，与大柴胡汤下之，经腑双解则愈矣。（少阳三十）

郑钦安：太阳过经不解，延至十余日，反二三下之，此际邪仍在太阳，方可云过经不解。若是柴胡证，十余日后，邪仍在少阳，方可言过经不解。此说一呕不止，心下急，郁郁微烦病情，乃系太阴中宫不宣，阴邪上逆之象，若只据一呕，而即云柴胡证仍在，殊属不当。总要寒热往来，口苦、耳聋、喜呕全在，用小柴胡汤，乃为恰切，不得草草了事。（过经不解一）

320. 伤寒十三日不解，胸胁满而呕，日晡所发潮热，已而微利。此本柴胡证，下之而不利，今反利者，知医以丸药下之，非其治也。潮热者，实也，先以小柴胡汤以解外，复以柴胡加芒硝汤主之。（原文104）

彭子益：下药不兼解少阳，故利而少阳病证仍在。下之而不利的"而"字，易"当"字读便明显。

黄元御：十三日不解，已过再经之期。胸胁满而呕，是少阳经证。日晡时发潮热，是阳明腑证，腑病则大便续硬，乃已而微利，定服丸药矣。少阳而兼阳明，此本大柴胡证，下之当腑热清而不利，今反利者，知医以丸药下之，缓不及事，而又遗其经证。表里俱未罢，经邪束迫，腑热日增，故虽利不愈，此非其治也。潮热者，胃家之实也，是固宜下，而胸胁之满，尚有少阳证，先宜小柴胡汤以解其外，后宜柴胡加芒硝汤主之，解外而并清其里也。但加芒硝而不用大黄者，以丸药下后，宿物去而腑热未

清也。（少阳三十一）

郑钦安：胸胁，乃肝胆地界，今见病而呕，邪气怫郁也。日晡发热而微利，本有热也，此乃柴胡的候，下之本非其治。学者总宜相机施治为是。至原文所主之方，亦不可固执。（过经不解三）

方100　柴胡加芒硝汤

柴胡二两十六铢　黄芩一两　人参一两　甘草一两（炙）　生姜一两（切）半夏二十铢（本云五枚，洗）　大枣四枚（擘）　芒硝二两

上八味，以水四升，煮取二升，去滓，内芒硝，更煮微沸，分温再服。不解，更作。

臣亿等仅按：《金匮玉函》方中无芒硝。别一方云，以水七升，下芒硝二合，大黄四两，桑螵蛸五枚，煮取一升半，服五合，微下即愈。本云，柴胡再服，以解其外，余二升加芒硝、大黄、桑螵蛸也。

【方解】黄元御：如伤寒十三日不解，期过再经，胸胁满胀作呕，日晡潮热，服下药不解，已而微利，此本大柴胡证，下之不利，今反利者，知医以丸药下之，遗其表证。表邪不解，内热复郁，故虽利而不愈，此非其治也。其潮热者，胃肠之实，宜清其里，但胸胁胀满，上下呕泄，是外有经证，先宜小柴胡以解外，复以柴胡加芒硝汤，清其里热也。

彭子益：于小柴胡汤内加芒硝，少阳经病多日，胸胁满而呕，潮热微利。潮热为胃家实热，当先用小柴胡以解少阳经病，复以柴胡汤加芒硝，以滑泻胃家实热也。

321. 凡柴胡汤病证而下之，若柴胡证不罢者，复与柴胡汤，必蒸蒸而振，却发热汗出而解。（原文101后段）

彭子益：下后经气内陷，再升之则经和，振寒而解。

黄元御：柴胡证，本不宜下，而误下之，柴胡证罢，此为坏病。若其证不罢，复与柴胡汤，必蒸蒸而振栗，却发热汗出而解。阳气欲发，为阴邪所束，郁勃鼓动，故振栗战摇。顷之透发肌表，则汗而解矣。（少阳二十九）

郑钦安：柴胡证既误下，而少阳证仍在，是邪不从下而解。复以柴胡汤，枢机转，而蒸蒸发热汗出，是邪仍由汗而解也。总之，凡病邪有吐、下后而变逆者；有吐、下而本病尚在，无他苦者，用药不可不知。（少阳十三）

论少阳胆经坏病结胸痞证

322. 伤寒十余日，热结在里。复往来寒热者，与大柴胡汤。但结胸无大热者，此为水结在胸胁也，但头微汗出者，大陷胸汤主之。（原文136）

彭子益：无大热，无表热也。汗出，内热也。水结，可攻水。

黄元御：伤寒十余日，热结在阳明之里，复往来寒热，火郁于少阳之表者，与大柴胡汤，双解表里之邪。若但是结胸，而里无大热者，此为阴阳逼蒸，而生水饮，结在胸胁之间也。但头上微汗出者，缘于膈热熏蒸，宜大陷胸汤，泻其胸胁之结水也。

太阳、阳明结胸，必兼少阳之邪，缘胆胃两经郁迫不降。而胸胁硬满，是为结胸之根，下之太早，里阴上逆，表阳内陷，则成结胸。而少阳脉循胁肋，故有胁下硬满之证也。（少阳三十七）

郑钦安：据所称热结在里，是见小便短赤乎？是见大便闭塞乎？是见舌苔干黄、大渴饮冷乎？务要有一定实据，原文笼统言之，学者当于病情处探求，果见大便不利，复往来寒热者，大柴胡汤可用。又云：结胸而无大热者，此为水结在胸胁，但头微汗，原文以大陷胸主之，既以无大热，而为水结胸胁明是中宫不宣，水逆不行；法宜温中、健脾、行水为是，若大陷胸汤，断乎不可。（太阳中四十）

323. 伤寒五六日，呕而发热者，柴胡汤证具，而以他药下之，柴胡证仍在复与柴胡汤。此虽已下之，不为逆，必蒸蒸而振，却发热汗出而解。若心下满而硬痛者，此为结胸也，大陷胸汤主之；但

满而不痛者，此为柴胡汤不中与也，宜半夏泻心汤。（原文149）

彭子益：痞证，中寒上热，中虚湿郁。

黄元御：呕而发热，柴胡证具，不解经邪，而以他药下之，柴胡证仍在，是表阳未陷，邪犹在经，宜复与柴胡汤，以解经邪。此虽已下之，不至为逆，必蒸蒸而振栗，却发热汗出而解。若下后经证已罢，心下满而硬痛者，此表阳内陷，热入而为结胸也，宜大陷胸汤。但满而不痛者，此里阴上逆，而为痞也，柴胡汤不中与也，宜半夏泻心汤，参、甘、姜、枣，温补中脘之虚寒，黄芩、黄连，清泻上焦之郁热，半夏降浊阴而消痞满也。方以半夏名，因原有呕证，下后气愈逆而呕愈增也。（少阳三十八）

郑钦安：柴胡汤证具，而以他药下之，柴胡证仍在者，是下之而邪未深入，尚在少阳，故不为逆，若下之而转变别证，少阳证全无者，则是下之过，咎无可辞。若心下满而硬，虽名结胸，究竟务要察其虚实，果系有邪热结于心下者，可与大陷胸汤。若系下之失宜，而阴寒水湿上逆而作者，犹宜温中降逆，化气行水方是。所云满而不痛则为痞，原非柴胡汤所宜。原文以半夏泻心汤，确乎有理，至于方中芩连，似觉不当，学者察之。（太阳中三十一）

方101　半夏泻心汤

半夏半升（洗）　黄芩　干姜　人参　甘草（炙）各三两　黄连一两　大枣十二枚（擘）

上七味，以水一斗，煮取六升，去滓，再煎取三升，温服一升，日三服。

【方解】黄元御：伤寒五六日，呕而发热者，柴胡汤证具备，而误以他药下之，若柴胡证仍在者，复与柴胡汤，必蒸蒸振栗，发热汗出而解，此虽是误下，未为逆也。若心下硬满疼痛者，此为下早而成结胸也，宜服大陷胸汤。若但硬满而不痛者，此为误下而成痞也，宜半夏泻心汤，半夏降逆，芩、连清上，姜、枣、参、甘，温补中气也。

彭子益：少阳病中，如胸满而痛，此为大陷胸汤之结胸证。若胸满而不痛，此为痞证。不可用小柴胡汤，宜用半夏泻心汤以治痞。痞者中气虚寒，热逆不降。干姜炙草人参温补中气之虚寒，连芩清热，半夏降逆。中气旋转，逆热不降，则痞消也。

论荣卫与少阳经并病结胸

324. 太阳少阳并病，而反下之，成结胸，心下硬，下利不止，水浆不入，其人心烦。（原文 150）

彭子益：下利不止，水浆不入，心下硬而兼心烦，便非太阴寒利。

黄元御：太少并病，不解经邪，而反下之，因成结胸，心下硬者。下而下利不止，上而水浆不入，清陷浊逆，相火郁升，其人必心烦也。（少阳三十六）

郑钦安：此条大约当解表而不解表，误下之，则邪正相搏，结下心下而成痞硬，以致上之水浆不入，下之利不止，其人心烦，实危亡之首，可不谨欤？（伤寒并病四）

325. 太阳与少阳并病，头项强痛，或眩冒，时如结胸，心下痞硬者，当刺大椎第一间、肺俞、肝俞，慎不可发汗，发汗则谵语。五六日，谵语不止，当刺期门。（原文 142）

彭子益：肺俞泄卫，肝俞泄荣，期门泄肝，肝泄胆和。

黄元御：太阳传少阳，两经并病，太阳则头项强痛，少阳则或觉眩冒，时如结胸，心下痞硬者，此已是结胸初证，当刺大椎第一间之肺俞、肝俞。刺肺俞以泻太阳之郁，刺肝俞以泻少阳之郁，缘肺与太阳，同主卫气而司皮毛，肝与少阳，同藏营血而司筋膜也。慎不可发汗以伤少阳津血，发汗则土燥而为谵语，木枯而为脉弦，盖其胸膈痞硬，已是胆胃俱逆，再发其汗，火烈土焦，遂入阳明，而为谵语。胆胃愈逆，则时如结胸者，当不止如是而已。若五六日，谵语不止，则胆胃之津益耗，当刺厥阴之期门，以泻少阳而救阳明也。（少阳三十四）

郑钦安：太少合病，如何只有太阳经证，而无少阳经证，似不可以言并病。若谓眩冒本属少阳，加结胸，心下硬，仍属太阳，何也？太阳之气，由下而上至胸腹，今结胸心下痞，多系寒水上逆而成，理应按法施治，又何必以针刺，而伤无病之经哉？（伤寒并病三）

326. 太阳少阳并病，心下硬，颈项强而眩者，当刺大椎、肺俞、肝俞，慎下之。（原文171）

彭子益：上章忌汗，本章忌下，故用刺法，津液不伤，又能愈病。

黄元御：颈项强，太阳之证，而少阳自头下耳，循颈而入缺盆，亦当有之，心下硬，目眩，则纯是少阳证。大椎，脊骨第一大节，正当项后，肺俞，在第三椎两旁，肝俞，在第九椎两旁，皆是太阳之经穴。《灵枢·背输》篇名作腧，经气之所输泄也，义与输同。汗之脏阴外亡，则为谵语，上章是也，下之表阳内陷，则成结胸，下章是也。（少阳三十五）

编者注：此条郑钦安未收录解释。本条为太阳少阳并病的证治及禁例，可与原文142条太阳少阳并病"慎不可发汗"对照学习。

传经篇

传经读法

"经"字应当作两解，一作"表"字解，一作"里"字解。表则统属荣卫，里则各分脏腑。"传"字应作两解，一作"入"字解，一作"传"字解。由荣卫入脏腑曰入，既入此脏此腑，则不再入彼脏彼腑之谓。由荣卫传荣卫曰传，一日太阳，二日阳明，三日少阳，四日太阴，五日少阴，六日厥阴。不论何日应传何经，只要不见何经本脏本腑之病，仍是恶寒发热身痛，仍是荣卫之事之谓。荣卫者，六经公共之表气也。脏腑者，六经各个之里气也。公共的为传，各个的为入。名虽曰入，其实乃各个自病也。人身脏腑以外，皆为荣卫，皮毛属太阳，皮下白肉属阳明，白肉下之膜属少阳，膜下红肉属太阴，骨属少阴，筋属厥阴。故一日太阳，二日阳明，云云也。

本篇涉及《伤寒论》原条文9条。

传经各章

论传经

327. 凡病，若发汗，若吐，若下，若亡血，若亡津液，阴阳自和者，必自愈。（原文58）

彭子益： 阴阳气郁，必生阻滞。阻滞既去，阴阳自和，和则病愈。阴阳不和，阳盛阴退则病入腑，阴盛阳退则病入脏。入脏入腑，乃脏腑自病。

黄元御： 发汗、吐、下、亡血、亡津，不无损伤，而邪退正复，阴阳

调和，不至偏胜，必自愈也。病，非阴胜，则阳胜，和而不偏，所以自愈。（太阳四十八）

郑钦安： 据所言汗、吐、下，以致亡血，亡津液，只要其人无甚大苦，可以勿药，俟正气来复，必自愈。明明教人不可妄用药，误用药，恐生他变也。（太阳上四十二）

编者注：郑钦安将原文58、59条合为一条解释之。

328. 伤寒一日，太阳受之，脉若静者，为不传。颇欲吐，若躁烦，脉数急者，为传也。（原文4）

彭子益： 不传者，不入脏腑。为传者，或入脏或入腑。

黄元御： 浮紧之脉，断不能静，设脉若安静者，为不内传。若经邪郁迫阳明、少阳之经，胃气上逆，颇欲作吐，与夫烦躁不宁，脉候急数者，是其表邪束迫之重，与经气郁遏之极，此为必将内传也。

太阳经病，里气和平，阳不偏盛，则不内传于腑，阴不偏盛，则不内传于脏。伤寒一日，太阳受之，脉若安静者，为不传，谓不传于脏腑，非谓不传于六经也。程氏以为温病传经，伤寒不传经。果不传经，是伤寒一日，病在太阳，若脉候安静，则一日而汗解也，既是伤寒，安有一日即解之理！若不经汗解，六经部次相连，安有太阳既病，但在此经，绝不揳经而内传者乎！其谓数日仍在太阳，数日方过阳明，支离不通矣，又言或从太阳而阳明，或从太阳而少阳。阳明在太阳、少阳之间，既过阳明而传少阳，阳明何以不病？若不过阳明，何由而及少阳？后世庸妄，归有直中阴经之说，未知三阳在表，何由超越三阳而内及阴经也。此皆下愚之胡谈，不足深辨也。（太阳五十二）

郑钦安： 伤寒本旨，以一日太阳，二日阳明，三日少阳，四日太阴，五日少阴，六日厥阴，此就六经流行之气机而言也。至于邪入太阳，虽七八日，十余日，只要脉静而不动，别无他经证形足征，便不传经。若脉见动，心烦欲吐，此为传也。学者临证，务要有别经证形可验，脉象之动静足征，则得传与不传之实也。（太阳中三）

编者注：郑钦安将原文4、5条合为一条解释之。

329. 伤寒三日，三阳为尽，三阴当受邪，其人反能食而不呕，此为三阴不受邪也。（原文270）

彭子益：荣卫中有六经，一曰太阳，二曰阳明，三曰少阳，四曰太阴，五曰少阴，六曰厥阴。三日之后，应属三阴之经，不受邪，不传也。

黄元御：伤寒一日一经，六日六经俱遍，则正复邪退，汗出而解，其不应期而解者，阳盛而入阳明之腑，阴盛而入三阴之脏者也。少阳居阳明太阴之介，阳盛则入于腑，阴盛则入于脏。于伤寒三日，病在少阳之时，候之少阳脉小，不传阳明之腑，是阳不偏盛。使阴气偏盛，当入三阴之脏，是时三阳既尽，三阴当受邪矣。若其人反能食不呕，此为三阴之脏，不受外邪，再俟三日，但传三阴之经，自能应当汗解也。太阴为病，腹满而吐，食不下，是脏病而非经病也，故仲景曰：以其脏有寒故也。阳明篇皆言腑病，其经病皆有的证也。三阴篇皆言脏病，并非经病也。阴阳和平，脏腑可以不传，经无不传之理，所谓发于阳者，七日愈，发于阴者，六日愈，必然之数也。

六经经证，总统于太阳一经，凡中风在六日之内，不拘何经，皆宜桂枝，伤寒在六日之内，不拘何经，皆宜麻黄。惟入脏入腑，则阴阳偏胜，逾期不齐，而法亦百变不穷矣。盖入脏入腑而后，太阳证罢，不入脏腑，而在经络，万无太阳遽罢，但有别经表证者，所谓表者，止有皮毛一层，皮毛既开，太阳已罢，别经如何不罢！若皮毛未开，太阳何缘遽罢！太阳不罢，是以六经俱尽，总宜麻、桂也。

程氏谓：伤寒一日，太阳受之，脉若静者，为不传，伤寒三日，少阳脉小者，欲已也，伤寒三日，三阴当受邪，其人反能食不呕，此为三阴不受邪也，为经亦不传，悖谬之至！（少阳十七）

郑钦安：三阴、三阳，各有界限，当三日后，应归三阴，而其人反能食不呕，可知太阴气旺，旺不受邪，理势然也。（少阳五）

330. 伤寒六七日，无大热，其人躁烦者，此为阳去入阴故也。（原文269）

彭子益：入阴者，入三阴脏，实阴脏自病。

黄元御：伤寒六七日，经尽之期，外无大热，而其人烦躁者，此为阳去而入三阴之脏也。脏阴旺则阳气离根而失归，必至烦躁。（少阳十八）

郑钦安：身无大热者，表邪将尽也，其人烦躁者，邪入阳明之验也，又并无三阴证据，何言阳去入阴，于理法不合，姑录之，以俟高明。（少阳八）

331. 伤寒二三日，阳明少阳证不见者，为不传也。（原文5）

彭子益：不传，不入阳明之腑，不传少阳之经也。入阳明腑，亦阳明腑自病。传少阳经，亦少阳经自病也。

黄元御：伤寒，一日太阳，二日阳明，三日少阳，此定法也，二日、三日，无不传阳明、少阳之理！若阳明、少阳之里证不见者，是但传三阳之经，而不传阳明之府也。

阳明病，皆腑病，非经病，故曰阳明之为病，胃家实也。胃家一实，则病邪归腑，终始不迁，虽未尝不传三阴之经，而不复入三阴之脏，所谓阳明中土，万物所归，无所复传，以其阳尽而阴退也。至于葛根汤证，则腑病之连经，而胃热之未实者。即其桂枝、麻黄二证，亦阳明之经病，未成阳实之腑病者也。二三日中，不见阳明胃家实证，此为不传阳明之腑也。

少阳病，小柴胡证，皆脏腑病之连经，亦非但是经病，缘脏腑经络，表里郁迫，故柴胡诸证，久而不罢。有至八九日，以及十三日，且有过经十余日者。若不连脏腑，但在经络，则三日少阳，四日已见太阴经病证，五日已见少阴经病证，六日经尽而汗解，何得少阳一经之证，如此久远，而不退乎？即其麻黄一证，亦少阳之经病，未成内连脏腑之证者也。二三日中，不见少阳柴胡证，此亦为不传阳明之腑也。（太阳五十一）

郑钦安：见本篇注解 2。

332. 太阳病，头痛七日以上自愈者，以行其经尽故也。若欲再作经者，针足阳明，使经不传则愈。（原文 8）

彭子益：使经不传，使荣卫不传荣卫也。针荣卫中之胃经，以泄荣卫之气，故愈。"传经"二字，是荣卫传荣卫。阳旺之人，乃能再经，针胃经以泄阳旺之气，阴阳自和，故病愈而不再传。若阳气不旺之人，如荣卫不能汗解，则入三阴之脏，不能再作经也。

黄元御：七日以上自愈者，即发于阳者七日愈之谓。六日六经俱尽，故至七日自愈，《素问·热论》所谓七日太阳病衰，头痛少愈也。阳莫盛于阳明，阳明之经，阳郁热盛，则六经俱遍而郁热未衰，虽不入腑，而经邪犹旺，不肯外发，热必再传六经。针足阳明之经，泻其郁热，则经不再传，自然愈矣。（太阳四十九）

郑钦安：此条言邪传七日自愈，各经皆能分消其势也。设若未尽，又复递传，针足阳明，预泄其气机，邪自无复传也。（太阳上三）

333. 伤寒三日，少阳脉小者，欲已也。（原文 271）

彭子益：三日为少阳经之期。脉小，少阳经气不动。

黄元御：伤寒一日太阳，二日阳明，三日少阳。阳明篇：伤寒三日，阳明脉大，若三日而见少阳之小脉，不见阳明之大脉，是不传阳明之腑，而病欲已也。此与太阳经伤寒一日，太阳受之，脉若静者，为不传义同。言六经俱遍，邪不里传，自能汗解也。（少阳十六）

郑钦安：少阳当三日而脉小者，邪已衰也，故断其欲已。（少阳六）

334. 风家解表而不了了者，十二日愈。（原文 10）

彭子益：一日一经，十二日，则荣卫传荣卫两周。以上八章论传经。

黄元御：《素问·热论》：七日巨阳病衰，头痛少愈。八日阳明病衰，身热少愈。九日少阳病衰，耳聋微闻。十日太阴病衰，腹减如故，则思饮食。十一日少阴病衰，渴止不满，舌干已而嚏。十二日厥阴病衰，囊纵，少腹微下，大气皆去，病已愈矣。中风表解，自当即愈，设不了了，则余热未尽，俟至十二日经邪尽解，无不愈矣。

风寒与温热之病，里气不同，而其经脉之络属，伤受之日期，无有不同也。（太阳五十）

郑钦安：既称表解，邪已去矣，应当清爽如常，此则不了了者，是邪去而正未复也。延至十二日者，候正气渐渐复还也。（太阳上十八）

论荣卫表病，不入里之大概

335. 病有发热恶寒者，发于阳也。无热恶寒者，发于阴也。发于阳者七日愈，发于阴者六日愈。以阳数七，阴数六也。（原文7）

彭子益：此章言荣卫表病，不入里大概，不必拘执。

黄元御：此中风、伤寒之总纲也。卫气为阳，风伤卫气，是发于阳也，卫伤则遏闭营血，而生内热，营血为阴，寒伤营血，是发于阴也，营伤则束闭卫气，而生外寒，故中风之初，先见发热，伤寒之初，先见恶寒。中风内热，而营血不宣，亦外见恶寒，伤寒外寒，而卫气不达，乃续见发热。中风非无外寒，究竟内热多而外寒少，伤寒非无内热，究竟内热少而外寒多。

营司于肝木，木升则火化，木火同情，故肝血常温，卫司于肺金，金降则水生，金水同性，故肺气常凉。肝藏营血，而脾为生血之本，中风营病，脏阴衰者，多传阳明而为热，肺藏卫气，而胃乃化气之源，伤寒卫病，腑阳弱者，多传太阴而为寒。

风伤卫者，营郁里热，若经中阴旺，则营气不至内蒸，故七日经尽而自愈，寒伤营者，卫郁表寒，若经中阳旺，则卫气不至内陷，故六日经尽而自愈。此风寒之顺证，在经而不入于脏腑者也。若中风阳盛而入于腑，伤寒阴盛而入于脏，则营卫方忧其内陷，非补泻以救其偏，不能应期而愈也。

六日、七日，水火之成数。大衍之数，天一生水，地六成之，地二生火，天七成之。火，阳也，故数七，水，阴也，故数六，满其成数，是以病愈也。（太阳二）

郑钦安：太阳风伤卫证，发热、恶风、自汗。寒伤营证，发热、恶寒、无汗。此言病发于阳，指太阳也；太阳底面，即是少阴，病发于阴，指少阴也。若专指太阳营卫之阴阳，则与太阳风、寒两伤病情不符。余每临证，常见独恶寒身痛而不发热者，每以桂枝汤重加附子，屡屡获效，以此推之，则病发于阴，确有实据。至所言六日、七日者，是论阴阳之度数说法也。（太阳上二）

疑 难 篇

疑难篇读法

读《伤寒论》，要一眼将整个看个了然。偶因一章，疑难费解，便将整个耽搁。本篇读法，为能一眼了然整个之故，将疑难费解各章，列为最后一篇。吾人了然整个之后，再读疑难各章，疑难者，亦不疑难矣。

本篇涉及《伤寒论》原文 25 条，药方 3 首。

疑难各章

论荣卫坏入太阴脾脏牵连肝胃

336. 伤寒脉浮，自汗出，小便数，心烦，微恶寒，脚挛急，反与桂枝汤，欲攻其表，此误也。得之便厥，咽中干，烦躁吐逆者，作甘草干姜汤与之，以复其阳。若厥愈、足温者，更作芍药甘草汤与之，其脚即伸。若胃气不和，谵语者，少与调胃承气汤。若重发汗，复加烧针者，四逆汤主之。（原文 29）

彭子益： 脉浮，自汗，尿数，心烦，恶寒，挛急，乃津液耗伤的阴亏证。厥，干，躁，烦，吐，乃中宫阳亡的寒证。热药耗津拔阳，故服热药，中气转寒。但虽中寒，而津伤络热，故挛急谵语。烧针拔阳更甚。

黄元御： 脉浮自汗，里热外泄也。小便数，则大便必硬。心烦者，胃热之熏冲也。阳明病，虽得之一日，恶寒将自罢，即自汗出而恶热。微恶寒者，表未全解，自汗虽出，而未能遽发也，亦是调胃承气证。阳明篇上：太阳病，若吐，若下，若发汗，微烦，小便数，大便因硬，与小承气汤和之愈。阳明病，不吐不下，心烦者，可与调胃承气汤，即此证。医以脉浮自汗，病象太阳中风证，反与桂枝汤加附子而增桂枝，以攻其表，此大误也。得之汗多阳亡，使手足厥冷，咽喉干燥，阳气离根而生烦燥，胃气上逆而作呕吐。作甘草干姜汤与之，甘草培土而补中，干姜温胃而降逆，阳回肢暖，是以厥愈足温。其脚之挛急，缘其木燥而筋缩也。更作芍药甘草汤与之，甘草舒筋而缓急，芍药清风而润燥，其脚自伸。若胃气不和，土燥谵语，少与调胃承气，则胃气调和矣。桂枝发汗，是为一逆，若不以姜甘回阳，而重发其汗，或复加烧针，以大亡其阳，是为再逆，当速用四逆以回阳，姜甘加附子，水土双温也。（太阳七十三）

郑钦安：据脉浮自汗至脚挛急，证中并无发热、恶寒、身疼，而独见自汗出者，卫外之阳不足也，小便数者，气化失机也，心烦、微恶寒者，阳衰之征也，拘挛急者，由血液外亡，不能滋润筋脉也。本非桂枝汤证，而曰欲攻其表，此误也，实为有理。至于得之便厥，咽中干，烦躁吐逆者，大抵此证先因吐逆太过，中宫转输之机，卒然错乱，不能输精气于心肾，故烦躁，吐则亡阳，故四肢厥也。咽中干者，肾阳衰不能升腾津液于上也。原文以甘草干姜汤与之，此是守中复阳之法也，何愁脚之不伸也？原文又以芍药甘草汤，此汤本为火盛灼筋者宜，而用之于此证，殊非正论。"若胃气不和，谵语者，少与承气汤"，此说觉得支离，又并无胃实足征，何得有谵语之说？即果谵语，务必探其虚实真伪方可。若重发汗，复加烧针者，主以四逆汤，此是何病情？而重汗，而又烧针耶？一条之中，东一若，西一若，吾甚不解。（太阳下十三）

337. 问曰：证象阳旦，按法治之而增剧，厥逆，咽中干，两胫拘急而谵语。师曰：言夜半手足当温，两脚当伸。后如师言，何以知之？答曰：寸口脉浮而大，浮则为风，大则为虚，风则生微热，虚则两胫挛。病形象桂枝，因加附子参其间，增桂令汗出，附子温经，亡阳故也。厥逆，咽中干，烦躁，阳明内结，谵语，烦乱，更饮甘草干姜汤。夜半阳气还，两足当温，胫尚微拘急，

重与芍药甘草汤，两胫乃伸。以承气汤微溏，则止其谵语，故知病可愈。（原文30）

彭子益：阳旦证，即桂枝汤证。附子能补阳，亦能拔阳。躁为阳气拔根，虽阳明谵语，先温中回阳，后用清润，病则坏矣。法则严焉。

黄元御：此复迷上章，设为问答。证象阳旦，即证象桂枝之互文（《金匮》：产后中风，数十日不解，头痛，恶寒，时时有热，干呕，汗出，虽久，阳旦证续在耳，可与阳旦汤。林亿以为即桂枝汤，按证是桂枝汤无疑）。按法治之，即上章以桂枝攻其表，及此章因加附子增桂令汗出也。寸口脉浮而大，浮则为风，大则为虚，载在脉法，脉法：寸口脉浮而紧，浮则为风，紧则为寒，脉弦而大，大则为芤，芤则为虚也。所谓风则浮虚也。脉法语。风则生其微热，虚则两胫挛急，病与桂枝汤证形象符合，而热微足挛，又似阳虚，因增桂枝而加附子，以发其表。附子温经，汗多亡阳，是以厥逆咽干，而生烦躁，汗出津枯，胃腑燥结，是以谵语烦乱。不知寸口脉浮大，是阳明之里实，阳明篇：大便硬者，脉浮而缓；为阳明病，伤寒二日，阳明脉大。三阳合病，脉浮而大，而非太阳之表虚，误以桂附发汗，重亡其阳，里实变而为里虚。更饮甘草干姜，阳回足温，重与芍药甘草汤，即胫伸，少与调胃承气，变结粪为微溏，止其谵语，药良法精，应手愈矣，何不可知之有！喻嘉言误会阳旦、阴旦二汤，谓桂枝加黄芩为阳旦汤，加桂枝为阴旦汤。按法用之，即桂枝加黄芩之法，所以得之便厥，误在黄芩，即行桂枝之法，增桂枝令其汗出，更加附子温经，悖缪愀矣！嗣后医书俱袭其说，皆载阳旦、阴旦二方，不通之至！仲景自有桂枝加桂汤，不名阴旦。阴旦之名，荒唐怪诞，所谓不知而妄作也。（太阳七十四）

注：此条郑钦安未收录。

本条实际上是上一条的注文，以问答的形式阐述了阴阳俱虚之人感受外邪而误用桂枝汤的变证，指出阴阳俱虚病人的治疗原则为先扶阳后扶阴，如出现变证则须随证施治。

方102 甘草干姜汤

甘草（四两，炙）　干姜（二两）

上二味，以水三升，煮取一升五合，去滓，分温再服。

方103 芍药甘草汤

白芍药　甘草（各四两，炙）

上二味，以水三升，煮取一升五合，去滓，分温再服。

【方解】黄元御：医以脉浮自汗，病象中风，反与桂枝汤加附子而增桂枝，令其大汗亡阳，以致厥逆咽乾，烦躁吐逆，胃燥肠结，谵语不清，不知寸口浮大，是阳明之腑证，非太阳之表寒，桂附泻汗亡阳，热减而燥加，火升而胃逆。宜甘草干姜汤，温中回阳，而降逆气，再以芍药甘草汤，滋木荣筋，伸其两脚挛急，后以调胃承气，下其结粪，以止谵语，诸证全瘳矣。

彭子益：自汗尿多心烦，津液已伤。反用桂枝汤加附子增桂枝以发汗，津液更伤。无津液则阳无所归而中阳亡，遂肢厥咽干吐逆躁烦。干姜、炙草温补中阳，中阳回复，厥躁等证乃止。中回之后，津液未复，木气枯燥故脚不伸。芍药炙草以润木液，其脚乃伸。用承气汤使大便微溏，阳明结消，谵语乃止。若重发汗复加烧针，因而阳亡谵语者，宜四逆汤以回阳也。

论荣卫坏入太阴脾脏，借阳明胃燥以明之

338. 太阳病，寸缓，关浮，尺弱，其人发热，汗出，复恶寒，不呕，但心下痞者，此以医下之也。如其不下者，病人不恶寒而渴者，此转属阳明也。小便数者，大便当硬，不更衣十日，无所苦也。渴欲饮水，少少与之，但以法救之，宜五苓散。（原文244）

彭子益："渴欲饮水"四句，接"医下之也"句读。"如其不下者"句下，有心下不痞意。无所苦，无胃实证。前为荣卫而太阴，后为荣卫而阳明。

黄元御：太阳病，寸缓关浮，犹是中风之脉，而尺弱，则肾气不充。

其人发热汗出，复恶寒，不呕，太阳表证未解，而但有心下痞者，此以医误下而成痞，非阳明也。如其心下痞不因攻下，外不恶寒而内有渴证者，此是太阳表解，转属阳明也。盖太阳之病，表未解而误下，则成痞，阳明之病，不俟攻下，而胃气上逆，壅碍胆经降路，亦成痞。而胃逆必呕，土燥必渴，胃热外蒸，必不恶寒，合观诸证，故知是转属阳明。若其小便数者，其大便必硬，然尺弱肾寒，原非阳旺，虽不更衣十日，亦无所苦也。其渴欲饮水，止可少少与之，但以法稍救其口舌干燥而已。缘其渴是土湿，而非火升，非土燥而水涸，宜五苓散泻水而燥土也。（阳明六十二）

郑钦安： 据脉象病情，乃太阳经证，本桂枝汤法，非可下之法，若未下而见不恶寒，独发热而渴，此阳明的候，乃白虎汤法。至小便数，大便硬，不更衣，十余日无所苦，虽在胃腑，其邪未实，故不言下。所云渴欲饮水，亦非五苓的候，当是小便短数而渴，方是五苓的候，学者须知。（阳明上十八）

论荣卫牵连肝肺坏病

339. 伤寒六七日，大下后，寸脉沉而迟，手足厥逆，下部脉不至，咽喉不利，吐脓血，泄利不止者，为难治，麻黄升麻汤主之。（原文357）

彭子益： 中气虚寒，金燥木热，上逆下陷，经络闭塞，此病复杂矣。

黄元御： 下伤中气，脾肝下陷，故寸脉沉迟，尺脉不至，手足厥逆，泄利不止。胃胆上逆，浊气冲塞，故咽喉不利。相火刑金，故呕吐脓血。是下寒上热，升降倒行，中气颓败，最为难治。麻黄升麻汤，姜、甘、苓、术，温中而燥土，知母、石膏、天冬、葳蕤，清金而降逆，当归、芍药、桂枝、黄芩，滋木而升陷，升麻理其咽喉，麻黄发其皮毛也。（厥阴二十八）

郑钦安： 按经大下脉迟，手足厥冷，下部脉不至，其阳虚之极已明甚。至咽喉不利，气化不宣也。吐脓血者，浊阴不降也。泄利不止者，下焦虚寒，不能收束也。法宜大剂回阳，阳回利止；手足温，斯为合法。原文所主麻黄升麻汤，系太阳阳明发散之药，并非厥阴所宜，大非其法，恐有错误。（厥阴中七）

方104　麻黄升麻汤

麻黄（二两半，去节）　　升麻（一两一分）　　当归（一两一分）　　知母（十八铢）　　黄芩（十八铢）　　葳蕤（十八铢，一作菖蒲）　　芍药（六铢）　　天门冬（六铢，去心）　　桂枝（六铢，去皮）　　茯苓（六铢）　　甘草（六铢，炙）　　石膏（六铢，碎，绵裹）　　白术（六铢）　　干姜（六铢）

上十四味，以水一斗，先煮麻黄一两沸，去上沫，内诸药，煮取三升，去滓。分温三服，相去如炊三斗米顷令尽，汗出愈。

【方解】黄元御：若伤寒六七日，大下之后，寸脉沉迟，尺脉不至，咽喉不利，呕吐脓血，手足厥逆，泄利不止者，是下伤中气，风木郁陷，贼脾土而为泄利，相火冲逆，刑肺金而为脓血，此最难治。宜麻黄升麻汤，姜、甘、苓、术，温燥水土，石膏、知母、天冬、葳蕤，清润燥金，当归、芍药、桂枝、黄芩，滋荣风木，升麻利其咽喉，麻黄泻其皮毛也。

彭子益：大下之后，泄利不止，咽喉不利而吐脓血，手足厥逆，下部脉不至，脉沉而迟。咽喉不利，吐脓血，金气上逆生燥也。泄利不止，中气虚寒，木气下陷生热也。手足厥逆，下部脉不至，津液伤也。脉沉而迟，卫气闭束也。升麻升陷，当归、芍药、黄芩养木清热，知母、石膏、天冬、葳蕤清金润燥，姜、草、苓、术温补中气，麻黄、桂枝调荣卫也。脓血泄利，皆伤津液。津伤则厥，木热金燥，亦能发厥。上逆下陷，中气虚寒也。此病之泄利不止，乃热利，与太阴下利清谷不止之寒利不同，此热利乃中气虚寒，木气下陷生热也。肺逆生燥，木陷生热，中气虚寒，卫气闭束之病也。

论荣卫与阳明少阳合病

340. 阳明中风，口苦，咽干，腹满，微喘，发热，恶寒，脉浮而紧，若下之，小便难也。（原文189）

彭子益：由荣卫中风而阳明病，为阳明中风。口苦，少阳。满喘，阳明。寒热，脉浮，太阳。为三阳合病。

黄元御：阳明中风，而口苦咽干，是有少阳证，腹满，是有太阴证，发热恶寒，脉浮而紧，脉证又与伤寒太阳中风大青龙证相似。此在阳明，腑热外蒸，应当汗出而脉缓，乃脉紧而恶寒者，是卫气外敛，胃家阳虚而不能发也。外有甲木之克，里有太阴之侵，而经腑双郁，不得发越，阳明至此，困惫极矣。若复下之，则遂成太阴之证，腹满而小便难也。（阳明六十四）

郑钦安：此阳明而兼太、少证，何也？口苦咽干，所现者少阳之经证；微喘，发热恶寒，所现者太阳之表邪；脉现浮紧，风寒之征。此证虽云阳明，而阳明胃实之证未见，故曰：若下之，则腹满、小便难，此是教人不可下。若下则引邪入太阴，故见腹满，中枢失职，转输必乖，故见小便难，此刻总宜照三阳并病法治之可也。（阳明上十六）

341. 阳明病，脉浮而紧，咽燥口苦，腹满而喘，发热汗出，不恶寒，反恶热，身重。若发汗则躁，心愦愦，反谵语。若加烧针，必怵惕，烦躁不得眠。若下之，则胃中空虚，客气动膈。心中懊恼，舌上苔者，栀子豉汤主之。若渴欲饮水，口干舌燥者，白虎加人参汤主之。若脉浮发热，渴欲饮水，小便不利者，猪苓汤主之。（原文221、222、223）

彭子益：脉浮，太阳。紧与咽燥，口苦，少阳。腹满至身重，阳明。"心中"九句，先接"身重"句读。三阳合病之阳明，阳不实，湿反多。

黄元御：阳明病，脉浮而紧，有太阳证，咽燥舌干，有少阳证，腹满，有太阴证。发热汗出，不恶寒，反恶热，则胃热外发矣，但有太阴腹满，则土湿颇旺，未免身重耳。湿盛阳虚，汗、下、烧针，俱属不可。若发汗，则阳亡躁生，神败心悖，而反谵语。若加烧针，汗去阳亡，必怵惕烦躁，不得眠卧。若下之，则阳亡土败，胃中空虚，不能提防阴邪，下焦客气，遂逆动于膈下，拒格胸中之阳，心中懊恼，而生瘀浊。心窍于舌，瘀浊在心，舌上苔生者，宜栀子豉汤，涌瘀浊而清烦热也。若下后阴亡，渴欲饮水，口干舌燥者，宜白虎加人参汤，清金而泻热，益气而生津也。若下后阳败而土湿，脉浮发热，渴欲饮水，小便不利者，宜猪苓汤，二苓、滑、泽，利水而泻湿，阿胶润木而清风也。土湿木遏，郁生下热，是以发热。木气堙塞，疏泄不行，故小便不利。木郁风生，肺津伤耗，是以发渴。风气发扬，是以脉浮。腹满身重之人，下之阳败湿增，故见证如此。（阳明六十五）

郑钦安： 论阳明证，而揭出数端，学者当细体求，探其病情，相机施治。但身重二字有误，必是身轻，与阳明证方符，若是身重，则又属少阴也，与此不合，原文变换太冗，俱宜按病治去，不可固执。（阳明上十七）

342. 阳明病，汗出多而渴者，不可与猪苓汤，以汗多胃中燥，猪苓汤复利其小便故也。（原文224）

彭子益： 申明上章小便不利，汗出多，小便即少也。

黄元御： 六十五章：渴而小便不利者，乃与猪苓汤。若汗出多而渴者，则应白虎。不可与猪苓汤，以汗多则胃中已燥，猪苓汤复利其小便以亡津也。（阳明七十一）

注：此条郑钦安未收录。本条说明了猪苓汤的使用禁忌。

343. 阳明中风，脉弦浮大而短气，腹部满，胁下及心痛，久按之，气不通，鼻干，不得汗，嗜卧，一身及面目悉黄，小便难，有潮热，时时哕，耳前后肿，刺之小瘥。外不解，病过十日，脉续浮者，与小柴胡汤。脉但浮，无余证者，与麻黄汤。若不尿，腹满加哕者，不治。（原文231、232）

彭子益： 弦，少阳。浮，太阳。大，阳明。短气，腹满，黄哕，阳明。鼻干，潮热，阳明。胁痛，心痛，嗜卧，少阳。少阳经，循耳前后。

不尿，腹满为脾败，哕为胃败，故成不治。

黄元御：阳明病，脉弦浮大，弦为少阳，浮为太阳，大为阳明脉，是以三阳合病，而气短，腹部满，则太阴证。少阳之脉，自胃口而布胁肋，胆胃郁遏，故胁下及心作痛。经气痞塞，故久按之而气不通。表寒外束，相火郁升，而刑肺金，故鼻干，不得汗。肺窍于鼻。胆木刑胃，土气困乏，故嗜卧。湿土贼于甲木，土木皆郁，故一身及面目悉黄。土湿木郁，疏泄不行，故小便难。胃气壅遏，故发潮热。胃腑郁迫，浊气上逆，故时呕哕。少阳脉循两耳，经气逆行，壅塞不降，故耳前后肿。经郁热盛，故刺之小瘥，而外证不解。病过十日之外，脉自里达表，续续外浮者，是未传阳明之腑、太阴之脏，犹在少阳之经也。宜小柴胡汤，柴胡、黄芩，清半表之火，参、甘、大枣，补半里之阳，生姜、半夏，降胃逆而止呕哕也。若脉但浮而不弦，又无少阳诸证者，则全是太阳病，与麻黄汤，以泻表郁。中风而用麻黄者，发汗以泻太阴之湿也。《金匮》风湿诸证，俱用麻黄。若不尿，腹满而愈加呕哕者，水贼土败，不可治也。（阳明八十一）

郑钦安：称阳明中风，是邪已确在阳明，至所现病情脉象，实阳明而兼少阳、太阳两经之证，三阳病势弥漫已极，理应照三阳并病法治之。至所主柴胡、麻黄二方，皆是相机而行之法。（阳明上二十）

344. 三阳合病，腹满，身重，难以转侧，口不仁而面垢，谵语，遗尿。发汗则谵语，下之则额上生汗，手足逆冷。若自汗出者，白虎汤主之。（原文219）

彭子益：腹满、身重至遗尿诸证，如加自汗，是阳明燥极之证。如不自汗而发汗伤津，谵语更甚。如下之，则伤胃阳也。"若自汗"句，接"遗尿"句读。

黄元御：六十五章：脉浮而紧，为太阳证，咽燥口干，为少阳证，发热汗出，不恶寒，反恶热，为阳明证，是三阳合病也。而其腹满身重，以至难以转侧，则太阴证。脾窍于口，阳虚湿盛，开阖謇涩，故口不仁。木主五色，土湿木郁，气色晦暗，是以面垢。神明不慧，是以谵语。膀胱失约，是以遗尿。此补六十五章未详之义也。若发汗，则为郑声之谵语。此复申明若发汗，则心愦愦，反谵语一段。若下之，则额上生汗，手足厥冷，阳泄而土败。此复申明上章手足温，头汗出之义，而推广之。头汗肢温，是阳虚而上热，额汗肢冷，是阳泄而外寒也。若汗不止头额，而通身自汗者，则津亡而土燥，宜白虎汤，泻热而清金也。（阳明七十）

郑钦安：三阳合病，必有三阳实据可凭，此则所现，纯阴居十八，仅有腹满谵语似阳明，余故细辨之者，何也？阳主身轻，阴主沉重，阳主开而阴主阖；口之不仁，阴也；身重难以转侧，阴也；面垢、遗尿，肾气不纳，阴也。果系三阳表邪，汗之则解，何至腹满谵语；果系三阳里实，下之则解，何至额汗出，而手足逆冷？学者务于未汗下时，详其舌之润与不润，舌之燥与不燥，口气之粗与不粗，口之渴与不渴，饮之喜冷喜热，二便之利与不利，而三阳合病之真假自得矣。原文所论之病象，大有可疑，故详辨之。（伤寒合病九）

论阳明脉紧

345. 阳明病，脉沉而紧者，必潮热，发作有时。但浮，必盗汗出。（原文201）

彭子益：沉紧，闭束之象，热不能通，故潮热有时。浮为阴虚热越，故盗汗。

黄元御：脉浮而紧，太阳之脉，阳明得之，必潮热，按时而发，以表寒郁其腑热也。若但浮而不紧，则外无表寒而内无里热，寐时卫气不入阴分，皮毛失敛，经热蒸泄，必盗汗出，几盗汗之家，皆阴盛脏寒，阳不内交者也。（阳明七十四）

郑钦安：脉浮紧，乃风寒之征，阳明之脉，应见长、大、洪、实，乃为的候。此言浮紧，自必潮热，但浮者，必盗汗出，是亦凭脉而定病，未必尽当。潮热，亦必审其虚实，盗汗，亦必究其源委，若执脉而言，恐非

正法。（阳明上十九）

346. 阳明病，初欲食，小便反不利，大便自调，其人骨节痛，翕翕如有热状，奄然发狂，濈然汗出而解者，此水不胜谷气，与汗共并，脉紧则愈。（原文192）

彭子益：尿难，骨痛，水湿之病。谷气作汗，水湿即出。先狂而后汗出，郁而后通也。

黄元御：初欲食，是有谷气。小便不利，大便自调，骨节疼，湿流关节，故疼。是土湿而水停也。谷气胜则汗出，水气胜则汗不出，乃翕翕如有热状，忽然发狂，濈然汗出而解者，此谷气欲发，水气郁热而不能发，是以躁乱发狂。究之水气不胜谷气，故濈然汗出，汗出而水气亦随汗泄，与汗共并于外，表寒与里水皆去，脉紧自愈也。（阳明七十五）

郑钦安：其所称阳明病，初欲食者，是胃中尚有权也。胃中有权，转输自不失职，何以小便反不利？不利者，是病在膀胱，而不在胃也。观胃与大肠相为表里，胃气尚健，故见大便自调，骨节疼，翕然如热状者，是气机鼓动，邪从骨节而出，翕然如狂，濈然汗出，是邪从汗出而解也。书云："战汗而解，狂汗而解"，即此。其中全赖水谷之气胜，而邪并水谷之气而出。脉紧者，言气机盛。非指邪盛也。（阳明上二十三）

347. 阳明病，反无汗，而小便利。二三日，咳而呕，手足厥者，必苦头痛。若不咳，不呕，手足不厥者，头不痛。（原文197）

彭子益：咳，呕，厥，脉紧之证，闭束不降，故头痛。

黄元御：无汗则阳气内虚，小便利则阳气下虚，经所谓水泉不止者，是膀胱不藏也（《素问》语）。二三日后，胃阳愈虚，气逆咳呕，手足厥冷，浊气上壅，必苦头痛。不咳，不呕，手足不厥逆者，浊气未逆，故头不痛。（阳明五十八）

郑钦安：阳明病固属多汗，今无汗而小便利，虽云阳明病，其实内无热也。二三日呕而咳，至手足厥，苦头痛者，必是阴邪上干清道，闭其运行之机耳。果系阳厥，则脉息声音，大有定凭。又曰：不呕不咳不厥者，头不痛，可知全系阴邪上干清道无疑。学者切不可执定一阳明而即断为热证一边看去，则得矣。（阳明上二十八）

348. 阳明病，但头眩，不恶寒，故能食。而咳，其人必苦咽痛。若不咳者，咽不痛。（原文198）

彭子益：眩与咳，皆闭束不降。咽痛者，气不降也。

黄元御：阳明以下行为顺，上行为逆，胃土上逆，阳气不降，浮越无根，是以头眩。表解，故不恶寒。胃阳未败，故能食。胃土上逆，肺金壅碍则为咳。咳则相火逆冲，是以咽痛。不咳者，相火未冲，故咽不痛。（阳明五十九）

郑钦安：头眩，能食而咳，咽痛，皆缘邪火上攻，若不咳、不咽痛、是邪火虽盛，而未上攻也，更宜察之。（阳明上二十七）

论少阳与阳明、少阴之疑似证

349. 太阳病，过经十余日，心下温温欲吐，而胸中痛，大便反溏，腹微满，郁郁微烦。先此时自极吐下者，与调胃承气汤。若不尔者，不可与。但欲呕，胸中痛，微溏者，此非柴胡证，以呕故知自极吐下也。（原文123）

彭子益：少阳经结，故十余日病不解，他经无十余日病仍如故者。自吐自下，大柴胡证。大柴余波，故与调胃。如非大柴余波，腹满便溏，乃太阴寒证。但呕而无自吐自下，故知非大柴胡证。呕与自吐下，皆大柴胡证，故以既呕，则知自吐下也。

黄元御：太阳病，过经十余日，应不在少阳，其心中温温欲吐，而胸中痛，大便反溏，腹微满，郁郁微烦，又似少阳柴胡证，胃土迫于胆木，其见证如此。岂有少阳证如此之日久者？若先此时自已曾极吐下者，则是少阳之传阳明。少阳之经证微在，阳明之腑证已成，可与调胃承气汤，无事柴胡也。以少阳之传阳明，经迫腑郁，必见吐下。大柴胡证吐下盛作，正是少阳阳明经腑双病之秋，故大柴胡与承气并用，双解经腑之邪。此已吐下在先，仅存欲吐便溏，止是少阳余波，故不用柴胡，而用承气。若非由自极吐下而得者，便是太阴证，不可与承气也。所以知其自吐下来者，以今日之欲呕与便溏，少阳之余波犹在故也。（少阳十五）

郑钦安：太阳过经十余日，所现病情，皆正气不足之候，何也？心下温温欲吐者，中宫不宣，而阴邪滞也；大便溏而微满者，中宫有寒湿弥漫之象也；郁郁微烦，正气不畅达也。此皆由吐、下失宜，方有此候。（过经不解二）

350. 伤寒五六日，头汗出，微恶寒，手足冷，心下满，口不欲食，大便硬，脉细者，此为阳微结，必有表，复有里也。汗出为阳微，假令纯阴结，不得复有外证，悉入在里，此为半在表半在里也。脉虽沉紧，不得为少阴病。所以然者，阴不得有汗，今头汗出，故知非少阴也，可与小柴胡汤。设不了了者，得屎而解。（原文148）

彭子益：少阳病，即病结，小柴胡汤补中升降以解结。恶寒、冷、满、硬、细，皆结。头汗表结，脉沉里结。得屎而解，用大柴胡汤也。

黄元御：伤寒五六日，头汗出，微恶寒，手足冷，心下满，口不欲食，默默不欲饮食。大便硬，脉细者，包下沉紧。此为阳明经之微结。以少阳阳明两经郁迫，结于胃口，故心下满胀。经热熏蒸，故头上汗出。必有少阳之表证，如汗出恶寒、肢冷心满之类，复有阳明之里证，如大便硬之类也。盖少阳与阳明合病，戊土不能胜甲木，必传阳明胃腑，故决有里证。其脉之沉，主在里也。汗出为阳经之微结，假令纯是阴分之结，阳以少阳经言，阴以阳明腑言。必不得复有外证，如汗出恶寒之类，应当悉入在里。既有外证，此为半在里半在表也。其脉虽沉紧，亦不得为少阴病，所以然者，少阴病不得有汗。今头汗出，故知非少阴而实少阳也。此大柴胡证，先与小柴胡汤，以解少阳之经邪。设服后犹不了了者，再以承气泻阳明之腑邪，得屎而解矣。（少阳十四）

郑钦安： 头汗出，至脉细微，阳微结等语，满盘俱是纯阴之候，何得云必有表也？表像从何征之？又曰复有里，以为脉沉者里也，汗出为阳微，既称阳微，不得以柴胡汤加之。又曰：假令纯阴结，不得复有外证，此是正论。少阴、少阳，原有区分，脉沉紧而头汗出，头属三阳，故知非少阴也。其为阴结者，是指外之寒邪闭束，而非谓少阴之阴寒闭结也，可与小柴胡汤，是从头汗而得之，若不了了，得屎而解者，里气通，则表气畅也。（少阳十六）

论少阳病当保津液

351. 少阳中风，两耳无所闻，目赤，胸中满而烦者，不可吐下，吐下则悸而惊。（原文264）

彭子益： 由荣卫中风，而少阳经病，为少阳中风，少阳不直接中风。

黄元御： 太阳中风，而传少阳，是谓少阳中风。少阳脉循两耳，病则经脉逆行，浊气上填，是以耳聋。少阳脉起目之锐眦，相火升炎，是以目赤。少阳脉循胸膈而下两胁，经气壅阻，肺胃不降，是以胸中烦满。如此者，不可吐下，吐下则悸而且惊。盖耳聋目赤，胸满心烦，胆胃两经已自不降，再以吐下伤其胃气，胃气愈逆，甲木拔根，是以胆怯而神惊。胆胃双郁，胸膈闭塞，风木郁冲，升路壅碍，是以悸作。（少阳二十七）

郑钦安： 少阳属相火，今得中风，风火相煽，壅于上窍则耳聋目赤，壅于胸中则满而烦躁，当此时也，正当小柴胡加开郁清火去风之品，切切不可吐下。前条原有当下、当吐、与不当下、不当吐之禁，若妄施之，则惊悸立作矣，可不慎欤？（少阳四）

论三阴将愈之证

352. 太阴中风，四肢烦疼，阳微阴涩而长者，为欲愈。（原

文 274）

彭子益：由荣卫中风而太阴病，为太阴中风。

黄元御：太阳中风，而传太阴，是谓太阴中风。脾主四肢，脾病不能行气于四肢，气血壅塞，故四肢烦疼。寸微则阳不上格，尺涩则阴不下盛，脾阳续复，脉渐舒长，是为欲愈也（太阴十六）

郑钦安：太阴为脾脏，既称中风，夫中者，如矢之中人，既中脾脏，系属绝证，何竟四肢烦疼，应是太阴受风，庶与病合。而曰四肢烦疼是风邪不胜之意。阳微、言风邪之轻，阴涩而长，言脾气之旺，故称曰欲愈，如此处论，庶合经旨。（太阴二）

353. 少阴中风，阳微阴浮，为欲愈。（原文290）

彭子益：由荣卫中风而少阴病，为少阴中风。

黄元御：太阳中风，而传少阴，是谓少阴中风。微者紧之反，浮者沉之反，寸微尺浮，是沉紧已去，阴退阳复之象，故为愈兆。（少阴四十五）

郑钦安：少阴中风，果现何等病形，而只曰阳微阴浮者为欲愈，令人不解。况中风有闭、脱之不同，在少阴则为中藏之候，生死即在转瞬之间，不得含糊立论也，恐有遗误。（少阴下篇三）

354. 厥阴中风，脉微浮为欲愈，不浮为未愈。（原文327）

彭子益：由荣卫中风而厥阴病，为厥阴中风。世谓"三阴直中"，其根据即在此。然则上文阳明中风，少阳中风，又将何说？

黄元御：太阳中风，而传厥阴，是谓厥阴中风。脉浮则阳复而陷升，故为欲愈也。（厥阴四十九）

郑钦安：厥阴为阴脏，阴病而见浮脉，是阴病得阳脉者生，不得阳脉者，为未愈也。（厥阴上二）

355. 太阴病，欲解时，从亥至丑上。（原文275）

彭子益：阙疑。

黄元御：亥、子、丑，太阴得令之时，故解于此。（太阴十七）

郑钦安：各经皆有旺时，病之轻者，可以当旺时而潜消，宜知。（太阴九）

356. 少阴病，欲解时，从子至寅上。（原文291）

彭子益：阙疑。

黄元御：子、丑、寅，少阴得令之时，故解于此。（少阴四十六）

郑钦安：按子丑寅，系少阴之旺时，凡病气之衰，亦于旺时即解，此亦邪不胜正之说也。（少阴下一）

357. 厥阴病，欲解时，从丑至卯上。（原文328）

彭子益：阙疑。

黄元御：丑、寅、卯，厥阴得令之时，故解于此。（厥阴五十）

郑钦安：按六经各有旺时，邪退邪进，可于旺时决之。（厥阴上三）

358. 太阳病，欲解时，从巳至未上。（原文9）

彭子益：阙疑。

黄元御：巳、午、未，太阳得令之时，故解于此。（太阳五十三）

郑钦安：此言风寒之轻者也，逢太阳旺时，亦可自解也。（太阳上四）

359. 阳明病，欲解时，从申至戌上。（原文193）

彭子益：阙疑。

黄元御：申、酉、戌，阳明得令之时，故解于此。（阳明五十）

郑钦安：申、酉、戌，乃阳明之旺时，邪衰者于旺时可以潜消，邪盛者于此时更盛，观日晡潮热之人，则得解与不解之道也。（阳明中二十九）

360. 少阳病，欲解时，从寅至辰上。（原文272）

彭子益： 阙疑。

黄元御： 寅、卯、辰，少阳得令之时，故解于此。（少阳二十二）

郑钦安： 六经各有旺时，邪气衰者，每于旺时自解，正所谓正旺而邪自退也。（少阳七）

类伤寒篇

类伤寒篇读法

《伤寒论》，乃人身整个病。人身有脏腑，有荣卫，荣卫主表，脏腑主里，表里之间又有少阳之经。人身整个病者，腑病热，脏病寒；荣病热，卫病寒，少阳之经，病半热半寒是也。温、痉、湿、暍、霍乱诸单，所以借证伤寒整个的病，非论温、痉、湿、暍、霍乱的病。为一目了然伤寒整个的病计，应将整个以外各章，另列一篇，以清界限。温、痉、湿、暍诸章，非伤寒整个病，是伤寒类似的病也。

该篇郑钦安原书只收录了瘥后劳复和阴阳易病条文，有关痉、湿、暍等条文读者可参阅《金匮》之"痉、湿、暍病脉证治"篇章。

论温病（温病未立方，原理即方也）

361. 太阳病，发热而渴，不恶寒者，为温病。若发汗已，身灼热者，名风温。风温为病，脉阴阳俱浮，自汗出，身重，多眠睡，鼻息必鼾，语出。若被下者，小便不利，直视，失溲。若被火者，微发黄色，剧则瘼，时瘛疭。若火熏之，一逆尚引日，再逆促命期。（原文6）

彭子益：温乃木气疏泄之病，风乃木气疏泄之气，温病忌发汗，发汗则疏泄又疏泄矣。风温云者，疏泄又疏泄之病也。"自汗出"以下诸证，皆疏泄之甚，肺阴伤亡之现象。此"风"字，非风寒之"风"也。

黄元御：温病者，春时之感于风露者也。《素问·金匮真言论》：夫精者，身之本也，故藏于精者，春不病温。生气通天论：凡阴阳之要，阳密乃固，阳强不能秘，阴气乃绝，因于露风，乃生寒热，是以冬伤于寒，春必病温。阳强不密，即冬不藏精之义。

四时之气，春生，夏长、秋收、冬藏。木火司乎生长，金水司乎收藏。冬时寒水当令，阳气潜伏，宜顺天时，以藏水精，精藏则相火不泄，肾阳乃秘。若冬不藏精，坎阳泻露，相火升炎，孔窍常开，是以易伤于寒，寒束皮毛，相火莫泄，虽当冰雪之天，实行曦赫之令。及其令气一迁，寒去温来，袭以春风，开其皮毛，营愈欲泄，气愈欲闭。卫气敛闭，遏其营血，郁热燔蒸，温病作矣，故曰冬伤于寒，春必病温。

冬伤于寒者，因肾精不藏，相火发泄，外寒闭其内热也，春必病温者，因卫气得风，遏其营血也，非叔和《序例》所谓冬时严寒，中而即病者，名曰伤寒，不即病者，寒毒藏于肌肤，至春变而为温病之谓。此与若痉、若湿、若暍、若霍乱等，较之风寒之病，虽不同气，而实则同类。热病论：热病者，伤寒之类也，故将伤寒同类之证，列于六经之后。风、寒、温、痉、暍、霍乱等，皆是外感之病，故为同类也。

春温之病，受之少阳、厥阴两经，其初感则在少阳之经，其经尽则在厥阴之脏。以其寒水不蛰，阳根失秘，当冬藏之时，而行春泄之令，风木发扬，不俟春交，相火升炎，无须夏至，其木火之气，久泄于蛰闭之秋，故胆肝之经，必病于生长之日。少阳、厥阴，实为春温受病之所也。

太阳寒水之经，主司皮毛，风寒外束，皮毛不开，经气郁遏，必见恶寒。温家风露外袭，木火内应，感于太阳之部，应在少、厥之经。木火当令，寒水无权，故但见发热，不觉恶寒。风烈火炎，津枯肺燥，是以发渴。

是其津血耗伤，最忌汗、下、火劫。若发汗方已，阴亡火烈，木枯风飐，身热如灼，名曰风温。风性发泄，故脉浮汗出。木邪克土，土败则身重，土气困乏则多眠。胃逆肺阻，气道不通，则鼻息必鼾。厥阴之脉，上咽环唇，经络枯燥，开阖謇涩，故语言难出。被下则亡脾胃膀胱之津，土燥水涸，故小便不利。太阳之脉，起于内眦，少阳之脉，起于外眦，目系焦缩，是以直视。风木疏泄，膀胱不藏，是以失溲。被火则益其肝胆之热，微则枯木贼土，而发黄色，剧则神魂惊惕，筋脉瘛疭，黄变而黑，色若烟熏。

　　五行之理，病则传其所胜，发黄、瘈疭、惊痫，皆少阳之病气传于阳明者也。《素问·诊要经终论》：阳明终者，善惊，色黄。以土色为黄，而木主五色，木邪逼土，土郁则黄色外见也。肝胆藏魂，故发惊骇。

　　《素问·阳明脉解》：足阳明之脉，病恶人与火，闻木音则惕然而惊。缘甲木生于癸水，甲木之降，随乎戊土，甲木下降，而戊土培之，根深不拔，是以胆壮。阳明热甚而恶火，脉解语。被火则胃热愈增，气逆不降，甲木升泄，胆气无根，虚飘浮荡，上侵戊土。木者，阳明之所畏也，一闻木音，则土气振惊，畏其所不胜也。惊者，胆胃之合病，阳根失培，土木皆怯也。肝胆主筋，筋养于阳明，而滋于膀胱。阳明者，五脏六腑之海，主润宗筋，阳明之津衰，则宗筋不养，是以缓急失中，发为瘈疭。瘈，急也。疭，缓也。痿论；阳明虚则宗筋纵，诊要经终论：太阳之脉，其终也，反折瘈疭，正此义也。血者，色之华也，火逼血燥，无以华色，色之黄者，加以枯槁黎黑，故形如火熏也。是皆缘于诊治之逆。一逆尚可引日而待时，再逆则迫促其性命之期矣。

　　温病与温疫不同，温疫之热在经，因外感而内郁，原无里热也，温病之热在脏，因外感而内应，原有里热也。温疫原于外感，或但传经络，而病外热，或入脏腑，而病内热，视人里气之阴阳虚盛，各有不同，温病原于内伤，而发于外感，热从内应，自里达表，无但传经络不传脏腑之理，即《内经》之热病也。三日之内，病在三阳，三阳未伤，可用汗法，三日之外，病在三阴，阴枯热极，必用泻法。《内经》汗泻，俱是针刺，改而用药，汗宜辛凉之剂，泻以清润之方，滋其燥热，以救焚毁可也。（伤寒类证温病一）

　　编者注：郑钦安未收录此条。此条为温病脉证提纲及误治变证。《伤寒论》中提及温病仅此一条。由于历史条件的限制，有关温病的内容的论述既不丰富，也未形成体系，后世的温病学家在此基础上，通过一千多年的发展，创立了以卫气营血辨证、三焦辨证为理论体系的温病学，补充了《伤寒论》的不足，使外感疾病的辨证论治更加趋于丰富和完善。黄元御对温病的论述颇为详细，对温病的发病原理剖析的极为深刻，可以认真的研读。

论痉病

362. 太阳病，发热，脉沉而细者，名曰痉。

彭子益：津液伤，故脉细。

黄元御：痉亦太阳之病，外感于风寒者也。或缘于伤寒之多汗，或缘于产后之亡血。筋脉枯焦，固属阴虚，而汗血被夺，实为阳弱。切当照顾中气，不可恣用阴凉，缘为汗血失亡，虚者十九也。

营虚则发热，卫虚则脉沉细。

痉病义详《金匮》。（痉病五）

363. 太阳病，发汗太多，因致痉。

彭子益：发汗太多，故津液伤。

黄元御：汗多耗其津血，筋脉失养，因感风寒，即成痉，痉病之原如此。（痉病三）

364. 病身热足寒，颈项强急，恶寒，时头热面赤，目赤，独头摇，卒口噤，背反张者，痉病也。

彭子益：身热足寒等等，皆津液伤所致。痉病现证如此。

黄元御：身热足寒，颈项强急，恶寒，头热，面赤，目赤，头摇，口噤，脊背反张者，是为痉病。缘筋统于肝，肝血虚燥，风动筋缩，故头摇口噤。太阳行身之背，膀胱，津液之腑，津亡筋燥。故脊背反折。（痉病四）

365. 太阳病，发热，汗出，不恶寒者，名曰柔痉。

痉病方详金匮。

黄元御：太阳病，发热汗出，不恶寒者，风伤卫也。风性柔，名曰柔痉。（痉病一）

366. 太阳病，发热，无汗，反恶寒者，名曰刚痉。

黄元御：太阳病，发热无汗，反恶寒者，寒伤营也。寒性刚，名曰刚痉。（痉病二）

论湿病

367. 湿家之为病，一身尽疼，发热，身色如熏黄也。

彭子益：土色为黄，土气为湿，故湿病则身黄。湿阻荣卫，故身疼、发热。

黄元御：湿盛则气滞，故疼作。阳郁故发热。土郁故色黄。黄而兼黑，色如烟熏，如曰熏黄。

湿有内外之殊，外感则入经络而流关节，内伤则由脏腑而归脾肾。湿为土气，土居水火之中，水阴而火阳，阴阳交感，水火相蒸，则生湿气。火盛则湿化而为热，水盛则湿化而为寒。湿热者，治以燥凉，湿寒者，治以燥温，在脏腑者，利其水道，在经络者，开其汗孔，湿病之能事毕矣。（湿病二）

368. 太阳病，关节疼痛而烦，脉沉而细者，此名湿痹。湿痹之候，其人小便不利，大便反快，但当利其小便。

彭子益：关节疼烦，脉沉而细，湿伤津，故疼痛、脉细。

黄元御：湿流关节，气道壅阻，故疼痛而烦。经络凝涩，故脉沉而细。湿为阴邪，其性沉滞痹着，故曰湿痹。膀胱者，津液之腑，气化则出，湿则气不化水，故小便不利。前窍不通，则湿气后行，故大便反快。但当利其小便，以泻湿气，则疼痛止矣。（湿病一）

369. 湿家，其人但头汗出，背强，欲得被覆，向火。若下之早，则哕，胸满，小便不利。舌上如脂者，以丹田有热，胸中有寒。渴欲得水而不能饮，则口燥烦也。

彭子益："脂"乃脂膏之"脂"，"寒"字作"痰"字解。下有热而胸有痰，所以舌上如脂也。

黄元御：湿盛阳郁，发而为热，则热蒸皮毛，泄而为汗，若其人但头上汗出，阳壅遏于上，未至盛实于中也。湿在太阳之经，脉络壅阻，是以背强。阳气郁遏，不得透发，故皮肤恶寒，欲得被覆向火。俟其湿热内盛，而后可下，若下之太早，则胃败气逆，哕而胸满，小便不利，舌上如苔。以太阴土湿，木气不达，肝脾郁陷，而生下热。热在丹田，而胸中无热，惟有湿寒，虽渴欲得水，而却不能饮，止是口中烦燥而已。以其阳郁于上，故头汗口渴。舌窍于心，阳虚火败，肺津不布，凝塞心宫，故舌上如苔，如苔则非热盛生苔矣。盖湿证不论寒热，总因阳虚，阳郁不达，是以生热，阳气极虚，则不能化热，止是湿寒耳。（湿病三）

370. 病者一身尽疼，发热。日晡所剧者，此名风湿。此病伤于汗出当风，久伤取冷所致也。

彭子益：日晡，乃申酉时，此时空气收敛，风湿归内故剧。

黄元御：午后湿土当令，故日晡时剧。汗出当风，开其皮毛，汗液郁遏，流溢经隧，阻碍气道，故身痛而发热也。（湿病七）

371. 问曰：风湿相搏，一身尽疼痛，法当汗出而解。值天阴雨不止，医云此可发汗，汗之病不愈者，何也？答曰：发其汗，汗大出者，但风气去，湿气在，是故不愈也。若治风湿者，发其汗，但微微似欲汗出者，风湿俱去也。

彭子益：微微似欲汗出，惟病人自己知道。

黄元御：湿为阳虚，发汗太大，风去而阳亡，阴旺湿增，又值阴雨湿

盛之时，是以湿气仍在。此当微汗以泻之，则风湿俱去矣。（湿病六）

372. 伤寒八九日，风湿相搏，身体烦痛，不能自转侧，不呕，不渴，脉浮虚而涩者，桂枝附子汤主之。若其人大便硬，小便自利者，桂枝附子去桂加白术汤主之。

彭子益： 小便利，大便硬，津液伤，湿不去。必小便减，大便和，湿乃去也。

黄元御： 湿为风郁，两相抟结，营卫寒滞，故身体烦痛，不能转侧。脉法：风则浮虚，脉浮虚而涩者，血分之虚寒也。桂枝附子汤，桂枝和中而解表，附子暖血而去寒也。若其人大便硬，小便自利者，则木达而疏泄之令行，湿不在下而在中，去桂枝之疏木，加白术以燥己土也。（湿病八）

方105　桂枝附子去桂加白术汤

附子三枚（炮，去皮，破）　白术四两　生姜三两（切）　甘草二两（炙）大枣十二枚（擘）

上五味，以水六升，煮取两升，去滓，分温三服。初一服，其人身如痹，半日许复服之，三服都尽，其人如冒状，勿怪。此以附子、术并走皮内，逐水气未得除，故使之耳，法当加桂四两。此本一方二法：以大便硬、小便自利，去桂也；以大便不硬、小便不利，当加桂。附子三枚，恐多也。虚弱家及产妇，宜减服之。

【方解】黄元御： 太阳病，服桂枝未解，因复下之，致心下满而微痛，小便不利，此下伤中气，阳败湿生，胆胃上逆而肝脾下陷也。而表证未解，依然头项强痛，发热无汗，是虽以表邪外束，而实缘里气之内郁。宜桂枝汤去桂枝之发表，加茯苓、白术，去湿而燥土也。

彭子益： 桂枝附子汤证，而小便利大便硬。此津液大伤，湿气不去，宜于桂枝附子汤去桂枝之疏泄小便，加白术以培土气之津液。因津液即是湿气，湿气即是津液，去湿必须养津，而后湿去。湿气之去，全要气行，津伤则气不行，湿气故不能去也。

373. 风湿相搏，骨节烦疼，掣痛，不得屈伸，近之则痛剧。汗出，短气，小便不利，恶风，不欲去衣，或身微肿者，甘草附子汤主之。（原文175）

彭子益： 湿流关节，阳虚不能外达。

黄元御： 湿流关节，烦疼掣痛，不得屈伸，近之则痛剧。气道郁阻，皮毛蒸泄，则汗出气短。阳郁不达，而生表寒，则恶风不欲去衣。湿气痹塞，经络不通，则身微肿。甘草附子汤，温脾胃而通经络，则风湿泄矣。（湿病九）

方106 甘草附子汤

甘草二两（炙） 附子二枚（炮，去皮，破） 白术二两 桂枝四两（去皮）

上四味，以水六升，煮取三升，去滓，温服一升，日三服。初取得微汗则解。能食汗止复烦者，将服五合，恐一升多者，宜服六七合为始。

【方解】黄元御：（无解）

彭子益： 风湿相搏，骨节烦痛，汗出短气，小便不利，恶风不欲去衣。恶风汗出，表阳虚也。短气，中气虚也。小便不利，木气虚也。骨节痛，身微肿，湿也。附子白术补阳除湿，桂枝固表疏木，炙草补中气也。以上三方，乃治湿病之大法也。

374. 湿家病，身上疼痛，发热，面黄而喘，头痛，鼻塞而烦，其脉大，自能饮食，腹中和，无病。病在头中，寒湿故鼻塞，内药鼻中则愈。

彭子益： 内药鼻中，药方缺。

黄元御： 寒湿在头，不关中焦，故自能饮食。湿盛气滞，肺金不清，故头疼鼻塞。内药鼻中，清肺金而去寒湿，则愈矣。（湿病五）

375. 湿家下之，额上汗出，微喘，小便利者，死。若下利不止者，亦死。

彭子益：汗喘，阳亡于上。便利，阳亡于下。上下脱，中气亡，故死也。

黄元御：湿家之证，不可下也。下之额上汗出，微喘，则气脱于上矣，小便利，下利不止，则气脱于下矣，土下俱脱，是死证也。（湿病四）

论暍病

376. 太阳中暍者，发热恶寒，身重而疼痛，其脉弦细芤迟，小便已，洒洒然毛耸，手足逆冷，小有劳，身即热，口开，前板齿燥。若发汗，则恶寒甚。加温针，则发热甚。数下之，则淋甚。

彭子益：暍乃暑火，暑火伤肺，肺主皮毛，与荣卫相合，肺热故作寒热。身重，疼痛，毛耸，逆冷，身热，因于肺热。肺热难于呼吸，故口开。肺热则肾热，故齿燥。弦细芤迟，皆暑伤津液之象。迟者，热则脉缓也。

黄元御：暍者，夏月而伤风寒，郁其表热。表热盛则内气虚，故不可汗下。以寒则伤形，故外闭而为实，热则伤气，故外泻而为虚。当内度本气之虚实，不宜外泥时令之热寒。汗、下、温针之法，所以伐正而扶邪，不可轻犯也。

风寒外闭，阳郁不达，则发热恶寒。阴旺土湿，因表寒而壅遏，故身重疼痛。营卫虚涩，故脉弦细芤迟。小便已去，水降而气升，故惕然振悚。肺主皮毛，故耸然而毛起也。阳衰土弱。四肢失温，故手足逆冷。阳不归根，因动而扰，故小劳而身热。阳明之经，行于口齿，阳明之气不降，故火盛而齿燥。左不在肝，右不在肺，故燥见于前板齿。发汗亡经中之阳，故恶寒甚。温针亡经中之阴，故发热甚。下之阳衰土湿，木郁不泄，故淋甚也。（暍病一）

377. 太阳中热者，暍是也，其人汗出恶寒，身热而渴也。

彭子益：肺热则汗出而渴。肺内热，故外恶寒。暍病方详《金匮》。

黄元御：太阳夏月感冒，而中暑热，其名曰暍。热盛于经，外蒸皮毛，是以汗出。风寒外束，阳郁不达，是以恶寒。肺金被烁，津液耗伤，故身热而渴。《金匮》主人参白虎，清金益气，生津止渴，暍病之定法也。（暍病二）

378. 太阳中暍，身热疼重，而脉微弱，此以夏月伤冷水，水行皮中所致也。

彭子益：暑天浴于冷水，水气将热闭住，故发热、身疼重也。

黄元御：冷水洗浴，汗孔未阖，水溃经络，而皮毛闭塞，经热不泄，故身热而疼。水阻气滞，故肢体重浊。热伤肺气，故脉微弱。肺气遏闭，必生痰饮，《金匮》以瓜蒂吐之，是定法也。（暍病三）

论霍乱

379. 问曰：病有霍乱者何？答曰：呕吐而利，此名霍乱。（原文382）

彭子益：霍者，大也，又散之速也。升降倒行，中气将亡之大乱也。

黄元御：霍乱者，夏秋之月，食寒饮冷，而外感风寒者也。时令则热，而病因则寒，故仲景立法，则主理中。此与太阳阳明合病之呕利，证同而气异。其外有风寒，内有水邪，中气紊乱，胃逆脾陷，则一也，而彼则热郁而莫泄，此则寒郁而莫容，气不同也。其与三阴之吐利，气同而因异。其俱属里寒，则一也，而彼缘脏气之自动，此缘饮食之郁发，因不同也。究之饮食之寒冷，得伤其脏气，总以其里阳之虚，是又其不同而同者也。

食寒饮冷，水谷不消，外感风寒，则病霍乱。脾胃以消化为能，水谷消化，旧者下传而新者继入，中气运转，故吐利不作。水谷不消，在上脘者，则胃逆而为吐，在下脘者，则脾陷而为利。或吐或利，不并作也，若风寒外束，经迫腑郁，则未消之饮食，不能容受，于是吐利俱作。盖胃本下降，今上逆而为吐，脾本上升，今下陷而为利，是中气忽然而紊乱也，故名曰霍乱。（霍乱一）

380. 问曰：病发热头痛，身疼恶寒，吐利者，此属何病？答曰：此名霍乱。霍乱自吐下，又利止，复更发热也。（原文383）

彭子益：荣卫根于脾胃，故吐利则作寒热。吐则伤津，故利止复更发热。

黄元御：表寒外束，故发热、恶寒、头痛、身疼。利止发热者，表里寒盛，经阳郁遏也。（霍乱二）

381. 霍乱，头痛，发热，身疼痛，热多欲饮水者，五苓散主之；寒多不用水者，理中丸主之。（原文386）

彭子益：霍乱病，有热霍乱，寒霍乱，湿霍乱，干霍乱，寒热混合霍乱。经文只论湿、寒二种也。

黄元御：热多欲饮水者，湿盛而阳隔也，五苓利水泄湿，阳气下达，上热自清矣。寒多不用水者，阳虚而中寒也，理中温补中气，阳气内复，中寒自去也。（霍乱五）

方107 理中丸

人参 干姜 甘草 白术（各三两）

上四味，捣筛，蜜和为丸，如鸡子黄许大，以沸汤数合，和一丸，研碎。温服之，日三四，夜二服。腹中未热，益至三四丸，然不及汤。汤法：以四物依两数切，用水八升，煮取三升，去滓。温服一升，日三服。若脐上筑者，肾气动也，去术，加桂四两；吐多者，去术，加生姜三两；下多者，还用术；悸者，加茯苓二两；渴欲得水者，加术，足前成四两半；腹中痛者，加人参，足前成四两半；寒者，加干姜，足前成四两半；腹满者，去术，加附子一枚。服汤后如食顷，饮热粥一升许，微自温，勿发揭衣被。

【方解】**彭子益**：寒霍乱乃湿寒阻滞，升降停顿之病，能饮水而仍吐者，五苓散以去湿补中，不饮水者，是中虚且寒，宜干姜炙草白术人参，温补之药以理中气，而复升降也。

382. 吐利，汗出，发热，恶寒，四肢拘急，手足厥冷者，四逆汤主之。（原文388）

彭子益：寒霍乱中，常有此病，阳亡极速，故用四逆汤。

黄元御：火土双败，表里之阳俱虚，故用四逆。（霍乱六）

383. 既吐且利，小便复利而大汗出，下利清谷，内寒外热，脉微欲绝者，四逆汤主之。（原文389）

彭子益：欲利而尿，又利，又大汗出，脉又欲绝，阳将亡也，故用四逆汤回阳。

黄元御：膀胱不藏，则小便利，卫气不敛，则大汗出，经络脏腑之阳俱虚，故用四逆。（霍乱七）

384. 吐下已断，汗出而厥，四肢拘急不解，脉微欲绝者，通脉四逆加猪胆汁汤主之。（原文390）

彭子益：汗出而厥，阳将亡矣，故用通脉四逆回阳，加猪胆汁养胃胆之阴，以收阳气也。

黄元御：吐利俱止，气泄里寒，经阳虚败，则汗出而厥，四肢拘急，而脉微欲绝。通脉四逆温补火土，以通经脉，猪胆汁清上热而止汗出也。汗出因阳升而上热故也。（霍乱八）

方108 通脉四逆加猪胆汁汤

甘草二两（炙）　干姜三两（强人可四两）　附子大者一枚（生，去皮，破八片）　猪胆汁半合

上四味，以水三升，煮取一升二合，去滓，内猪胆汁，分温再服，其脉即来。无猪胆，羊胆代之。

【方解】**彭子益**：霍乱吐利已止，汗出肢厥，脉微欲绝。汗出肢厥而脉微，此阳气将亡于汗也。通脉四逆，重用干姜温中回阳以复脉，加猪胆汁凉降于上，复阴止汗以潜藏已复之阳也。胆汁寒润，调剂姜附之燥热，妙用大矣。既加干姜，若无胆汁，阳回不能下降，必飞越以去也。

385. 恶寒，脉微而复和，利止，亡血也。四逆加人参汤主之。（原文385）

彭子益：脉和而恶寒为亡血者，阳气既微，阴血亦弱也。故用四逆补阳，人参补气以生血。"和"字不可误"利"字。

黄元御：阳虚则恶寒脉微，而脉复和而无邪，利必止矣。而利泄血中温气，则气既脱而血亦亡也。气血俱虚，阴阳未尝偏胜，故脉虽微而复和。四逆加人参汤，双补火主，并益血中之温气也。（霍乱九）

方109　四逆加人参汤

甘草二两（炙）　附子一枚（生，去皮，破八片）　干姜两半　人参一两

上四味，以水三升，煮取一升二合，去滓，分温再服。

【方解】**彭子益**：利止恶寒脉微。虽微无有病象，此为下利伤血。四逆汤以治恶寒，加人参补气生血，以治脉微也。

386. 吐利止而身痛不休者，当消息和解其外，宜桂枝汤小和之。（原文387）

彭子益：身痛不休为有表证，故用桂枝汤。

黄元御：吐利既去，而痛不休，以表寒未解，经气壅滞之故。桂枝汤，通经解表，小和其外，身痛即休也。（霍乱十）

387. 吐利发汗，脉平，小烦者，以新虚不胜谷气故也。（原文391）

彭子益：脉平，此病已愈之脉。

黄元御：吐利发汗之后，阳气极虚，而脉却平和，是正复邪退，必自愈也。而犹有烦者，以阳气新虚，不胜谷气，谷气不消，则阳郁而烦生故也。（霍乱十一）

388. 伤寒，其脉微涩者，本是霍乱，今是伤寒，却四五日，至阴经上。转入阴，必利。本呕，下利者，不可治也。欲似大便，而反矢气，仍不利者，此属阳明也，便必硬，十三日愈。所以然者，经尽故也。（原文384前段）

彭子益：本呕下利，此是霍乱，不可用伤寒三阴之法为治。便硬矢气，此是阳明，又不可用霍乱之法为治。

黄元御：脉微涩者，中气凝滞而不转也。此本是霍乱，今者乃是伤寒，却四五日之久，方至阴经。伤寒转入三阴之经，必利。若本先呕而后下利者，是转入阴经之吐利，不可以霍乱之法妄治也。若欲似大便，而反矢气，仍不下利者，此不入三阴而传入阳明也，大便必硬，十三日愈。所以然者，十二日则六经俱尽故也。此借伤寒，以辨霍乱。（霍乱三）

389. 下利后当便硬，硬则能食者愈。今反不能食，到后经中颇能食，复过一经能食，过之一日当愈，不愈者，不属阳明也。

彭子益：六日为一经，后六日为后经。能食而病愈，胃阳旺也。能食而病不愈，乃霍乱病下利后之虚证也。以上二章，乃伤寒霍乱相似之病，然霍乱不传经，盖借霍乱以证伤寒耳。

黄元御：阳明初证，亦有下利呕吐之条，甚似霍乱。但阳明下利后，大便当硬，便硬能食者，六日经尽自愈。若今更不能食，六日经毕不愈，到后一经中，颇能食，是初经不能食，复过一经能食也。如此则十二日后经亦尽，十三日，过后经之一日，必当愈。若不愈者，此不属阳明也。此亦借伤寒以辨霍乱。（霍乱四）

论瘥后劳复

390. 大病瘥后喜唾，久不了了者，胃上有寒，当以丸药温之，宜理中丸。（原文396）

彭子益：此病常有。

黄元御：瘥后劳复者，病愈而复发者也。或余热犹存，停水未去，或宿物郁浊，新谷壅阻，偶因调理不节，伤其中气，旧根立发，新病如初。病因不同，立法亦异，清金泻水，发表攻中，内扫宿物，外损新谷，浊瘀消散，障碍清空，还其冲虚澹静之常，复其回运升沉之旧。劳复之病，爰无遗法，盖宿草之再发者，以有根也，削迹无遗根，则蔓自除矣。

病后阳虚，胃寒气逆，津唾上涌，久不了了。此当以丸药温之，不便急下，宜理中丸也。（瘥后劳复一）

郑钦安：按病后喜唾不了，中宫有寒湿未尽也。寒湿上逆而不降，故唾不止，法宜温中降逆，是一定之理也。（瘥后劳复四）

391. 伤寒解后，虚羸少气，气逆欲吐者，竹叶石膏汤主之。（原文397）

彭子益：中虚胃热，胃热则气不降，故少气。

黄元御：病后中气虚，胃逆，故虚羸少气，气逆欲吐。胃逆则火金不降，肺热郁生。竹叶石膏汤，竹叶、石膏，清金而润燥，参、甘、粳米、半夏，补中而降逆也。（瘥后劳复二）

郑钦安：寒邪既称解后，人既虚羸少气，本属不足，气逆欲吐，大半阴邪上逆，正气不支，法宜温中、扶阳、降逆为是。原文以竹叶石膏汤，是为胃热上攻者说法，若施之于虚羸少气之人，断乎不可。学者务宜于病情或寒或热上体会，庶不致误。（瘥后劳复五）

方110　竹叶石膏汤

竹叶（二把）　石膏（一斤）　半夏（半升，洗）　麦门冬（一升，去心）人参（二两）　甘草（二两，炙）　粳米（半升）

上七味，以水一斗，煮取六升，去滓，内粳米，煮米熟汤成，去米。温服一升，日三服。

【方解】**彭子益：**伤寒愈后，虚羸少气，气逆欲吐，此伤寒阳明病后津伤燥起。

参、草、粳米补气生津，石膏、麦冬清燥，竹叶、半夏降逆也。

392. 大病瘥后，从腰以下有水气者，牡蛎泽泻散主之。（原文 395）

彭子益：腰下有水，乃湿热瘀阻。

黄元御：病后上虚，不能制水，从腰以下有水气者，肾阴之盛也。牡蛎泽泻散，牡蛎、栝楼，清金而泻湿，蜀漆、海藻，排饮而消痰，泽泻、葶苈、商陆，决郁而泻水也。（瘥后劳复三）

郑钦安：按大病瘥后，从腰下有水气者，是病不责之太阳，而责之于肾也。太阳底面，即是少阴，太阳病已，而少阴肾气发泄于外，故现腰以下有水气，法当温肾收纳，若牡蛎泽泻散，是亦利水之一法也，似非正论。（瘥后劳复三）

方111　牡蛎泽泻散

牡蛎（熬）　泽泻　蜀漆（暖水洗，去腥）　葶苈子（熬）　商陆根（熬）　海藻（洗，去咸）　栝楼根（各等份）

上七味，异捣，下筛为散，更于臼中治之。白饮和服方寸匕，日三服，小便利，止后服。

【方解】**彭子益**：大病已愈之后，从腰以下有水气者，此肺热不能收水。泽泻、葶苈、商陆、海藻、蜀漆以逐水，牡蛎、栝楼以清肺热也。

393. 伤寒瘥已，复更发热，小柴胡汤主之。脉浮者，以汗解之。脉实者，以下解之。（原文 394）

彭子益：惟少阳经病缠绵，实以下解。因其在表里之间也。若无少阳经证，浮以汗解。

黄元御：病后中气未复，最易感伤，设更见发热者，宜柴胡汤温里而清表。其脉浮者，病在表，应以汗解之，脉沉实者，病在里，应以下解之也。（瘥后劳复四）

郑钦安：按病既称瘥已，何得更现发热乎？又并未现出柴胡证，何得以小柴胡汤主之？即脉浮、沉、实，亦当审其何部何经，应表解、应下解、方可定案，此以笼统言之，定非确论。（瘥后劳复二）

394. 大病瘥后劳复者，枳实栀子汤主之。若有宿食者，加大黄如博棋子五六枚。（原文393）

彭子益：劳复多热，多结。

黄元御：病后邪退正复，清气流通，浊阴消散矣。若因劳而复，则浊阴凝聚，清气堙郁，里热重生，壅闷又作，缘其中气新虚，易于感伤故也。宜枳实栀子豉汤，枳实泻其壅满，栀子清其郁热，香豉散其滞气也。若有宿食不消，阻碍中脘者，加大黄下其郁陈，以还其气化之新也。（瘥后劳复五）

郑钦安：按大病瘥后，稍有劳动，而病依然复初，此皆元气薄弱之故，不得按前法治之。但病（果按）劳复一证，果系何脏损伤，何经为病？病瘥后，稍有劳动，其病依然，应按脏经施治，原文所主之方，大非确论，恐有遗误。（瘥后劳复一）

方112　枳实栀子汤

枳实三枚（炙）　栀子十四个（擘）　香豉一升（绵裹）

上三味，以清浆水七升，空煮取四升；内枳实、栀子，煮取三升，下豉，更煮五六沸，去滓，温分再服。复令微似汗。若有宿食者，内大黄如博棋子大五六枚，服之愈。

【方解】**彭子益**：大病愈后因劳病复，此中气热窒。栀子清热，枳实香豉理滞也。有宿食加大黄。

395. 病人脉已解，而日暮微烦，以病新瘥，人强与谷，脾胃气尚弱，不能消谷，故令微烦，损谷则愈。（原文398）

彭子益：病新瘥，脾胃弱，损谷以养脾胃。

黄元御：日暮阳收，宿食阻碍，阳气不降，是以生烦。食减易消，则愈也。（瘥后劳复六）

郑钦安：胃气旺，则食谷易消，胃气弱，则食难化，此亦理之常也。今日暮而微烦，正阴长阳消之时也。损谷则愈，使其食不骤，而胃气宽舒，自可无虞矣。

论阴阳易病

396. 伤寒，阴阳易之为病，其人身体重，少气，少腹里急。或以阴中筋挛，热上冲胸，头重不欲举，眼中生花，膝胫拘急者，烧裈散主之。（原文392）

彭子益：医阳以阴，医阴以阳，天人之妙，皆圆运动。

黄元御：阴阳易者，男女交易之病也。以其原无阴阳寒热之偏，而病传于他人，非关于本气，则温凉补泻之法，俱无所用，惟以同气相召，引之前出。盖病原于人我之贸迁，是以其所无易其所有也，法亦用男女之交换，仍以其所有易其所无也。彼以易来，此以易往，不烦别方，而阴阳互位，物我各还，妙难言喻也。

伤寒新瘥，男女交感，阴邪传染，是谓阴阳易。伤寒之病，无论阴阳，肾水升泄，阴精必寒。以此阴寒之气，传之于人，阴盛气滞，则身体重浊。水寒木郁，则腹满里急，阴中筋挛，膝胫拘急。下寒则阳气升格，热上冲胸，虚乏少气，眼中生花，头重难举。其病肝肾下寒，肺心上热，烧裈散同气感召，阴寒下泻，则复其和平之旧矣。

郑钦安：阴阳易病，皆由新病初愈，余邪尚未大尽，男与女交则女病，女与男交则男病，以致一线之余毒，势必随气鼓荡，从精窍而发泄也。治之不外扶正为主。至于烧裈散一方，男用女裈，女用男裈，近阴处布方寸，烧灰兑药服之，亦是取阴阳至近之气机，必引药深入，亦是近理之论。余于此等证，在大剂扶阳，取童便为引，服之屡屡获效。

方113 烧裈散

裈裆

上取妇人中裈近阴处，剪烧灰，以水和服方寸匕，日三服，小便即利，阴头微肿，则愈。妇人病，取男子裈裆烧灰。

彭子益读法总论

研究《伤寒论》，须根据事实，以探求学理。内容六瓣之一橘，事实也。本篇荣卫病各章，原文称为太阳病。表病责在荣卫，或由表入腑而病阳热，或由表入脏而病阴寒，只视各人素来阴阳之偏耳。若将表病责在太阳，起首便将表里混乱。所以后人又添了传经为热、直中为寒之臆度，整个《伤寒论》的理路，更使人无法找寻。本篇首揭荣卫，名正言顺，事实显然。

上篇荣卫本病，为桂麻汗法之病；阳明胃腑本病，为三承气下法之病；三阴脏本病，为姜附温法之病；少阳胆经本病，为柴胡和解之病。上篇各章，应作一气读，一概念间，便将整个《伤寒论》的本体了然。

中篇各章，皆本体较复的事实。然既能于一概念间了然上篇的整个，自能于一概念间了然中篇的整个也。

下篇荣卫坏病，由本体病变乱而来。上、中篇揭出本病，正以使下篇易于分别何以成坏病也。下篇阳明胃腑病寒，名虽阳明，实则阳明阳退也。下篇三阴脏病热，太阴则湿盛，郁住木气，木郁则生热也。少阴则心火与肾水同气，火败则水寒，火复则生热也。厥阴则肝经与心包同气，相火败则木气寒，相火复则生热也。少阳胆经坏病，少阳经与脏腑相通，亦如荣卫与脏腑相通，故少阳亦有坏病也。如此则于一概念间了然下篇的整个，如此则于一概念间了然三篇仍是整个。

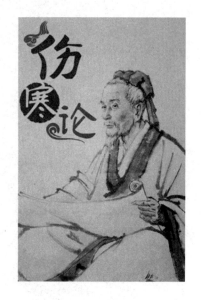

传经另立一篇，所以使"传经"二字的意义，彻底明显也。

疑难各章，另立一篇，事实与文字，

多费思索之故，有碍一概念间整个认识的成功也。

类证另立一篇，不因借证旁参之故，窒碍本论整个之表现也。

人身一小宇宙，整个的《伤寒论》乃整个人身、整个宇宙的剖解学与生理学。认识整个《伤寒论》，一切外感内伤各病的原理自能认识。此篇次序，乃为求认识整个《伤寒论》之一法耳。爰为诀以作全篇之归纳焉。

诀曰：

伤寒之病，先分表里，表曰荣卫，里曰脏腑。

荣热卫寒，腑热脏寒，寒热偏见，运动不圆。

荣卫之法，桂枝麻黄，总统六经，并非太阳。

太阳桃核，阳明承气，少阳曰经，大小柴剂。

太阴四逆，少阴附子，厥阴乌梅，诸法由此。

腑不病寒，脏不病热，腑寒脏热，别有关注。

荣卫少阳，乃有坏病，少阴厥阴，独有死证。

传经二字，令人滋疑。只问见证，莫拘日期。

伤寒之法，是一整个，表里与经，条理不错。

整个之外，温痉等则，借证伤寒，别列于后。

附录

彭子益《伤寒论》方剂归类

《伤寒论》为中医方书之祖，凡外感内伤，一切病理、方法，皆包括在内，不独是"伤寒"一部分之书。中医之坏者，医家大都未将《伤寒论》研究明白故也。

医家未将《伤寒论》研究明白，非医家不肯研究，乃医家无法研究。何也？《伤寒论》章次已非原书，文理又极深古，前人注释愈纷，理路愈乱。陈修园、唐容川于伤寒理路，则门外汉矣，医家大都只知读此二人之书，宜医学愈趋黑暗！

是编以学者易于了解理路为主，详于病理药性，而略于原文，根据系统学理，明白注释病理、药性，一学到底。徐灵胎编《伤寒类方》自序曰："余学《伤寒论》三十年，始得要领。"徐氏以类方为要领，去要领远矣！

是编虽略于原文，无证无方，不根据原文，先明白是编，再去研究原文，原文庶易了解。而前人注释如何错误，自然有辨别之眼光。既已明白病理药性，即能应用于无穷，研究原文可也，不研究亦可也。

是编方名之次序，即是理路之具体。费一日一夜之力，即可将方名之次序记熟，此学《伤寒论》最切当、最简易之法。方名之次序记清，全部《伤寒论》之理路得其要领矣。

理路只"表里寒热"四字，即可贯穿一百一十三方。篇中处处抱定此旨，头头是道，滴滴归源。学者能将一百一十三方并成三方，则入仲景之室矣，《伤寒论》之理路，《伤寒论》之法也。

太阳上篇本病

桂枝汤、麻黄汤、桂枝麻黄各半汤、桂枝二越婢一汤、桂枝二麻黄一汤、大青龙汤、小青龙汤、白虎汤、白虎加人参汤、五苓散、茯苓甘草汤、文蛤散、二白散、桃核承气汤、抵当汤、抵当丸。

太阳中篇坏病

麻杏石甘汤、甘草干姜汤、芍药甘草汤、新加汤、葛根黄连黄芩汤、桂枝去芍药汤、桂枝去芍药加附子汤、桂枝加厚朴杏子汤、桂枝去桂加茯苓白术汤、厚朴生姜甘草半夏人参汤、栀子厚朴汤、栀子干姜汤、栀子豉汤、栀子甘草豉汤、栀子生姜豉汤、桂枝加附子汤、芍药附子甘草汤、苓桂术甘汤、桂枝甘草汤、茯苓桂枝甘草大枣汤、桂枝加桂汤、桂枝去芍药加蜀漆龙骨牡蛎汤、桂枝甘草龙骨牡蛎汤、茯苓四逆汤、干姜附子汤、乌梅丸。

太阳下篇坏病结胸痞证

大陷胸汤、大陷胸丸、小陷胸汤、桂枝人参汤、大黄黄连泻心汤、附子泻心汤、十枣汤、生姜泻心汤、甘草泻心汤、赤石脂禹余粮汤、旋覆花代赭石汤、瓜蒂散。

阳明上篇实证

桂枝加葛根汤、葛根汤、葛根加半夏汤、调胃承气汤、大承气汤、小承气汤、蜜煎导方、猪胆汁方、麻仁丸。

阳明下篇虚证

吴茱萸汤、猪苓汤。

少阳上篇本病

小柴胡汤、柴胡桂枝汤、小建中汤、黄芩汤、黄芩加半夏生姜汤、大柴胡汤。

少阳下篇坏病

炙甘草汤、柴胡加龙骨牡蛎汤、柴胡加芒硝汤、柴胡桂枝干姜汤、半夏泻心汤。

太阴全篇

四逆汤、黄连汤、桂枝加芍药汤、桂枝加大黄汤、茵陈蒿汤、麻黄连翘赤小豆汤、栀子柏皮汤。

少阴全篇

麻黄附子细辛汤、麻黄附子甘草汤、附子汤、甘草汤、桔梗汤、半夏汤、苦酒汤、猪肤汤、真武汤、四逆散、通脉四逆汤、白通汤、白通加猪胆汁汤、桃花汤、黄连阿胶汤。

厥阴全篇

乌梅丸、当归四逆汤、当归四逆加吴茱萸生姜汤、干姜黄连黄芩人参汤、麻黄升麻汤、白头翁汤。

伤寒类证方

桂枝附子汤、去桂加白术汤、甘草附子汤、理中丸、通脉四逆加猪胆汁汤、四逆加人参汤、竹叶石膏汤、牡蛎泽泻散、枳实栀子豉汤、烧裈散。

六经提纲

"六经提纲"乃辨别《伤寒论》全书病证之根据，须先将六经提纲原文了解熟记，病理、病状融会于心，然后逐方研究下去，自然容易清楚。如不先于提纲下手，则处处缠扰矣。

太阳之为病，脉浮，头痛项强而恶寒。脉浮而紧，浮则为风，紧则为寒，风则伤卫，寒则伤营，营卫俱伤，骨节烦痛，当发其汗也。（本节"恶寒"二字，已有"发热"二字在内。观下节营卫俱伤便明。因营郁则发热，卫郁则恶寒，一定之理。所以桂枝汤证则曰："发热汗出"）

阳明之为病，胃家实也。伤寒三日，阳明脉大。阳明病，身热，汗自出，不恶寒，反恶热也。阳明居中土也，万物所归，无所复传，始虽恶寒，二日自止。

少阳之为病，口苦，咽干，目眩也。应包括耳聋胁痛四字在内。脉弦细，头痛发热者，属少阳。干呕不能食，往来寒热，脉结代，心动悸，少阳病，但有一证即是。

太阴之为病，腹满而吐，食不下，自利益甚，时腹自痛。病发热，头痛，脉反沉，不瘥，身体疼痛，当温其里。（此沉，但不浮亦是沉也。）

少阴之为病，脉微细，但欲寐也。此微细之脉必兼沉也。口中和，（此"和"字是"淡"字之意。）背恶寒，身痛手足寒，外热。

厥阴之为病，脉细肤热，手足厥而烦，消渴，气上撞心，饥不欲食，食即吐蛔。

《伤寒论》歌括

初学最宜歌括，历来歌括皆详于药，而略于证，注解又无理路系统，囫囵吞枣，殊少益处。此篇，每方只用歌括四句，病症、病理有详无略。注解则系统归一，理法详尽，使学者读此一篇，即得仲圣真传，事半功倍。作者自信为历来注释伤寒最近、最是之唯一善本。

歌括与方名次序、六经提纲，合为一篇，伤寒原方另为一篇，注解（见《伤寒论方解篇》）又另为一篇。欲学者将歌括与方名次序、六经提纲字字记熟，之后将原方用药与注解理法自然消纳于歌括之中，于治病之时，有融会贯通、得心应手之妙。此守约施博之法，欲学者今日不白费心力，将来收美满效果也。《伤寒论》药性简释如下。

太阳上篇本病

桂枝汤证

卫伤营郁有汗风，芍草姜枣桂枝宗，
泄营和胃能调汗，滋养津液并补中。

（脉紧无汗忌服）

麻桂各半汤证

恶寒发热痛无汗，面热脉微身痒现，
不得小汗双解之，麻黄桂枝须各半。

桂二婢一汤证

发热恶寒热偏多，脉弱不紧汗莫过，
泄营泄卫兼清热，另从轻剂用中和。

桂二麻一汤证

营卫表证形如疟，日仅再发正气弱，
桂二麻一两解方，重营轻卫有斟酌。

大青龙汤证

表证浮紧不汗出，表郁内燥阳明入，
缓重内热亦大青，脉弱汗风膏忌服。

小青龙汤证

呕咳渴利噫与喘，心悸不利少腹满，
表证水郁入太阴，麻生姜辛味夏挽。

白虎汤证
（人参白虎汤）

表解洪滑烦渴厥，外则背寒里则热，
保中清燥白虎汤，汗多而渴加参则。

五苓散证

（文蛤散、白散、茯苓甘草汤）

发热而渴水仍吐，泄水解表五苓主，
水结文蛤与白散，汗出不渴苓甘处。

桃核承气汤证

表在热甚结膀胱，少腹急结人如狂，
瘀血不下须攻里，解表当先后此汤。

抵当汤证

六七日后表犹存，不见结胸脉反沉，
腹硬发狂小便利，热入血府抵当行。

太阳上篇总结

荣桂卫麻为正治，兼防腑脏青龙次，
白虎五苓以继之，桃抵本病无余事。

太阳中篇坏病

桂枝汤证

表病发汗病仍在，乃逐下之病遂坏，
如其下后脉仍浮，仍宜桂枝已结外。

麻杏石甘汤证

汗下之后肺燥满，汗出喘外无大热，
清燥泻肺须顾中，麻杏石甘不可缓。

人参白虎汤证

大汗吐下后渴烦，洪大恶风舌燥干，
白虎加参须速进，生津清燥顾中安。

调胃承气汤证

汗后恶热与谵语，微满微烦胃突起，
已吐下后胃有热，调胃承气微下已。

五苓散证

因汗烦渴溲不利，浮数微热动湿气，
坏入太阴应泄湿，未汗烦渴大青义。

甘草干姜汤证

（芍药甘草汤）

脉浮自汗有内热，误服热药燥吐厥。
草姜温中芍草伸，承气轻施谵语彻。

汗后吐后方证

汗后反吐胃气逆，吐后生烦欲冷食，
上是客热中是寒，清上温中莫偏热，
　　（长沙无方理如此。）

新加汤证

汗后身痛脉沉迟，血中温气被消失，
桂枝汤内加芍药，新加人参湿润脏。

四逆汤、桂枝汤证

表证误下利难支，身痛表里皆病之，

急先救里宜四逆，后急救表宜桂枝。

葛根连芩汤证

表证误下利不止，脉促表在喘汗起，
隔热温药不得施，先清后温葛根使。

桂枝去芍药汤、去芍药加附子汤证

表证误下促脉露，解表仍须桂枝助，
胸满去芍避中寒，恶寒去芍还加附。

桂枝厚朴杏子汤证

表证误下发微喘，里阴上逆肺气慢，
仍用桂枝厚杏加，解表降逆功两管。

桂枝去桂加白术茯苓汤证

服汤或下心满痛，尿闭无汗表热重，
此是胆逆湿伤津，去桂合加苓术用。

厚朴姜夏参甘汤证

发汗之后腹满胀，中虚不运浊逆上，
浊逆清陷本相连，厚朴姜夏参甘当。

栀子厚朴汤证

（栀子厚朴汤、栀子干姜汤、
栀子香豉汤、栀子甘草豉汤、栀子生姜豉汤）

汗吐下后腹满烦，身热胸室懊难眠，
少气干呕五栀汤，得吐止服忌栀寒。

桂枝附子汤证

表证发汗汗出漏，恶风便难肢急候，
桂枝加附进莫迟，迟则阳亡难挽救。

芍药甘草附子汤证

发汗不解反恶寒，肾家阳泄命将残，
附子四阳甘补中，芍药清风阳自还。

苓桂术甘汤证

吐下之后逆满眩，又汗动经振摇现，
沉紧水湿木生风，苓桂术甘法最善。

真武汤证

表病发汗仍发热，悸眩肉动欲擗地，
阳亡土败又风生，真武救之莫疑惑。

桂枝甘草汤证

过汗叉手自冒心，汗亡心液致风生，
培土达木风自静，药虽二味效如神。

桂苓甘枣汤证

过汗脐悸欲奔豚，木枯土湿下寒凝，
补土去湿温肝经，不用术附此方灵。

桂枝加桂枝汤证

烧针令汗核起赤，被寒欲作奔豚时，
气从少腹上冲心，桂枝加桂达木急。

桂枝去芍药加蜀漆龙骨牡蛎汤证

用火迫汗令阳亡，起坐不安发惊狂，
吐腐镇惊调木土，恐寒中气去芍良。

桂枝甘草龙骨牡蛎汤证

火逆即下又烧针，内外阳亡烦躁生，
疏木培中嫌枣滞，桂甘龙牡针神魂。

茯苓四逆汤证

汗下之后病仍在，烦躁不宁知土败，
姜附参草重加苓，泄水抚阳能救坏。

干姜附子汤证

下后复汗阳脱根，昼日烦躁夜安宁，
不呕不渴无表热，脉沉干姜附子行。

乌梅丸证

病有积寒复发汗，肾肝虚冷必吐蛔，
上热下寒阳微脱，乌梅丸理贵深求。

太阳下篇坏病结胸痞证

大陷胸汤证

有热下早成结胸，脉沉胸硬痛如弓，
脉浮烦躁陷胸死，沉用陷胸浮理中。

大陷胸丸

结胸亦有似柔痉，项强后折腑则痛，

病连项号须缓攻，变汤为丸一宿动。

小陷胸汤证

按之始痛名小结，不沉另是浮滑脉，
病势即轻药亦轻，无水莫攻但清热。

脏结证

胁下素痞与脐接，痛引阴筋阴寒得，
人静舌滑阳热无，死证莫攻名脏结。

结胸变证

误下利止胸必结，不止不结利协热，
不结头汗颈下无，小便不利发则黄。

桂枝人参汤证

未成阳明下胸结，未成太阴下痞塞，
又痞又利桂枝参，双解表里痞证决。

大黄黄连泻心汤证

痞濡恶寒表未清，热瘀膈上败中因，
桂枝先表泻心后，连黄取味最宜轻。

附子泻心汤证

痞濡变硬浮变沉，上热未去下寒生，
恶寒下寒汗上热，三黄加附亦泻心。

十枣汤证

痞硬呕利引胁痛，气短头疼水格重，

如若汗出作有时，不恶寒以十枣送。

生姜泻心汤证

汗解痞硬干呕臭，下利雷鸣胁水候，

中则虚寒上浊热，生姜泻心奇效奏。

甘草泻心汤证

误下下利数十行，完谷痞呕烦雷鸣，

中气虚寒胃有热，甘草泻心法最明。

赤石脂禹余粮汤证

误下下利心痞硬，泻心理中利反甚，

此利下滑非中焦，涩肠利水治方顺。

五苓散证

本因误下得心痞，泻心不解渴烦起，

小便不利用五苓，湿去中复痞自已。

旋覆花代赭石汤证

汗吐下后表已解，心下痞硬噫气在，

土败胃逆浊填胸，补中降浊此汤宰。

瓜蒂散证

证如桂枝头项不，寸脉微浮胸痞筑，

气卫咽喉有寒痰，瓜蒂吐之亡血勿。

痞证经脉动惕表里俱虚

痞硬胁痛气卫喉，眩冒动惕阳明柔，

面青难治黄易治，中气津液各面求。

太阳中下篇总结

表曰荣卫里脏腑，坏病表里不清楚，
坏入阳明与三阴，坏而入坏结痞数。

阳明经上篇实证

伤寒三日胀大实，自汗潮热日晡值，
谵语满痛小便长，大承气汤在六日；
欲知燥屎先小承，如不矢气屎未成，
能食不痛尿转少，皆无燥屎证分明；
发汗满痛热汗多，目不了了晴不和，
急下三证休轻用，须参脉证乃不过；
小便不利卧不得，既喘且冒有微热，
内有燥屎因津亡，大承轻用须凭脉。

小承气汤证

潮热谵语满不痛，尿数屎硬小承用，
滑疾微和矢气宜，若不矢气勿再服。

调胃承气汤证

太阳三日汗之后，蒸蒸热烦调胃候，
若是自利脉调和。此亦内实亦可受。

蜜煎导方猪胆汁方证

自汗又汗津液竭，尿或过利屎干结，
此为津伤不可攻，自欲便时蜜胆得。

麻仁丸证

脉浮而涩小便数，胃强津枯属脾约，
润攻兼用麻仁丸，缓缓用之屎自和。

抵当汤证

阳明热浮人喜忘，下有瘀血阻清阳，
屎难干硬便反易，其色必黑主抵当。

桂枝汤、麻黄汤证

脉浮汗多微恶寒，二阳解表桂枝权，
浮而无汗喘胸满，解表麻黄下莫先。

桂枝加葛根汤证

二阳项背强几几，桂枝加葛法又殊，
汗出恶风双解好，阳明经热入腑初。

葛根汤、葛根加半夏汤证

二阳合病有葛根，自利表湿热胃经，
不利呕多加半夏，阳明初气定法真。

阳明少阳合病

阳明少阳合自利，土脉不负顺之意，
滑而兼数有宿食，下食亦是大承气。

三阳合病

三阳合病脉大浮，关上尤大阳郁留，
但欲眠睡目合汗，表里兼清方可瘳，
三阳合病腹满重，口謇面垢谵遗共，

若是自汗脉不虚，白虎加参方可用。

（长沙未立方，总不外凉荣兼清胆胃也。）

阳明经下篇

吴茱萸汤、四逆汤证

阳明哕呕尿不利，不食肢汗胃阳去，

名为阳明实太阴，茱萸四逆温补义。

茵陈蒿汤证

发热头汗尿又秘，渴饮懊恼发黄必，

无汗尿秘亦发黄，热瘀土内茵陈宜。

阳明少阳合病小柴胡汤证

潮热便溏或不便，胁痛而呕舌白现，

此病不可治阳明，小柴胡汤为正辨。

麻黄汤证

身面患黄虽小便，嗜卧脉浮不得汗，

去太阴湿麻黄汤，兼少阳证不可散。

欲衄盗汗面赤

衄盗赤皆热在经，同是脉浮表贵清，

经热里虚莫误治，误作实治祸即生；

阳实谵语虚郑声，虚实证脉自易分，

阳明篇内列虚证，仲景真传已显明。

阳明上下篇总结

中土热实表证人，有表发表兼清郁，

表净三承轻重施，下篇虚寒太阴司。

少阳上篇本病

小柴胡汤证

少阳证脉或烦呕，渴痛痞硬尿少有，
心悸微热咳数条，按条加减小柴守；
真热恶寒头项强，胁满肢温渴异常，
项强乃是木气枯，和解莫汗小柴良。

小建中汤证

阳涩阴弦腹中痛，木枯法宜建中用，
不痊仍用小柴胡，此因脉涩加慎重。

大柴胡汤证

发热汗出病不退，心中痞硬下利最，
热汗乃由内热蒸，和解攻热大柴贵；
数日头汗微恶寒，肢冷心满饮食难，
便硬脉细为阳结，小柴不了大柴愈。

调胃承气汤证

太阳过经十余日，温温欲吐胸痛实，
便溏腹满而郁烦，先自吐下调胃持。

黄芩汤、黄芩加半夏生姜汤证

太少合病自下利，和解经热黄芩剂，
呕加半夏与生姜，保中清热防承气。

柴胡桂枝汤证

伤寒七日热微寒，心结微呕肢疼烦，

表证犹存两解之，柴胡桂枝并用贤。

麻黄汤证

十日嗜卧脉浮细，胸满腹痛小柴愈，

但浮解表仍麻黄，少阳忌汗莫大意！

热人血室妇人病，胁满谵语如疟应，

昼了暮谵经水困，小柴抵当用须慎。

传经

传经莫与脏腑混，六日六经荣卫论，

脉静身凉食不烦，方是不入脏腑证。

少阳下篇坏病

小建中汤、炙甘草汤证

脉细头痛误发汗，土木干枯烦悸现，

结代而悸炙草汤，滋补土木法最善。

柴胡加龙骨牡蛎汤证

耳聋目赤烦满胸，惊谵身重尿不通，

此因吐下伤木液，柴胡龙牡镇温攻。

小柴胡汤、大柴胡汤证

柴胡误下仍柴胡，发热蒸蒸战汗出，

呕烦心下郁郁急，大柴双清病可除。

柴胡加芒硝汤证

再经不解胁满呕，日晡潮热大柴有，
微利小柴解外先，再加芒硝经腑走。

柴胡桂枝干姜汤证

数日已汗又下之，满结尿癃渴烦时，
往来寒热但该汗，柴胡桂姜温解施。

误下身黄

不食肠满面身黄，小便不通头项强，
小柴下重饮后呕，小柴不中另商量。

结胸

太少并病如结胸，切莫汗下刺即松，
头汗无热为水结，攻水仍宜大陷胸。

痞证

复与柴胡汗则解，心满硬痛结胸在，
满而不痛痞之征，半夏泻心温清采。

少阳篇总结

少阳为枢和解息，兼表兼腑表下宜，
坏病中伤与木枯，脏腑牵连结痞急。

太阴全篇

四逆汤证

太阴为病寒湿虚，利吐腹满自痛俱，

脉沉身痛利不渴，炙草干姜附子医。

桂枝汤证

发热脉浮为有表，不见里证桂枝了，
表证如兼利胀疼，温里为先四逆好。

黄连汤证

病在太阴胃有邪，腹痛欲呕胸有热，
温中清热黄连汤，此是土虚被木贼。

桂枝芍药汤、桂枝加大黄汤证

表病反下满实痛，病入太阴木邪重，
解表还将木邪攻，胃弱芍黄减轻用。

茵陈蒿汤、栀子柏皮汤证

尿秘腹满黄如橘，湿热在里茵陈除，
黄而发热表热多，栀子柏皮方莫忽。

麻黄连翘赤小豆汤证

湿热在里身发黄，不得汗尿病难当，
麻黄连翘赤小豆，汗尿补中清热方。

寒湿发黄

不因尿秘热瘀里，汗后忽然黄病起，
此属湿寒忌下攻，温寒去湿理中取。

太阴篇总结

阳明阳败病太阴，水木合邪想土侵，
实痛热黄非阴土，少厥死证在是经。

少阴全篇

附子汤证

少阴寒卧痛沉微，火灭土败木风随，
附子苓术参芍药，土复风静并阳面。

四逆汤证

心中温温吐不吐，肢寒弦迟热延阻，
若无热涎干呕生，内寒急温四逆主。

真武汤证

腹疼肢重尿不利，自下利者有水气，
扶土泄水真武汤，亦与急温同一例。

通脉四逆汤证

下利里寒而外热，又见肢厥脉欲绝，
反不恶寒有生机，利止无脉服通脉。

白通汤、白通加猪胆汁汤证

下利脉微白通宜，仍利无脉又厥逆，
热药下咽干呕烦，加猪胆汁乃为吉。

吴茱萸汤证

少阴吐利肢又厥，烦躁欲死胃肠绝，
参枣茱萸回胃阳，寒水侮土四逆别。

麻黄附子细辛汤证

少阴始得无里证，脉沉发热头痛甚，

麻黄发表附辛温，少阴忌汗用须慎。

桃花汤证

腹痛尿秘利不止，又便脓血湿寒事，
既是湿寒桃花汤，若稍生热经穴刺。

身热便血证

少阴一身手足热，八九日间必便血，
木火双陷非少阴，肾仍是寒膀胱热。

四逆散证

少阴四逆咳或悸，腹痛泄利尿不利，
下重四逆散主之，复土疏木另一义。

猪苓汤证

少阴下利咳呕烦，渴而欲饮不得眠，
土湿木涩阳不归，阿胶二苓滑泽贤。

甘草汤、桔梗汤、半夏汤证

少阴咽痛津液伤，心火不降逆为殃，
培中降逆下卫法，甘草桔夏共三汤。

苦酒汤、猪肤汤证

少阴咽痛咽生疮，声音不出苦酒汤，
下利咽痛胸烦满，涩滑润燥猪肤方。

火劫谵语发汗动血证

利饮谵语被火劫，无表强汗则动血，

血从口鼻目中出，是为下厥与上竭。

亡阳死证

沉细但卧睡不熟，不烦自吐汗自出，
忽然自利烦躁生，四肢不厥亦死徒；
恶寒身倦利又厥，不烦而躁又无脉，
虽不下利亦虽生，此是微阳已消减；
下利虽止而头眩，时时自冒阳根断，
六七日后忽息高，俱是死证不可犯。

阳回不死证

吐利不厥反发热，脉不至灸少阴穴，
恶寒而倦时自烦，利止寒倦温可得。

土盛水负黄连阿胶汤证

少阴负扶阳者顺，燥土克水阳明论，
阿胶黄连润阴液，莫谓少阴有土胜。

大承气汤急下三证

口燥咽干痛青水，腹胀不便阳明累，
少阴寒水病则寒，归入阳明得原委；
少阴主气君火当，克火侮土水为殃，
阴脏况皆真寒病，有热之处另相商。

厥阴全篇

乌梅丸证

厥阴脉细热厥还，消卫热疼饥蛔连，
水火土木都作病，温清兼用乌梅丸。

当归四逆汤证

厥阴肢寒脉细绝，浮革肠鸣归四逆，
其人平日有内寒，当归四逆加茱萸。

四逆汤证

肢冷腹痛为冷结，汗出热在内拘急，
腹痛转气趋少腹，下利恶寒皆四逆。

干姜人参连芩汤证

自利有经吐下伤，寒格原属四逆当，
食入仍吐寒格热，热用芩连寒参姜。

茯苓甘草汤、吴茱萸汤证

厥而心悸先治水，茯苓甘草法为美，
干呕项痛吐沫涎，土被木贼宜温胃。

瓜蒂散证

饥不能食脉乍紧，胸中烦满手足冷，
胸中有邪当吐之，瓜蒂散方用宜慎。

麻黄升降汤证

下后寸沉尺不至，咽痛吐脓又泄利，
胆肺肝脾不降升，表里风燥伤中气。

厥热胜负

先厥后热必自愈，先热后厥病增剧，
热少厥多阳将亡，厥少热多便血倒；
先厥后热热有余，反汗出者必喉痹，

不痹必定便脓血，总是固热皆为吉；
热除欲食病将澈，若厥呕烦满胸胁，
虽厥已见胆热生，肝胆同气必便血；
虽然厥逆脉见促，阳为阴格不下合，
可将阴穴重灸之，助阳胜阴气即和；
诸四逆厥下则死，厥深热深热宜止，
反发其汗风火动，口伤烂赤阴伤已。

阳绝死证

发热利甚厥燥残，反喘无脉灸不达，
汗出不止与脉实，厥阴阳绝活命难。

阳回不死证

沉弦浮滑转弱数，面赤郁冒汗微出，
弱数而渴热微微，利皆欲止是阳复。

白头翁汤、小承气汤、栀子豉汤证

热利下重白头翁，利有燥屎谵语攻，
利后烦濡栀豉汤，皆非厥阴本病中。

厥阴篇总结

厥阴一病木克土，热为子气寒为母，
阴极之脏亦阳生，热吉厥凶中气主。

六篇总结

营卫脏腑寒热耳，表里分清是真理，
先将六经病隔清，提问温病眉目醒。

类伤寒篇

温病

叔和热病混伤寒，寒温都乱后学难，
表里皆虚皆荣热，生津平泄保中愈。

霍乱理中汤证

吐利寒热头腹疼，不渴理中渴五苓，
热汗绞痛呕不利，泻心热用黄连芩。

通脉四逆加猪胆汁汤、四逆加人参汤证
吐利汗厥小便利，补土回阳四逆剂，
吐利已止汗厥微，通脉四逆加猪进。

桂枝汤证

吐利止而身痛仍，里气已和表邪存，
和表宜用桂枝汤，耗气伤中方杀人！

暍病即中暑

寒热汗出肢骨痛，脉微齿燥身复重，
渴燥人参白虎汤，否则理中加参用；
暑月外感有伤寒，保液保中辛散痊，
冰糖葱姜芝麻豆，发汗之中法最完；
麻黄汤耗气伤津，冬时严寒须慎用，
（暑天不宜也，此方可代麻黄汤。）

湿病

湿属太阴湿土气，太阳痛烦脉沉细，
尿涩屎滑热发黄，舌脂头汗欲覆被。

桂枝附子汤、桂枝加白术汤证

呕而不渴脉浮虚，桂枝附子汤主之，
尿利尿硬忌疏泄，去桂加术去湿宜。

甘草附子汤证

骨节烦痛近更剧，尿涩汗出又短气，
恶风微肿甘附汤，都是湿家本病义。

痉病

太阳发热脉沉细，背张口噤头自摇，
失汗失血复外感，柔刚桂麻葛根证。

瘥后复劳

喜唾胃寒理中操，虚羸逆吐竹药膏，
腰下水气牡泽散，更见发热小柴消；
脉浮汗解况突攻，瘀热壅闷枳栀通，
日暮微烦须损食，瘥后莫劳静养中。

阴阳易

身重少气少腹急，阴中筋挛拘腰膝，
热卫头重眼生花，烧裈散妙病机宜。

类篇总结

类篇亦是太阳证，不与伤寒同一论，
温病剥出伤寒外，伤寒不混都不混。

《伤寒论》方药古今剂量探讨

中医不传之秘在于量，这是大家都认同的观点，《伤寒论》中的各个方剂只要辨证准确，用之都立竿见影，多年来大家对于方剂中药的用量争议颇多，古时有今亦有，东汉距今时间遥远，其间的度量变迁，都难以明了，各以经验而论。师父李可通过多年的实践，恢复古中医的用药剂量在临床上取得了极为明显的疗效，真正体现了中医治病一剂知、二剂已的神奇效果。他在《李可老中医急危重症疑难病经验专辑》中借鉴柯雪帆教授的研究成果对古今剂量的换算对比做了较为详细的论述。后来研读《金匮》，发现成都中医药大学陈仁旭教授曾总结过多方的研究。结合多方经验，我对《伤寒论》和《金匮要略》中的方药剂量加以具体的折算，整理如下。

重量的折算

1 斤 = 16 两 = 250 克　　1 两 = 15.625 克 = 24 铢（临床取 15 克）

1 铢 = 100 黍 = 0.65 克（临床取 0.7 克）

容量的计算

（1）液体的折算

1 斗 = 2000 毫升　1 升 = 200 毫升　1 合 = 20 毫升　1 龠 = 10 毫升

1 撮 = 2 毫升　　　1 圭 = 0.5 毫升

（2）固体物的折算

根据东汉 1 升为 200 毫升的标准，将各种与张仲景方药有关药物每升重量列表如下。

各种药物重量每升重量一览表

品名	重量（克/升）	品名	重量（克/升）	品名	重量（克/升）
竹茹	24	薏仁	150	吴茱萸	80
白蜜	280	麦冬	120	䗪虫	44

续表

品名	重量（克/升）	品名	重量（克/升）	品名	重量（克/升）
蜀椒	50	葵子	140	浮小麦	100
半夏	120	小麦	140	葶苈	24
赤小豆	160	橘皮	40	香豉	124
桃仁	120	麻子仁	100	瓜蒌仁	100
杏仁	122	粳米	160	虻虫	16
赤石脂	218	五味子	90	芒硝	160
饴糖	270	葶苈子	120	蛴螬	60
酸枣仁	120	李根皮	80	薤白	60

药物个数的折算

各种药物每10枚重量一览表

品名	规格	重（克/10枚）	品名	规格	重（克/10枚）	品名	规格	重（克/10枚）
附子	大者	200	半夏	大者	20	杏仁	大者	4
	中大	150		中大	15	桃仁	大者	4
川乌	大者	100	乌梅	中大	30	枳实	大者	100
	中大	70	栀子	中大	15		中者	60
石膏	鸡蛋大	1000	大枣	中大	30		小者	30
獭肝	中大（一具）	100	诃子	中大	45	虻虫	大者	1
全瓜蒌	中大	500	百合	大者	100	䗪虫	大者	9
			甘遂	大者	25	水蛭	大者	30
							中大	20
						射干	去苗	15

其他方法表示的剂量折算

（1）长度折算

厚朴一尺约30克，竹叶一握约12克。

（2）方寸匕的折算

由于药物的质量和结构不一样，只能统一方寸匕的大小，经测算，可用2.3厘米乘以2.3厘米大小的平面器具自然铲取药末冒尖，以不落为度，再用天平秤测即得该药剂的实际重量。被秤测的方药应加工极细粉末，以能冲服为宜。

（3）刀圭的折算

经考证，张仲景之用药量一刀圭或以钱匕，即为半方寸匕，云半钱匕者，即为四分之一方寸匕，书中凡言刀圭或钱匕、半钱匕者，均可参照前述方寸匕资料折合定量为克。

古今度量衡的考证和发掘，还原了仲景用药特色，师父李可通过大量的实践，使传统中医重回了急证阵地，居功甚伟。

方剂索引

（按拼音排序）

T

W

X

Y

Z